Electrical Neuroimaging

脳電場ニューロイメージング

編 ● ミッシェル　ケーニック　ブランダイス
　　ギアノッティ　ワッカーマン
監訳 ● 尾﨑久記　平田幸一　木下利彦

西村書店

Electrical Neuroimaging

Edited by

Christoph M. Michel
Thomas Koenig
Daniel Brandeis
Lorena R. R. Gianotti
Jiří Wackermann

Copyright © Cambridge University Press 2009
Japanese edition copyright © Nishimura Co., Ltd. 2017

All rights reserved.
Printed and bound in Japan

日本語訳へのまえがき──"恩師 Dietrich Lehmann 教授に捧ぐ"

　この『脳電場ニューロイメージング』（原題："Electrical Neuroimaging"）は，多数の電極から高頻度同時サンプリングされた脳波を空間次元で解析し，ミリ秒の時間精度で捉える研究方法の解説書であります．執筆者の多くは，スイス・チューリヒ大学病院神経科，精神科病院，KEY Institute for Brain-Mind Research などにおいて脳波・事象関連電位トポグラフィ研究のパイオニアとしてよく知られる Dietrich Lehmann 教授の薫陶を得た研究者達であります．Lehmann 教授のもとには，スイスのみならずドイツ，米国，日本をはじめ世界各国から研究者が集い，頭皮上の電場情報に基づいて脳機能への果敢なアタックが展開され，さながら"脳電場トポグラフィ研究の最前線"でありました．

　そもそも，本書を翻訳することになったきっかけは，2010 年 8 月に Lehmann 教授に会うためチューリヒに出かけた際に，執筆者の一人である Daniel Brandeis 教授からこの本を頂いたことでした．その中身を見てわくわくするような感動を覚え，Lehmann 教授の薫陶を得た研究者が 20 人以上もいるわが国でも翻訳書として是非出版したいとの強い思いを持つに至りました．帰国後，Lehmann 教授のもとに留学され，また多数の教室員をチューリヒに送り出されている平田幸一教授（獨協医科大学内科（神経））と木下利彦教授（関西医科大学精神神経科）にご相談したところ賛同頂き，西村書店の西村正徳社長のご厚意で翻訳書を刊行することになりました．

　ただ残念なことに，この日本語訳を進めている最中の 2014 年 6 月に Lehmann 教授の訃報が届きました．それはこの上なく悲しい出来事でありました．同年 11 月には思い出深いチューリヒ大学精神科病院において追悼シンポジウムが開催され，さらに日本でも木下教授が大会長をされた 2015 年 11 月の第 45 回日本臨床神経生理学会において「Professor Dietrich Lehmann 追悼シンポジウム」が開催されました．本書には，Lehmann 教授とともに脳電場トポグラフィ研究に取り組んだ研究者の研究成果が凝縮されております．本書が，我が国における Electrical Neuroimaging の更なる進展につながることを願ってやみません．

監訳者代表　尾﨑久記

まえがき

　1929 年，脳波（electroencephalography：EEG）創始者の Hans Berger は，精神状態に敏感な指標である EEG を，「脳内への窓 window into the brain」と述べています。数十年後の今，EEG は，多様な心的状態と過程に関する脳内ネットワークの時空間動態を完全かつ非侵襲的に観察する手立てとして普及し，記録方法と解析方法も確立しています。これが可能になったのは著しい技術の進歩によるもので，多数の電極から EEG を高頻度同時サンプリングで記録し，それを空間次元で解析する応用も可能になりました。この本は，これらの方法の全貌を見ようとするものです。すなわち，実験的・臨床的研究での様々な事例を示し，ミリ秒の時間精度で直接記録される神経活動の長所を生かした最新の機能的イメージング法としてどのように EEG を活用するかを説いた，electrical neuroimaging：電気的神経画像と呼ばれる研究方法の解説書です。

　適切に活用されれば electrical neuroimaging には計り知れない潜在力がありますが，その基本原理がきちんと理解されていないと，誤った結論をもたらすことになります。この本は，EEG と事象関連電位（event-related potential：ERP）の多チャンネル記録の基礎と，電場（potential field）の時空間解析について総合的に紹介することを意図しています。いずれの章にも，臨床的・実験的研究で得られた実際例が含まれています。この本により，研究者は確かなデータを記録して適切に解析方法を選択・適用することが可能となり，多チャンネル EEG/ERP データの解析と解釈において正しい結論を得られるようになります。この本は，空間次元を重視した方略を脳の電気活動解析へ適用することで開かれる可能性と，他のデータ（構造や代謝など）との多次元統合の潜在的可能性を，研究者コミュニティーに伝えようとするものです。

　electrical neuroimaging は，特定の電極位置で記録された波形形態や周波数特性に依拠した従来の EEG/ERP データ解析法とは決定的に異なっていて，電場の空間特性と時間動態をもっぱら考えるものです。これら空間特性と時間動態を用いて，頭皮上で記録された電場から脳内の発生源を決定し，EEG 解析や ERP 解析に関する包括的教科書には書かれていない重要なギャップを埋めます。

　この本は，頭皮表面の EEG が実際には何を記録しているのかについて言及することから始まります。そこでは，頭皮上で非侵襲的に計測できる脳内の電場と，周波数範囲が異なる振動活動の発生について，我々が知り得ている基礎的事項について述べています。頭皮上での電場発生と，その特徴について述べた後続の章の理解には，このような基礎的知識が不可欠です。脳内の発生源と頭皮上でのその活動の現れ方を知ることは，脳内の推定発生源（putative generator）を見積もるのに重要です。それゆえこの本では主に，先見的制約を最小にする分散型逆問題解法（distributed inverse solution）に焦点を当てて電磁的逆問題（electromagnetic inverse problem）を解く方法についての詳細な議論を含んでいます。続いて，高密度 EEG 記録に必要な基本要件と，electrical neuroimaging へのデータ準備に関する実際的内容の章が続き，後続する章では，時間領域 EEG と空間領域 EEG とで異なる様相をいかに評価するかを，多くの実際例で示します。ここで示される知識と方法は，脳内発生源と頭皮表面記録との間の関係についてすでに十分立証されている事実にきちんと依拠しています。これらの方法によって得られる結果は，脳内電気活動についての明解でユニークな解釈となります。最後に，新たに起こりつつある多次元統合の分野，とりわけ脳波に基づくニューロイメージング（EEG-based neuroimaging）と機能的 MRI の組み合わせについても言及します。

　この本は，多くの実際例を用いているので発達研究や臨床応用にも有用であり，認知神経科学者はも

とより，臨床神経生理学者，神経学者，精神神経学者にも大変役に立つことでしょう。1990年代初頭に初めて試みられた定量的EEGマッピングの臨床応用は，種々の技術的問題に妨げられました。しかし，最早そのような状況にはありません。256チャンネルまでの高密度EEGを，成人のみならず子どもにも臨床ルーチンで適用するのは簡単で，すぐにでもでき，臨床神経生理学者を悩ませてきた脳機能病変についてもこの本で紹介する解析法は適用することができます。このような解析法は，半世紀以上もの間使われてきた脳波の感度，特異性，解釈可能性を増大させる新たな手段となるでしょう。

編者

訳者一覧   ＊は監訳者

尾﨑久記＊	茨城大学理事・副学長	1, 4
平田幸一＊	獨協医科大学内科（神経）主任教授 獨協医科大学病院長	2
関原謙介	東京医科歯科大学先端技術医療応用学講座 客員教授	3
田中秀明	医療法人社団隆記会田中医院院長 （獨協医科大学内科（神経）准教授）	5, 6
木下利彦＊	関西医科大学精神神経科教授	7
吉村匡史	関西医科大学総合医療センター病院准教授	(7 共訳)
西田圭一郎	関西医科大学精神神経科講師	(7 共訳)
勝二博亮	茨城大学教育学部教授	8
磯谷俊明	四国大学看護学部教授	9
軍司敦子	横浜国立大学教育人間科学部准教授	10

目　次

日本語訳へのまえがき　iii
まえがき　v
訳者一覧　vii
執筆者一覧　xi

第1章　神経活動から頭皮電場へ　1

はじめに　1
スパイク（spike）と局所電場電位　1
吸い口と発生源　2
等価電流双極子　3
空間平滑化　5
脳内ネットワークにおける振動　6
 徐波，デルタリズム　7　　シータリズム　9
 アルファリズム　11　　紡錘（シグマ）リズム
 11　　速波（ベータ，ガンマ）リズム　12
結論　13

第2章　頭皮上電場分布図とそれらの特徴　17

頭皮上データの一般的な形　17
頭皮上電場分布（脳地図）の表示法　17
補間　21
基準電極　23
空間微分：頭皮上電場地図で見られる勾配（gradient），電流供給源密度（CSD）と空間分解低下復元　26
脳電場地図の記述　28
頭皮電場の空間分布の記述について：最大電位値，重心の中心そして電位的重心位置　28
 最大電位値（extreme potential value）28
 電位の陽性と陰性重心位置　28　　電位的重心位置　30　　脳電場地図の記述の長所と限界　30

頭皮上の電場分布の全体的な強さの記述：global field power　30
脳地図ごとの差，振幅の正規化，そして相異性　32
 脳地図ごとの差と刺激前のベースライン　32
 脳地図の正規化と各差異　33

第3章　EEG/MEGデータからの電流源の再構成とイメージング　35

はじめに　35
EEG/MEGの発生起源　36
伝統的な脳活動の推定法　37
脳活動のイメージング：トモグラフィック再構成法　39
 トモグラフィック再構成法　39　　ミニマムノルム再構成法　40　　LORETA法および関連する手法　41
再構成された電流密度分布の統計的な標準化　43
正則化と正則化パラメータの決定　45
アダプティブ空間フィルターによる脳活動のイメージング　46
説明のための定義　46
空間フィルターによる電流源の再構成　47
ノンアダプティブ空間フィルター　48
アダプティブ空間フィルター　48
 ユニットゲイン制約によるミニマムバリアンス空間フィルター　48　　アレイゲイン制約によるミニマムバリアンス空間フィルター　49
ミニマムバリアンスフィルターの定式化に前提となる条件　49
EEG/MEG電流源イメージングのためのスカラー型ミニマムバリアンスフィルター　50

アダプティブ空間フィルターによる電流源
　再構成結果　51
頭部の体積導電体モデルと解空間　52
結論　53

第4章　電気的ニューロイメージングのデータ収集と前処理基準　55

はじめに　55
空間サンプリング　55
電極の分布　59
電極位置の測定　61
空間正規化と補間　62
アーチファクト検出と除去　62
結論　64

第5章　解析法の概観　65

一般モデル　65
時間因子（モデル波形）　67
　デルタ因子　68　　正弦波因子　69　　ウェーブレットとガボール関数　70
空間因子（モデルトポグラフィ）　70
　単一チャンネル　71　　空間的因子分析（PCA, ICA, PLS）　71　　空間クラスター　72　　トポグラフィ成分認識（空間フィルター）　73　　逆問題解の分布　73
辞書とトポグラフィの一般的な特性　73
データの分析手法の組み合わせ　74
　単一電極マップとデルタ因子辞書（波形解析）　74　　単一電極マップと正弦波辞書（パワーマップとコヒーレンス）　75　　単一電極マップとウェーブレット　75　　空間係数とデルタ関数辞書　76　　空間係数と正弦波辞書　76　　空間係数とウェーブレット　76　　空間的クラスターとデルタ関数（マイクロステート）　76　　空間的クラスターと正弦波辞書　76　　空間的クラスターとウェーブレット　77　　トポグラフィ成分認識とデルタ関数　77　　時間および周波数における逆問題解の分布　77
まとめ　77

第6章　時間領域の脳波ニューロイメージング　79

背景脳波の空間解析　79
　安静状態と神経認知ネットワーク　79　　脳の機能的マイクロステート　80　　自発脳波のマイクロステートの分析法　83
誘発電位の空間解析　87
　多チャンネル波形解析　88　　電場の強度とトポグラフィの解析　90　　マイクロステート分析　91　　発生源の解析　93　　空間的事象関連電位解析法の適用　93
状態依存の情報処理過程と刺激前のベースライン　94
単一試行の事象関連電位の空間解析　95
発作間欠期のてんかん活動の時間空間解析　97
まとめ　100

第7章　多誘導周波数解析と時間-周波数解析　103

はじめに　103
周波数ドメイン脳波解析　103
　単極誘導からの周波数・振幅・パワー・位相　103　　単一脳内電源の振幅・パワー・位相　105　　複数の脳内電源の振幅・パワー・位相　106　　実際の脳波データの振幅・パワー　106　　実際の脳波データの位相と位相の同期の測定　107　　周波数ごとの脳波データの平均化　109
周波数ドメイン電源モデル（単位相と多重位相）　111
経時的に変動する振動（ウェーブレット）　111
　周波数ドメイン解析との相関　111　　単極誘導からの時系列データの表示　112　　事象関連脳活動の異なるモデルにおける時間-周波数解析　113
時間-周波数ドメイン脳波データの次元の減少　115
　マップ学習を基礎とした次元の減少　115　　辞書学習による辞書サイズの縮小　118
おわりに　118

第8章　多チャンネル頭皮上電位分布データの統計解析　119

はじめに　119
ランダマイゼーション統計の基本原理とその「（実例ではない）トイ」例題　120
頭皮上電場データへの応用　122
　サンプルデータ　122　　分析の概要　122
　被験者間のトポグラフィの一貫性（コンシステンシー）検定　124　　条件間のマップ差比較　124　　デザインの効果の頻度と持続時間に対する検定　127　　多重比較（post-hoc test）　129　　部分最小二乗法（partial least square）　130　　言語熟達度の上昇との相関に対する検定　131　　マイクロステート・アサインメントに関するランダマイゼーション検定　132
結語　134

第9章　脳電位活動の脳全体の記述子による状態空間描写　137

状態空間描写　137
　状態空間の概念　137
脳波による状態空間の構造　138
　ベクトル空間の構造　138　　測定用の構造　139　　形態学的解析との関係　139　　線形変換　140　　投影　140
主成分分析　141
　主成分　141　　脳波の描く軌道の現象学　142　　発生源モデルと空間形態　142
脳全体の記述子　145
　次元の単純化の原理　145　　脳電位場全体の強さ（Σ）と平均化された周波数（Φ）　146　　空間的複雑性（Ω）の測定　146　　脳全体の機能状態の3次元描写　147　　Σ-Φ-Ω空間における変換　148　　拡張と改良　150

選り抜きのアプリケーション（活用）　151
　睡眠段階と覚醒度の変動　151　　てんかんと突発性（発作性）神経（脳）活動　152　　神経病理学，精神神経科学　152　　精神作動性物質の影響　152　　脳波の発育による変化　152　　感覚と運動の処理過程　152　　多方面の話題　153
他の解析的取り組みとの関係　154
　マイクロステートモデル　154　　同期性の手法　155
要約　155

第10章　電気的ニューロイメージングと他の機能的画像診断法の統合　157

序言　157
EEGとMEGの併用　159
EEGとfMRIの併用　160
　経時記録によるEEGとfMRIの併用　160
　発達研究におけるEEGとfMRIの併用　161
　同時記録によるEEGとfMRIの併用　162
　てんかん研究におけるEEGとfMRIの同時計測　162　　安静状態におけるEEGとfMRIの同時計測　164　　EEG-fMRI同時記録の今後　165
EEGとTMSの併用　166
　その他の併用例とまとめ　166

参照文献　168
索引　187

執筆者一覧

Carsten Allefeld
Institute for Frontier Areas of Psychology and Mental Health
Freiburg im Breisgau, Germany

Florin Amzica
Department of Stomatology
Université de Montreal
Montreal, Canada

Daniel Brandeis
Department of Child and Adolescent Psychiatry
University of Zürich
Switzerland
and Central Institute of Mental Health
Mannheim, Germany

Lorena R.R. Gianotti
The KEY Institute for Brain-Mind Research
University Hospital of Psychiatry
University of Zürich
Zürich, Switzerland

Thomas Koenig
Department of Psychiatric Neurophysiology
University Hospital of Psychiatry
University of Bern
Bern, Switzerland

Lester Melie-García
Neuroinformatics Department
Cuban Neuroscience Center
Havana, Cuba

Christoph M. Michel
Functional Brain Mapping Laboratory
Neurology Clinic, University Hospital
and Fundamental Neuroscience Department
University Medical School
University of Geneva
Geneva, Switzerland

Roberto D. Pascual-Marqui
The KEY Institute for Brain-Mind Research
University Hospital of Psychiatry
University of Zürich
Zürich, Switzerland

Kensuke Sekihara
Department of Systems Design and Engineering
Tokyo Metropolitan University
Tokyo, Japan

Jiří Wackermann
Institute for Frontier Areas of Psychology and Mental Health
Freiburg im Breisgau, Germany

第1章

神経活動から頭皮電場へ

Daniel Brandeis, Christoph M. Michel and Florin Amzica

はじめに

　事象関連的側面から見れば脳波は，広範囲の脳システムからなる神経ネットワークの即時的な全体活動（mass action）を反映しており，ヒト脳機能への直接的・統合的な非侵襲窓である。ヒトの頭皮上EEG[1]発見以来80年にわたって，電気的脳活動の神経生理学的見解は微視的レベルでも巨視的レベルでも前進し，標準的教科書[2-5]で要約されているように物理法則とも結びつけられてきている。ここでは，それらの教科書に依拠し，自発活動と事象関連活動のいずれにも適用できる，EEG発生源の空間的側面に焦点を絞る[6-8]。とりわけ，electrical neuroimagingでは，いずれの神経事象がいずれの空間スケールで検出できるのかを知ることが決定的に重要である。以下に示すように，神経EEG発生源の空間特性付けと空間信号処理・モデリングが，重要な側面を収斂させ，electrical neuroimagingにとって十分に有効な基盤をもたらした。EEGの類まれなる高時間分解能のため，electrical neuroimagingはある瞬時における頭皮電位の神経発生源のみならず，異なる周波数範囲における規則振動の発生源にも関わっている。事実，皮質ネットワークあるいは，皮質下—皮質ネットワークの固有のリズム特性を理解すれば，見ようとする特定の周波数範囲にelectri-cal neuroimagingを絞り込み，周波数領域で空間解析することができる[9-10]。このような理由から，本章においては頭皮上の電場発生源の一般的側面についてのみならず，EEGの振動事象発生の背景の仕組みについても議論する。

スパイク（spike）と局所電場電位

　主に動物でおこなわれる侵襲的な神経生理学研究は，異なる空間的スケールでの神経賦活と神経伝達の原理解明に決定的役割を果していることが証明されてきている。電流と電場の物理学はそれらの線形的重なりを確かなものにしてきており，微視的レベルでも巨視的レベルでも，EEG発生源に関する空間—時間的な特性と制約解明に必要不可欠である。動物の個々のニューロンからの**細胞内記録**により，微視的レベルで優勢な電気的事象は局所的で大きく速い活動電位であり，細胞膜の数ナノメーターの間で測定すると細胞静止電位を80 mV以上（−70 mVから陽性値になった後2ミリ秒以内に復帰する）脱分極させることが示されている。このような活動電位は，しばしば細胞体（soma）の軸索丘（axon hillock）で発生して1ミリ秒以内に軸策終末まで伝播する。すぐ近くの**細胞外記録**では，細胞内記録のカウンターパートの一次時間微分に似た少なくとも600 μV

にも達する対応するスパイク（spike）が見られる。300 Hz以上の周波数のみにフィルター処理された多ユニット活動は，これらの神経出力を反映するスパイクが主であり，300 Hz以下のゆっくりとした局所フィールド電位は主にシナプス後電位を反映していて，神経入力となる。しかし，これら両方の信号も代謝要求[11]と同様，局所細胞内スパイクと強く関連している。そのような活動の空間的側面は，規則的に間隔を空けた電極による多チャンネル脳内記録によって明らかにされた。これらの記録により，ミリメーター以下のスケールでの空間拡散の限界である50 μm[12]離れるとスパイク振幅は10分の1の60 μV以下に急激に低下する。かくして，頭皮は少なくとも脳組織から2 cm離れているため，個々のスパイクによって作られる電場は遠隔電場（far field）として頭皮上EEGでは計測されない。また，短時間のスパイク持続では時間加重は起こりそうにない。結果として，個々のスパイクあるいは軸索にそった活動電位の伝播，更に大きな線維束のような白質構造での一般電気事象は，直接のEEG発生源としては無視しうる。1つのありうる例外は，大変小さくて（0.5 μV以下），速い（潜時20ミリ秒以下），高周波（100 Hz以上）振動であり，それは初期聴性脳幹電位[13]や初期体性感覚振動[14]など，頭皮上で測定される加算誘発パターンの一因となっている。

　スパイクは，局所的でなく典型的にはゆっくりとした弱い細胞外電場電位[15]と関連している。これらは，閉鎖されたフィールド電流ループを形成しない電場の直線的加重による神経集団活動を反映している。新皮質のような脳領域においては，このような細胞外活動はミリメーターを超えてよく同期し，空間と時間の点において興奮性あるいは抑制性のシナプス後電位の加算を反映している。ニューロンが，一定距離を越えて並列配置されていて錐体細胞が整列している新皮質において典型的に見られるような特定層への同期シナプス入力を受け取ると，そのような神経集団活動が生じる。焦点性てんかん患者のEEGでは徐波が優勢であるが，非常に強大で高周波振動（速連波，100–500 Hz）が発作開始区域の脳内から記録される。これらの振動は，典型的には数ミリメーターを超え[16,17]，スパイクと言うより同期したフィールド電位を反映していると思われる。それは焦点的で，より広く拡がっていて強くさえある低周波振動を伴うために，頭皮上記録で検出するのは限られている。

吸い口と発生源

　頭皮上EEGの主な発生源は，灰白質の長く伸びた区画で，振動していたり一過性誘発活動として同期したシナプス入力により分極されている。それは，自発性の振動の単なる位相再構造化というより付加的な発生源を反映している[18]。皮質においては，そのような区画は数千の皮質コラムを含んでおり，そこでは大きな錐体細胞が皮質表面に対し垂直に並んでいて，異なる構造からのシナプス結合により層が特徴づけられている。異なる極性の層の間を流れる細胞外電流は，逆向きの細胞内電流によってつりあっている。リアルな細胞を思わせるモデルでは，尖頭樹状突起のみならず基底樹状突起もまたEEGに寄与していることが伺える[19]。そのような様々な発生源領域は多様な薄片電位（laminar potential）と電流密度分布とに一致している。誘発電位はしばしば，皮質第IV層での突出した電流吸い口（current sink）とともに始まるが[20,21]，誘発電位後期成分とてんかん活動ではもっと多様な薄片分布（laminar distribution）が見出されている[22]。しかしながら，神経同期による分極の程度（局所双極子強度と寄与する神経要素の率で定義される）や空間範囲（領域）については，特に健康なヒトの脳では，大まかな間接的推定があるのみである。

　皮質内活動と表面記録EEGとの関係は単純なものからは程遠い。表面EEGでは，異なる皮質層での吸い口と吐き口のあり得る様々な配置を区別できない[20]。なぜならば，頭皮上電位は異なる皮質層内の複雑な多極性電流源の開放電場双極子成分（open field dipolar component）を現わしているに過ぎないからである[23]。先に述べたように，頭皮上EEGは，尖頭樹状突起の最先端部の活動のみならず，深部の層や構造の活動をも反映している。加えて，誘発表面電位の初期成分は視

床–皮質求心性（thalamocortical afferent）のシナプス前賦活と 4C 野にある星状細胞の興奮性シナプス後電位に関係していることを示す研究がある[23,24]。このことは，EEG で検出できる開放電場を発生させているのは皮質錐体細胞のみであるという一般的考えに疑問を投げかけている。加えて，尖頭樹状突起に並行しているグリア細胞が，EEG 活動の源を構成しうる強力な双極子を構成する可能性もあげられている。この点については，デルタリズムの発生源との関係で，後に詳細に議論される。頭皮上電位と，異なる大脳皮質層における source と sink の特異的分布とを関係付けることの難しさが図 1.1 に示されている。それは麻酔下のマウスにおける髭刺激中の 32 箇所の頭蓋（epicranial）電極から記録された誘発電位と，S1 barrel 皮質に挿入された多電極プローブからの頭蓋内誘発電位と電流密度図を示している[25]。異なる層での sink と source の複雑な分布を，時間とともに急激に変化する頭蓋内記録で見ることができる。10 ミリ秒辺りでの最初の賦活では，II–III 層と V 層の sink と I，IV，VI 層の source が優勢であることがわかる。ほぼその反対の分布が 40 ミリ秒辺りで見られる。2 つの時間帯で全く異なる source/sink 分布であるにもかかわらず，同じ陽性電位が頭蓋電極で計測され，ほぼ類似した電位マップの形状であることがわかる。このように，scalp 電位は開放電場（open field）を作る脳内の全てのアクティブ電流の総和を表している（詳細な論議とヒトの誘発電位との比較は Megevand et al. 2008 を参照されたい[25]）。これら全ての開放電場発生源（open field generator）の総和は，等価双極子発生源と呼ばれている[26]。電流双極子は，皮質の全ての層の容積伝導された開放電場活動（open field activity）総和の強度，向き，局在を表すシンプルで理想化されたモデルとして用いられる（第 3 章参照）。

等価電流双極子

正常な生理学的条件での頭皮上における誘発活動をモデリングした時には 10nA の電流双極子（current dipole）が想定され，それは EEG や同じ電流双極子により生じる磁場を反映している MEG（magnetoencephalogram：脳磁図）にもあてはまる[19,27]。この推定はまた，電流源密度（current source density）の層記録（laminar recording）とも一致している。しかし，そのような dipole で再現されるシナプス後神経同期の程度や空間範囲の推定値はかなり変化する。その範囲は，50,000 個の錐体ニューロン[19]から，40–200 mm^2 の皮質領域での 1,000,000 個のシナプスまでと幅があるが[27]，ある時点で EEG に関与するシナプスは 1% 以下であろう。より強い活動は自発振動中に観察され，最大で 500 μV を超える活動はてんかん発作時と徐波睡眠時に，とりわけ小児において観察されるが，それがより広い範囲の同期によるものなのか，より強い同期によるものなのかはまだ分かっていない。EEG 発生源は，尖頭樹状突起における興奮性シナプス後入力によって起こる主として表面陰性の皮質片（cortical patch）を反映しているという単純化された仮定は支持されていない。

主な EEG 発生源となるには，直線加重による正味の分極（net polarization）か優勢または平均的な向きの遠隔電場（far field）によって一様に分極しているほぼ平面の脳組織片である必要がある。これは典型的に皮質回（頭蓋に並行で，放射状に分極している）の活動とともに，皮質溝壁や帯状回のような深部構造にもあてはまる。放射状分極と垂直分極はいずれも，特徴的ではっきりした頭皮上 EEG マップをもたらすが，放射状分極は図 1.2 に示すように MEG マップには反映されない。接近して折りたたまれている脳構造は，ランダムや反対の向きの近接した source のために，数ミリメーター内でキャンセルされる閉電場（closed field）を作るのみである。小脳のような組織では，閉電場のみ作られ，EEG は生じないとこれまで考えられてきたが，小脳賦活に関する近年の MEG 知見[28–30]は，小脳もまた頭皮上 EEG を発生させうることを強く示唆している。このことは海馬や扁桃体など内側側頭構造についてもあてはまり，内側側頭葉てんかん患者での刺激[31]と記録[32,33]による EEG 研究と EMG 研究でも示されている。

頭の形状特性と電気特性（全ての構成要素の形

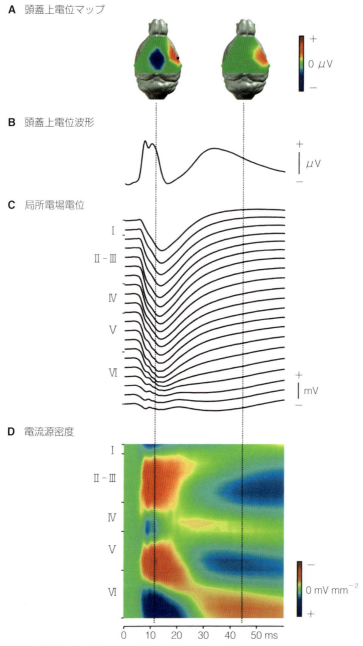

図1.1 麻酔下マウスの左髭刺激で誘発された頭蓋上電位と脳内電位。
　　A：全皮質上に等距離で配置された32個の電極から記録された頭蓋上電位マップ。2つの時間ポイント（12ミリ秒と45ミリ秒）でのマップが選ばれている。いずれの時点でもS1 barrel皮質上の電極における陽性電位に注目されたい。
　　B：S1（Aのマップで印をつけた）上の電極での誘発電位波形。8–14ミリ秒と30–50ミリ秒での2つの陽性電位を示している。
　　C：S1下の皮質のすべての層にまたがる多電極プローブで記録された脳内局所電場電位。全ての電極において，最初は陰性成分，2つ目は陽性電位であるのが注目される。
　　D：脳内局所電場電位から算出された電流源密度（CSD）図（赤：吸い口 sink，青：湧き口 source）最初の成分と2番目とでは source/sink の分布はほぼ反転しているのが注目される。
（Elsevierの許可を得てMegavand et al.[25]から改変）

第1章 神経活動から頭皮電場へ

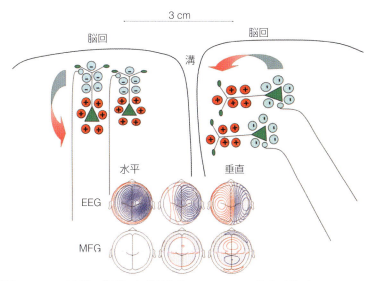

図1.2 脳波とMEG source。同期・整列した錐体細胞ニューロンの集合活動（mass action）による容積電流（volume current）は，ポイント様分極双極子（point-like polarization dipole）と，そのEEG・MEGマップとしてモデル化できる。マップの等高線間隔は0.2 μV（EEG）と50fT（MEG）で，赤は陰性電位と磁場を表し，20 nAピーク強度でのダイポールモデル。

と伝導度）が既知ならば，頭皮上電場（electric scalp field）の正問題解（forward solution）は，頭蓋内電気分布（intracranial electrical distribution）から正確かつ明確な方法で計算できる（図1.2と第3章を参照）。しかし，細胞内電圧が大きい顕微鏡レベルからスタートして，全ての空間スケールでの電気的分布を完全に記述することは到底できない。その記述は電気的EEG発生源（potential EEG generator）に限られているため，空間的考察は，決定的に重要な意味を持つ。

脳波発生源は，脳内で急激に減衰する電場電位（field potential）を生むが，頭皮から計測されるのはそれよりずっと小さい。これは，脳と比較して頭蓋の伝導度が低いため，頭皮上で空間的にぼけてしまうことによる。このように表層のsourceは深部にあるものにくらべてより減衰することが，患者の脳内を刺激して得られる頭蓋内記録と頭皮上分布により確かめられた[34]。ちなみに，頭の中心にある最深部sourceで発生した頭皮上電位は，同じ強度の最表層source電圧の20–52％にも達しており，このパーセンテージは頭蓋と脳の伝導度が同じであればかなり小さく（わずか4–15％まで）なる。

electrical neuroimagingにとって重要な結論は，EEGは深部sourceにかなり敏感で，MEGより優れているが，しばしば過小評価されてきた点にある（図1.2）。深部sourceの脳波への寄与を無視することは，このように一般には正当化されていない。もう1つの結論は，表層sourceと深部sourceへの相対的感度の違いは，頭蓋の伝導度によって決まる。electrical neuroimagingにおいては，相対的な伝導度の発達変化を考慮することが必要とされる[35]。幼児では高い伝導度のため，表層sourceが強調されて相関を低下させ，空間的ぼかしが少ない[36]。伝導度と空間的ぼかしについては，第4章で詳細に述べる。

空間平滑化

脳波発生源での同期した分極の空間範囲と空間平滑化（spatial smoothness）は，electrical neuroimagingに関する重要だが未だ一部しか解明されていないもう1つの事項である。ヒトの脳波発生源の空間範囲に関する多くの直接的知識は，診断目的でてんかん患者の脳内記録と頭皮上記録を組み合わせたいくつかの研究から得られている。頭蓋内電極がカバーするのは大変限られていて，てんかんEEGは正常な振動活動や事象関連活動ではなく，強大で同期したEEG事象であるとの警

告にもかかわらず，これらの知見はsource modelに決定的制約（crucial constrain）をもたらし，頭蓋内EEGと頭皮上EEGを支配する空間平滑化についての異なるスケールを示している。頭蓋内記録では，発作間欠期スパイク（interictal spike）活動は50–500μVにまで達っするが，2–3 cm（すなわち，普通の多接触電極の2–3箇所に相当）に限定されていて，活動領域を過ぎると急激に減衰（次の接触では10％以下まで）し[37]，記録されるのは電極gridの6 cm^{2}以内である。これらの焦点性スパイク（focal spike）は通常，頭蓋内チャンネルではかなりの振幅と平均があるにも関わらず，頭皮上EEGでは検出できない[37–40]。同様に，皮質内格子（intracortical glid）の隣接電極間での強固な同期（コヒーレンス推定値を用いた，7章参照）は，直径2–5 cmの範囲内に限定されている[41]。これは死体モデルに基づいた歴史的な推定とよく一致し，25μVの頭皮上電位には少なくとも6 cm^{2}のモデル発生源が必要で[42]，少なくとも4–6 cm^{2}が同期して賦活されることが必要である[19,27,43]。最近のてんかん患者における研究では，てんかん波様の活動には少なくとも10 cm^{2}の同期が必要で，6 cm^{2}以下の同期では目で見てわかるような頭皮上振幅は得られないということすら示唆されている[39]。もっとも，そのような推定は絶縁グリッド（isolating glid）を用いるとよりはっきりする[44]。1 cm離れた隣接後頭部電極間で極性が反転するなど，数cmの空間範囲での電位変化を示す証拠が，数少ない自発リズム活動の頭蓋内記録で報告されている[45]。

頭皮上EEGで検出しうる振幅は，検出方法とSN比に依存している。典型的には，頭皮上で10–20μVを超えるてんかん電位は，いくつかの脳波チャンネルでは自発活動とノイズのレベルを超え，はっきりと見えるようになる。もし系統的に外的事象（あるいは大きな脳内事象）に時間ロックされていれば，平均すると頭皮でのより小さな活動をも検索することができる。

基礎神経生理学と頭蓋内記録の証拠を考え併せると，EEGの主なsourceは，活動電位と言うよりもシナプス後電位による拡がりをもった灰白質ネットワークに空間配列されたニューロンがダイナミックに同期した分極と思われる。このことが，有効なEEG発生源の空間範囲と最も大きい生理学的分極についての制約（constrain）となっている。しかし，EEG sourceの向きと深さについての制約はあまり証明されていない。最近の証拠ではむしろ，アクティブな脳構造はこれまで考えられていた以上にEEGに寄与していると言われている。この点は次の節で述べるようにEEG振動リズムのいくつかの電位発生源に関連している。

脳内ネットワークにおける振動

electrical neuroimagingについての重要な疑問は，活性化されたネットワークの空間的側面を頭皮上記録振動（scalp-recorded oscillation）の周波数特性から得ることができるかどうかである。皮質構造の特徴的なリズムは主に視床のコントロールの下にあり，正常な状態[46,47]でも病的状態[48,49]でも，視床皮質ネットワーク全体を含むと長い間考えられてきた。しかし，最近の研究は，一方では皮質ネットワークの固有リズム特性を強調し[50]（レビューはAmzica & Steriade, 1999[51]参照），他方ではEEGレベルで記録されるいくつかのリズムは，皮質か視床のいずれか，あるいは視床皮質系以外の海馬など，特定の構造内から排他的に発生しているということが知られている。

記録信号のスペクトル内容に応じて，EEG解析はおこなわれる（第7章参照）。このことは一定の利点があるが，正しい結論を妨げる多くの落とし穴もまた含んでいる。それは主に，特定の周波数帯域は，いろいろな状態や異なる場所で生じている事象を朧気に反映しているという事実によっている。EEGの習わしで伝統的に用いられてきた周波数帯域に従って，われわれはこの章を構成するが，EEG信号の解釈と関連したぼんやりした波源があり得ることを強調したい。細胞データからEEGへ外挿する際には，以下の点について留意されたい。

(1) 細胞記録は，ほとんど動物でおこなわれるもので，その系統発達や行動・構造上の特異性はしばしば無視される。
(2) 細胞の固有特性に関する研究の多くは，ネットワーク結合の点でも生理学的状態の点で

も，実態が複雑である脳全体からは程遠い試験管内や培地，標本でおこなわれたものであり，これらの標本はせいぜい，深昏睡状態の脳に相当するにすぎない。
(3) ネットワークの相互作用についての研究は，複数箇所であるものの連続したものでなく，空間的に離れた限られた場所からの記録に基づいている。
(4) 動物研究ではしばしば麻酔をかけることを余儀なくされるが，薬物の影響を排除するのは単に差し引くよりもっと複雑である。

徐波，デルタリズム

Gray Walter[52]は，ヒトの EEG で記録された特定のタイプの徐波を"デルタ波（delta wave）"と名づけた。Walter は，このデルタ波を脳腫瘍による病的電位に因んで命名したが，時とともにデルタ活動は睡眠や麻酔と関連付けられてきた。国際脳波臨床神経生理学連合（International Federation of Societies for Clinical Neurophysiology：IFSECN[53]）は，デルタ波を 1/4 s 以上の持続時間の波（0-4 Hz の周波数帯域）であると定義している。細胞活動と EEG の関係やデルタ活動の source[54,55] を解明しようとする様々な研究がある。以下においては，0-4 Hz の周波数範囲が一事象以上を反映しており，周波数帯域のみで定義すると，その基盤となる機構を隠蔽することが強調されている。研究は，睡眠や麻酔時に見られる 4 Hz 以下の周波数帯域のいくつかのはっきりした活動の電気生理学的な基盤を解き明かしてきた。その皮質視床ネットワーク内の相互作用により，EEG レベルでの表現は多様な形の波（polymorphic wave）の複雑なパターンをもたらす。

デルタ活動が 2 つの EEG 現象をカバーすることも最初から強調しておくべきだろう。すなわち，波と一定の変化に規則性をもつ振動で，スペクトル分析による限りではこれら 2 つを明確に区別することはできない。

今や，デルタ活動については 2 つの source がある。1 つは，視床で発生するもので，他の 1 つは皮質内で発生するものである。

視床デルタ（tharamic delta）振動は，一連の試験管を用いた研究で見つけられてきた。デルタ周波数範囲（1-2 Hz）内の時計様振動（clock-like oscillation）は視床皮質細胞の 2 つの固有電流（intrinsic current）の相互作用によって生じる。ほとんどの脳振動はニューロンならびにグリア細胞のネットワーク内での相互作用により起こっているものの，視床デルタ振動は視床皮質細胞の 2 つの内向き電流の間での固有振動（intrinsic oscillation）である。すなわち，域値が低いスパイク（low-threshold spike：LTS）での一過性カルシウム電流（I_t）と過分極性賦活陽イオン電流（hyperpolarization-activated cation current（I_h））[56,57]である。

この振動は除皮質（decortication）後のネコの視床皮質ニューロンでも見つけられている[58]。様々な感覚，運動，連合，そして視床髄板内核からの視床皮質ニューロンは，過分極電流パルスによるか自発的に時計様デルタ（clock-like delta）リズムを示す。しかし，皮質視床ループが機能している無傷の標本では，通常の視床デルタ振動はないか，その時の皮質活動によって抑えられている[59]。このことは，EEG レベルでの内発的視床リズム発生として興味深い。

皮質デルタ（cortical delta）は，主に 1-2 Hz のデルタ波が除視床ネコの EEG でも存続することに基づいている[60]。そのような手続きが生理的パターンを起こすのかあるいは病的パターンを起こすのかについては未だ分かっていないが，それらは皮質の求心路遮断（deafferentation）を作り出している。病的なデルタ波発生時の皮質活動の細胞外記録（皮質下白質，視床，中脳網様体の損傷により得られる）は，発火確率と表面陽性（深部陰性）デルタ波の関係を示し，深部陽性波は発火頻度を低下させる[61]。このような電場―発火 unit の関係から，デルタ波の深部陽性成分は抑制性介在ニューロンの最大発火を反映しているという考え方は導かれるが，これを裏付けるデータは未だ見つかっていない。EEG デルタ波は，深い層の錐体ニューロンにおける多様なカリウム電流で引き起こされる持続の長い後過分極加重によって引き起こされることが示唆されてきている[62]。

デルタパターンの 3 番目のタイプは，睡眠 EEG 活動（ほぼ 1 Hz 前後で，通常はそれ以下）が優

勢な新しい種類の振動の発見によりもたらされた[63-68]。細胞レベルでのその徹底的探索（以下参照）がおこなわれ，デルタリズムの細胞学的基礎が再検討された。このslow oscillationの周波数は，用いられる麻酔と行動状態に依存し，麻酔下より自然睡眠下ではより低い周波数で，動物[63,68]と人間[64-68]のいずれにおいても見つけられている。このslow oscillationは，視床切除しても出現するが[69]，皮質切除動物の視床ではみられず[70]，皮質切片では存在することから[71]，皮質内で発生している。Ⅱ層からⅥ層の皮質ニューロンが1秒–5秒で回帰し，麻酔/睡眠段階に依存して長期に及ぶ脱分極成分や過分極成分からなる自発振動を示すことが，細胞内レベルでのslow oscillationから分かっている（図1.3 A）。slow oscillationの長期持続性脱分極は，興奮性シナプス後電位（excitatory postsynaptic potential：EPSP），速動性prepotential，シナプス結合したGABA作動性の局所回路皮質細胞の活動を反映する速動性抑制性シナプス後電位（inhibitory postsynaptic potential：IPSP）[72]からなっている。脱分極事象を妨げる長期持続性過分極は，slow oscillationの脱分極相で細胞外カルシウムイオンの漸進的減少による皮質[73]のネットワーク脱促通（disfacilitation）に関係している[74]（図1.3B-C）。

大脳皮質にある全ての主な細胞は，slow oscillationを示す[72,75]。深部陽性EEG波の間にはそれらは過分極されるが，鋭い深部陰性EEGでは皮質ニューロンが脱分極される（図1.3）。全てのタイプの皮質ニューロンとEEG波形の間のスペクトルコヒーレンス（spectacular coherence）は，主に皮質内シナプス結合の状態によるが，他の投射，おそらくは皮質–視床–皮質投射，とギャップ接合（gap junction）のネットワーク（下記参照）が，slow oscillation同期に寄与しているのであろう。

ニューロンとグリア細胞間のやり取りを検討した実験を見ると，slow oscillationの歩調を決定する仕組みがよくわかる。ニューロンと隣接グリア細胞からの同時細胞内記録により，グリアが神経ネットワークの状態を受動的に反映するのみではなく，それに影響を及ぼす可能性が調べられた[76]。ニューロンと隣接グリア細胞の同時記録は図1.4に示されている。自発的なslow oscillationの間，グリアの脱分極は，多くの場合，神経脱分極開始から平均でおよそ90ミリ秒遅れる（図1.4）。この遅れは，ニューロンペア間での結果より長い（Amxica & Steriade[77]ではおよそ10ミリ秒）。グリアの脱分極は，遅れなしと言っていいほどのタイミングでのカリウム取り込みを反映している[78]。脱分極相の終わりに，グリアの膜はニューロンより先に再分極し始める（図1.4）[79]。このようにグリア細胞は，細胞外カリウム濃度の変化を通して振動のペースを制御しているのであろう[78]。

皮質におけるslow oscillationの全般的同期は，ギャップ接合にもとづくネットワーク（gap junction-based network）に組み込まれたグリア細胞の空間緩衝（spatial buffering）により支援されている[80,81]。空間緩衝は，細胞外環境から隣接グリア細胞への細胞外カリウムの局所的増加をなだらかにしており，ギャップ接合を通してナトリウム濃度勾配に従ってより遠い所でのカリウム濃度を下げて，細胞外空間へ押し出している。slow oscillationでの空間緩衝には2つの役割がある。（ⅰ）slow oscillationの脱分極相におけるニューロンの一定した脱分極（steady deporalization）。（ⅱ）神経興奮性の調節。後者のメカニズムは，slow oscillationの脱分極相開始時に皮質ネットワーク内のシナプス相互作用には好都合で，それはゆっくりとした脱促通（gradual disfacilitation）をもたらす。

尖頭樹状突起に並行している皮質グリア細胞は，軟膜表面から皮質内へ突入している細動脈のdipoleとともに強力なdipoleを形成し，EEG活動のsourceとなりうるが，この側面についての検討がなされるべきであろう。

徐波睡眠の複雑な電気的パターンは，紡錘波のslow oscillation（以下参照）とデルタoscillationが合わさることで生じている[82]。これらの主な成分のそれぞれの重みは，シナプス結合，局所回路形状，ネットワークの一般的な行動状態によって睡眠中にダイナミックに調節されている。他の睡眠リズム（紡錘波とデルタ波）より低い周波数のリズムがおこって皮質レベルの広い範囲が同期

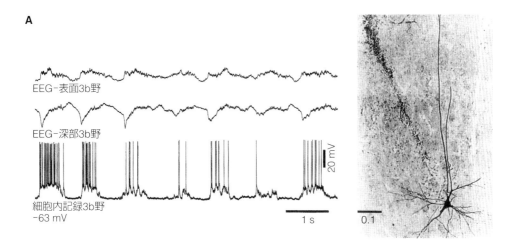

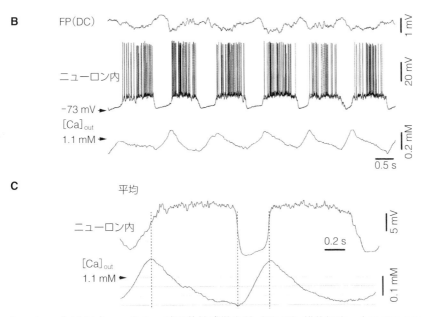

図 1.3　A：slow（＜1 Hz）oscillation 時の体性感覚皮質（3b 野）錐体細胞。左のパネルは，細胞内記録とその細胞近接（〜1 mm）で同時記録された EEG。表面と深さ〜6 mm に置かれた同軸電極により記録された EEG。細胞は，深部 EEG 陰性（表面陽性）電位に相当する脱分極相を伴う 0.9 Hz で振動している。右のパネルは，neurobiotin で染色された対応する細胞（較正バーの単位は mm）（文献[41] の図を一部改変）。
　　　B：slow oscillation 中の変動（fluctuation）。細胞内膜電位，細胞外カルシウム（[Ca]out）と電場電位の関係を示している。活動電位を発射させる周期的神経脱分極が過分極期（300–500 ms）に中断され，シナプス活動が沈静化している。脱分極相で [Ca]out は約 0.25 mM 低下して，過分極開始直前で最小になっている。その後，[Ca]out は次のサイクルの最初までに復帰している。
　　　C：神経脱分極開始で抽出して 30 回加算平均（神経信号からのスパイクが示されている）。垂直破線は，slow oscillation の 2 つの相の境界を便宜的に示している（American Physiological Society. copyright©2001 の許可を得て，Massimini & Amzica[74] の図を一部改変）。

化されると，皮質の slow oscillation は視床ニューロンへの同期した入力をもたらし，その結果紡錘振動やデルタ波振動を駆動したり，グループ化している。

シータリズム

　シータ波は，通常 4–7 Hz の範囲である。正常なシータ活動を，徐波化したアルファ活動，脳血

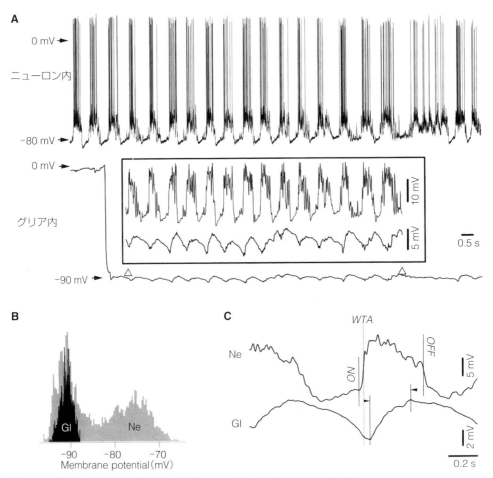

図1.4 slow oscillationパターン時のネコ皮質ニューロンとグリアの同時記録。
A：ニューロンとグリアの脱分極間の関係と，神経過分極とグリア再分極（四角で囲った拡大図）。この記録範囲でグリアへ刺入され，細胞外（0 mV）から細胞内（-90 mV）レベルへ電位の急落が示されている。
B：ニューロン（灰色）とグリア細胞（黒）での膜電位変動のヒストグラム。
C：slow oscillatoryサイクルの2つの相でのオンセットとオフセットの時間関係。脱分極相の開始はニューロンで始まるが，この期間の終わりはグリアで予測できることが注目される（Oxford University Pressの許可を得て，Amzica & Massimini[79]の図を一部改変）。

流減少時にみられるもの[84]，代謝性脳炎[85]など，病的シータ波と混同してはならない[83]。

ヒトとサルでは[86]，限局された脳内シータ活動は，ワーキングメモリ課題時に頭部前方の正中線や帯状領域で顕著である[87,88]。それは，しばしば振動階層（oscillatory hierarchy）を生じさせる高周波ガンマ活動に位相同期している[89]（以下参照）。

シータ活動は，感覚処理とタイプの異なる運動制御との関連で，ウサギ（Green & Arduini, 1954[90]が初めてこのリズムを記述）やネズミ[91]（以下参照）などのげっ歯類（rodent）でよく見られる。ネコでは，REM睡眠中にほとんどもれなくシータoscillationは発生する[92]。

これらのシータ波は，皮質辺縁系（海馬，梨状皮質，帯状領域）と述べられてきていて，種や条件によって3-4 Hzから10 Hzまでの規則的な活動で，通常のシータ波（4-7 Hz）の範囲よりいくらか高い周波数である。シータペースメーカーについては論争が行われてきていて，一方は脳幹網様系中心部で賦活される中隔-海馬コリナージック系が，シータのペースメーカーであると主張されてきている[93,94]。他方，表面Ⅰ-Ⅱ層とⅢ層の2箇所で最大振幅となる嗅内（entorhinal）でダイ

ポールが見つかっている[95-97]。もう1つのシータ波ダイポールは、海馬の局所性抑制細胞回路で生じる錐体細胞の細胞体への抑制性電流によって生じる[98,99]。異なったダイポールが拘束動物と非拘束動物で見つけられている[100-102]。げっ歯類脳内海馬腹側とともに海馬で、そのようにきちんとしたダイポールが出現することは、それらの動物のEEGでシータ活動がはっきりしている明白な1つの理由である。

シータoscillationは神経ネットワーク内での相互作用の結果であると考えられている。海馬CA1とCA2領域の錐体細胞の85％がfield potentialと同期していて、それはリズミックな興奮性シナプス後電位（EPSPs）によるものであることが、最初の細胞内記録でも報告されている[103]。後者の観察は、Nunezらによりカルシウムの媒介によるslow spikeが脱分極事象に作用することが確認されている[104]。

アルファリズム

この章では、8–13 Hzの周波数範囲で主に10 Hzあたりのアルファリズムのメカニズムとその起源について、現在知られていることを要約する。それは、EEGの始まりとともに記述されているが、覚醒している成人でのアルファリズムの様々なEEGパターンについての最新の包括的レビューは、Niedermeyer[105]を参照されたい。しかし、アルファoscillationが出現するのは覚醒時のみで確かな麻酔モデルはまだ確立されていないため、いくつかの例外はあるものの、細胞の振る舞いに関する研究は妨げられてきた。アルファ帯域は他のEEG現象である睡眠紡錘波（またはシグマリズム、以下参照）と重なるが、バルビツール麻酔下でそれを研究する試みは失敗した[106]。かくして、現在のほとんどの知見は、ヒトにおける頭皮上記録と動物における皮質field電位の層プロファイル（laminar profile）に基づいている。

後頭アルファ波は、通常視覚的注意が減少している間に起こる。しかし、注意課題によってそれが増大することが報告されている[107,108]。イヌを用いた一連の巧妙な実験研究でLopes da Silvaらは、アルファリズムは視覚視床（外側膝状体と枕

核）でも記録されるものの、大脳皮質、主に視覚皮質で発生することを立証した[109]。視覚皮質において、アルファ波はIV層とV層にある錐体細胞の細胞体と基底樹状突起のレベルにある等価双極子層で発生する[110]。さらに、視覚皮質内のアルファ波のコヒーレンスは、同じ動物で計測された視床コヒーレンスには依存しないため[110,111]、アルファ活動の拡がりには皮質内水平結合が不可欠であり、視床はほどほどの意味があるに過ぎないと述べている。

紡錘（シグマ）リズム

古典的には、紡錘波は静睡眠（quiescent sleep）早期におけるEEG同期の最初に現れる兆候の1つとみなされてきた。このタイプのoscillationは、1–2秒続く7–14 Hzのwaxing and waning spindleと、0.2–0.5 Hzの徐波を伴う連続する紡錘波の規則的繰り返しという、2つの異なるリズム出現により特徴づけられる。紡錘波は、皮質摘除後や上位脳幹切裁後の視床でも出現するので[112]、視床内で発生するのであろう。睡眠紡錘波は、ネコや白イタチで主に研究されてきた。ヒトやネコの睡眠サイクル、EEGパターン、視床超微細構造は類似していて、様々な視床ニューロン[113]の固有の特性とネットワーク結合（Steriade[114]のレビュー参照）はいずれも、紡錘波のパターン形成に寄与している。

視床回路は、2つの構造からなっている。(a) いくつかの核からなる背側視床で、それぞれの核が中継（視床–皮質）ニューロンと局所回路（介在）ニューロンを含む。(b) 視床網様核（RE）。後者は薄いシートのGABA作動性ニューロンで、視床の吻側、外側、腹側表面を覆っている[115]。それは主に、大脳皮質と背側視床から入力を受け取るとともに、脳幹吻側部と基底前脳からも入力を受け取っている。RE–視床–皮質–REループは、紡錘波oscillationを強める共鳴回路を形成している。さらに、RE核内で生じた紡錘波は、背側視床中継路に沿って皮質へ伝わり、表面EEGとなるdipole生成に与っている。興味深いことに、生後6–7日のニワトリEEGでは、紡錘波は記録されないが、生後3–4時間後の視床記録では既に紡

錘波は存在することから[116]，視床ではdipoleは発生しておらず脳幹と基底前脳投射が上記の回路を賦活させて，紡錘波を抑制している。

REからの結合切断後の背側視床では紡錘波が消滅することから，RE核は紡錘波oscillationのペースメーカーであると指摘されている[117]。同様に，帯状皮質[118]，手綱核（habenular nuclei），RE入力のない他の構造には紡錘波は出現しない。

紡錘波を誘発する要因については基本的な疑問がある。Steriadeら[119]は，RE細胞を刺激する興奮性駆動が，紡錘波をスタートさせるのだろうと想定した。無傷の睡眠脳では，網様－視床ネットワークがKコンプレックス（以下参照）のような皮質からの規則的で同期した興奮性入力を受けて，紡錘波を形作り調節している[120]。さらに，視床での紡錘波の同期は，無傷の検体では文字通り時間遅れなく拡散するが，除皮質後は劇的に消失する[121,122]。

最後の観察は，紡錘波とアルファ波の周波数範囲の重なりに関するものである。振る舞い状況とメカニズムと同様にトポグラフィは同一ではないこと[123]は強調されるべきであろう。アルファ波は，通常リラックスした覚醒時に生じ，いくつかの研究ではアルファ波が求心信号と遠心信号を調節していると考えられている[124]。しかし，紡錘oscillationは，無意識時に生じることから，アルファ波と紡錘波が連続しているという考えは今や時代遅れとなっている。

速波（ベータ，ガンマ）リズム

徐波睡眠リズムのEEGスペクトルの対極は，覚醒と逆説睡眠（REM）に関係する速い（>15 Hz）oscillationである。覚醒に関するEEG賦活の脳基盤は，Moruzzi & Magoun[125]による先駆的研究以来，次第に理解が深まってきている。彼らは，脳幹構造への刺激による"賦活"反応が，紡錘波と緩徐EEGリズム抑止（suppression）からなることを報告し，この抑止の細胞メカニズムは最近になって解析されて，アセチルコリン，セロトニン，ノルエピネフリンの作動により，まさにその場所（RE核）で紡錘波がブロックされていることが判明した。アセチルコリンはREを過分極させ[126,127]，セロトニンとノルエピネフリンは脱分極させるが[128]，これらの神経伝達物質の組み合わせによる作用については理解には程遠い状況にある。自発性の視床デルタoscillationは，アセチルコリン[58]とモノアミン[118,129]による脱分極作用によってブロックされ，緩徐な皮質デルタ活動は基底核（nucleus basalis）ニューロンのコリン作動性作用により阻止される[130,131]。

賦活反応中の徐波睡眠波形の消失は，覚醒を特徴づける変わった速波リズム（peculiar fast rhythm）の出現を伴う[132]。この研究では，覚醒の眼球症候に加えて，自発EEGリズムが明確に振幅増大して，それまで観察されていた平坦な皮質EEGに代わって40-45 Hzまで加速することを報告している。それ以来，いくつかの論文が覚醒（alertness）の増大したいろいろな条件下では様々な皮質領域で20-40 Hzの波が出現することに言及している。例えば，視覚刺激にしっかり注意を向けているイヌの後頭皮質[133]，視覚刺激に正確に条件反応しているサル[134]，微細指運動と注意の焦点化を必要とする課題時のサルの運動皮質細胞[135]，マウスは見えているが掴むことができず覚醒vigilanceが上昇しているネコ[136]，などで速波が観察されている。他にも，嗅球系[137]と視覚皮質[138-142]で，刺激依存性の25-45 HzのfocalEEGのoscillationや神経発火が報告されている。

皮質におけるこれらのリズムの主な機能的意味は，空間的・時間的同期化の程度に因ることが提案され，景観の文節化（scene segmentation）と図－地の区別（figure-background distinction）に必要とされる，ある瞬間でのパターン全体のまとまりあるコヒーレントな特性を作り出す目的を持った様々な皮質領域の集合体aggregationが可能になる[143]。この"特徴結合（feature binding）"については異論もあり，意識的行動がないと考えられている睡眠や深い麻酔のような状態においては，視床皮質内や皮質ネットワーク内でのそのような速いリズムはコヒーレントであるという見解も出されている[144]。後者の研究は，筋弛緩された動物で行われているので，干渉と思われるような筋や運動関連活動の混入は排除されている[145]。

速い活動（ベーターガンマ）は，固有の特性とネットワーク特性が出会う所で生じる。皮質

ニューロンは，40 Hz 辺りの範囲での脱分極由来の oscillation を発生させる[146,147]。これは吻側の視床髄板内核ニューロンの一部にも当てはまり[148]，神経脱分極，覚醒，REM 睡眠に関係した賦活状態の速い oscillation の意味合いとも一致し，視覚領域[149]を含む大脳皮質[115]に広く投射して広い範囲を同期化させている。

ニューロンに速い oscillation を生じさせやすいこれらの固有の特性にもかかわらず，それらが埋め込まれている複雑な回路，とりわけ皮質回路は，EEG レベルでリズムを発生させるには短い同期や長い同期が必要とされる。嗅球での 40–80 Hz の活動発生は，出力要素に作用する GABA 作動性ニューロンの局所回路，すなわち僧帽細胞（mitral cell）を含む抑制性フィードバック回路によることを Freeman[137]は想定した。しかし，やや抑制が減弱したネズミの体性感覚切片では，紡錘型の細胞（興奮性）ネットワークにより 37 Hz ほどの活動が見られる[150]。

麻酔下では，皮質のどの深さでも電場が逆転しないという事実は，EEG での速い活動（ベータ-ガンマ）出現にはとりわけ重要である[63]。fast oscillation の陰性フィールド電位は皮質のいずれの深さでも神経発火に関係しているが，その下に位置する白質ではそれは見られないことから，容積伝導は除外されてきた。微細な sink と source は交互に分布することが電流源密度（Current-source-density）解析でわかり，垂直分布電流は弱いものの局所電流は主に膜透過（transmembrane）に由来するという事実により，電位反転がないことは説明される[151]。

視床もまた fast oscillation 発生に関与している。皮質視床軸索は RE ニューロンを駆動し，その RE ニューロンが視床皮質中継細胞で 40 Hz の一連の IPSP-リバウンドをもたらして皮質活動を強めていることが提案されている[152]。fast rhythm が選択的に生じると考えられる覚醒状態でもそうであるならば（まだデータはないものの），RE 視床ニューロンからの抑制性入力は視床皮質細胞の持続発火をもたらし，規則的な一連のスパイクが皮質に伝え返されるだろう。それにもかかわらず視床皮質細胞は，ベータ-ガンマ周波数範囲内で oscillate し，関連皮質領域から記録される電場電位（field potential）とともに生じるという考えが定着している（図 1.5）。

速い oscillation（ベータ-ガンマ）は，睡眠と麻酔下で出現するにもかかわらず，主に覚醒（alertness）の亢進と関係していて，脳幹と基底前脳のコリン作動性集合体での活動開始に引き続いて生じ，コリン作動性賦活は，40 Hz あたりの皮質 EEG を 2 倍に増加させる。視床皮質ニューロンと皮質ニューロンへのアセチルコリンによる脱分極作用以上に，この伝達物質は生体内では大半のグリア細胞を過分極させ，細胞外カリウム濃度を全体的に低下させる[153]。この作用は脳血流も増加させ，グリアの過分極は毛細血管膜を通過するカリウムの増強輸送（boosted transport）によると解釈される。このことは更に，直流増幅器で記録した時の EEG 賦活は，通常持続して陽性直流シフトすることからも裏付けられている[152]。加えて，脳賦活によってグリア細胞の膜容量が減少することから，覚醒中はグリア間合胞体（interglial syncytium）が閉まり，空間的緩衝メカニズムにより非特殊系同期が妨げられることが示唆されている（徐波 slow wave の項で述べたように）。かくして，ベータ-ガンマ活動の同期は完全にシナプスネットワークに帰され，含まれる神経群（neuronal population）のより特殊な集団を実現している。

結論

頭皮上 EEG はこれまで考えられていた以上に広い範囲の脳構造と細胞タイプからの集合活動（mass activity）を反映することができる。選ばれた標本（麻酔動物）と特定の状態（徐波睡眠），あるいは賦活パターン（例えば早期皮質反応）は，層構造や細胞の要因との連関に関してはかなりよく理解されている。これらのモデルは，細胞と巨視的な頭皮上事象間のギャップを埋めることができ，第 4 章で論議する electrical neuroimaging の前提と source model とを立証するのに不可欠である。しかし，問題にするヒトの頭皮上 EEG パターンについては，その細胞，層構造，場所などの連関要因についての確実な証拠は未だほとんど

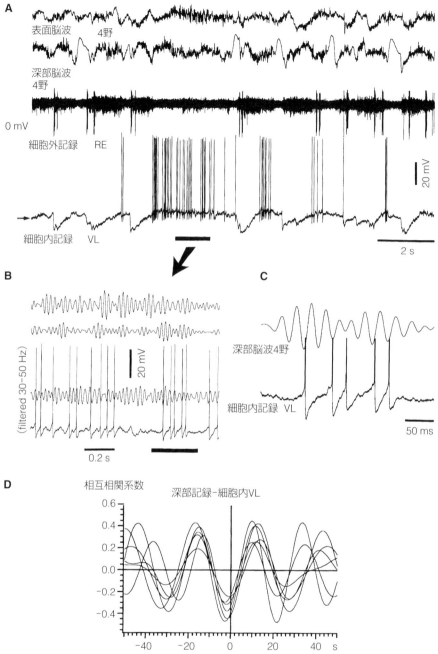

図1.5 持続的賦活の経過は，皮質EEGと細胞内記録された視床皮質ニューロンに関係している。ケタミン-キシラジン麻酔下のネコ。
A：4本の波形は，運動皮質4野表面と深部からの記録，視床網様核（RE）吻外側からの細胞外記録，腹外側核（VL）からの視床皮質ニューロンの細胞内記録を表している。EEG，RE細胞，VL細胞はslow oscillation（0.7-0.8 Hz）を示している。その間に鋭い深部陰性（興奮性）EEG波形がVL細胞にIPSPを引き起こしており，おそらく皮質駆動性のGABA作動性REニューロンでのスパイクバーストにより発生したのであろう。
B：短時間持続する自発EEG賦活区間の水平バーで示された部分はB（矢印）に拡大表示され，30-50 HzのフィルターをかけられたEEGとRE核からの電場電位（field potential）が示されている。
C：この図の水平バーで示された部分はさらにCで拡大表示されていて，VL細胞の活動電位と40 Hz皮質EEGの深部-陰性波との関係を示している。
D：活動電位と深部EEG間の相互相関から，細胞内記録のVLニューロンとEEG波形とは逆位相であることがはっきりとわかる。（Seignew et al.[153]の許可を得て掲載）

ない．いくつかの EEG 周波数について多数の発生メカニズムを想定しても，同期の空間範囲は不確かで，表面活動と層活動間との 1 対 1 対応がないため，EEG 周波数と表面極性から，特定回路，細胞タイプ，層活動，などを推定する明らかな根拠はない．

第2章
頭皮上電場分布図とそれらの特徴

Thomas Koenig and Lorena R. R. Gianotti

　本章は，頭皮上電場データの表示法と定量的特徴づけへの簡単な導入である。頭皮電場地図の作成，種々の補完方法，基準電極のもたらす影響，そして電位空間構成の計算法につき述べる。本章で第1の問題となる議論には，頭皮上から得られたデータの解釈で潜在的な曖昧性が存在することにある。

　本章の第2の部分においては，頭皮上電場データを得るための種々のアプローチについて比較しながら述べる。

　これらの比較は，脳内における発生源（ソース）の強さ，あるいは位置と，方向を示す異同を曖昧でない方法で示す。この章では，我々は頭皮上電場について主に述べるが，脳地図も電位の強さや統計学的解釈のために使用し説明する。しかし，これらのデータから頭皮上電場の解釈をすることはしない。

頭皮上データの一般的な形

　脳波（electroencephalogram：EEG）と事象関連電位（event-related potential：ERP）記録は，各電極から得られた時間軸上のデータから成り立っている。各電極から得られた時間軸上のデータからEEGとERPデータは2次元の配列，すなわち空間表示を可能にする。短時間記録のERP測定データを表2.1に示す。ERPデータ（健常被験者の平均値）は，視覚刺激パラダイムにより19電極で記録されたものである。Pz電極を基準電極として使用した。基準電極の値がゼロであるので，表2.1のPzの値は全てゼロとなる。他の電極における値は，この基準電極に対する電圧差である。基準電極の問題は，この章の後で詳しく述べる。

　表2.1では各部位におけるERP（EEG）データの時間経過が継時的にカラムで表に示されている。つまり，各電極の振幅は，ERP（EEG）データ（図2.1A）の時間経過にそって連続線として視覚化されている。典型的な連続線図の別な表現図は図2.1Bに示される。ここで，基準電極に対する電圧差は異なる色に示されている（基準電極の値に対し赤は陽性，青は陰性を意味し，色強度がより大きいほど，電圧差，すなわち振幅はより大きく表されている）。一方で，表2.1では頭皮上の電極位置を表すことはできない。次のセクションではいわゆる脳地図をどのように作成するかについて述べる。

頭皮上電場分布（脳地図）の表示法

　頭皮上電場分布の表示には頭皮の電極の位置と

表2.1 事象関連電位（ERP）データ（μV）は，視覚刺激パラダイムにより国際10/20法電極配置で記録されたものである[25]。太字は100ミリ秒の時点で上の表ではPzを，下の表ではCzを基準電極にした各値を示したものである。各部位におけるERP（EEG）データの時間経過が継時的に左から右のカラムで示されている。つまり，各電極の振幅は，ERP（EEG）データ（図2.1A）をみると時間経過にそって連続線として視覚化されているのがわかる。各段は19電極で記録された数値を表す。

	...	84 ms	92 ms	100 ms	108 ms	116 ms
Fp1	...	0.90	1.00	**0.35**	−0.40	−0.80
Fp2	...	0.90	1.00	**0.40**	−0.25	−0.75
F7	...	1.10	1.20	**0.75**	0.05	−0.55
F3	...	0.65	0.50	**−0.05**	−0.70	−1.00
Fz	...	0.55	0.35	**−0.30**	−0.90	−1.25
F4	...	0.55	0.45	**−0.15**	−0.65	−0.90
F8	...	1.05	1.15	**0.70**	0.05	−0.55
T3	...	1.45	1.70	**1.45**	0.75	−0.15
C3	...	0.40	0.35	**0.00**	−0.45	−1.00
Cz	...	−0.15	−0.35	**−0.65**	−1.10	−1.50
C4	...	0.20	0.20	**−0.05**	−0.50	−0.95
T4	...	1.20	1.50	**1.30**	0.75	−0.05
T5	...	3.00	3.95	**4.05**	2.95	1.15
P3	...	0.80	1.10	**1.00**	0.45	−0.25
Pz	...	0.00	0.00	**0.00**	0.00	0.00
P4	...	0.80	1.05	**1.00**	0.50	−0.35
T6	...	2.80	3.75	**3.85**	2.75	0.70
O1	...	3.40	4.65	**4.85**	3.25	0.80
O2	...	3.65	4.60	**4.35**	2.35	−0.65

	...	84 ms	92 ms	100 ms	108 ms	116 ms
Fp1	...	1.05	1.35	**1.00**	0.70	0.70
Fp2	...	1.05	1.35	**1.05**	0.85	0.75
F7	...	1.25	1.55	**1.40**	1.15	0.95
F3	...	0.80	0.85	**0.60**	0.40	0.50
Fz	...	0.70	0.70	**0.35**	0.20	0.25
F4	...	0.70	0.80	**0.50**	0.45	0.60
F8	...	1.20	1.50	**1.35**	1.15	0.95
T3	...	1.60	2.05	**2.10**	1.85	1.35
C3	...	0.55	0.70	**0.65**	0.65	0.50
Cz	...	0.00	0.00	**0.00**	0.00	0.00
C4	...	0.35	0.55	**0.60**	0.60	0.55
T4	...	1.35	1.85	**1.95**	1.85	1.45
T5	...	3.15	4.30	**4.70**	4.05	2.65
P3	...	0.95	1.45	**1.65**	1.55	1.25
Pz	...	0.15	0.35	**0.65**	1.10	1.50
P4	...	0.95	1.40	**1.65**	1.60	1.15
T6	...	2.95	4.10	**4.50**	3.85	2.20
O1	...	3.55	5.00	**5.50**	4.35	2.30
O2	...	3.80	4.95	**5.00**	3.45	0.85

電極の間の距離が適切に反映させられるように視覚的に空間情報が表示されなければならない。図2.2Aは頭皮上の電極位置による2次元地図が描かれている。3次元表示はCz電極を中心として2次元地図が球体状の形状で曲げられ表現される。電極は，あくまでCzからの距離に基づいた位置情報として扱われるが，頭皮面のように，球体状の形状表現することは2次元地図に比し若干の歪曲が含まれることに注意すべきである。例えばそれは地理学的な地図で地球の表面を2次元的に表

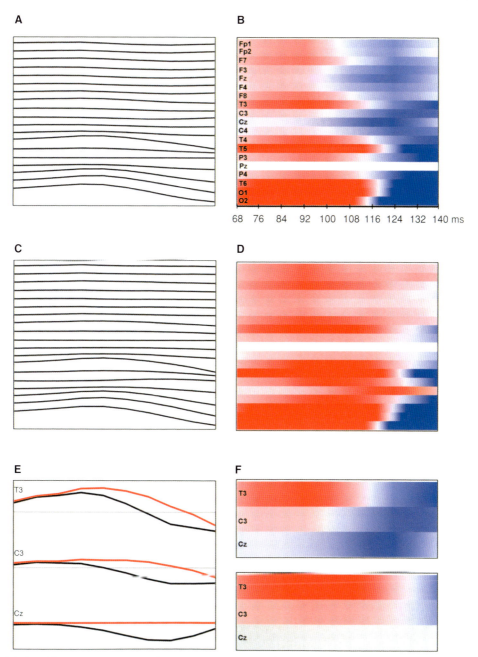

図 2.1 各電極は縦の段で示され，その振幅は，EEG（ERP）データ（表 2.1）の時間経過にそって連続線として視覚化されている．A．Pz に対しての連続データ．B．Pz に対しての強度データ．C．Cz に対しての連続データ．D．Cz に対しての強度データ．E では，3 つの電極 T3，C3 と Cz に対する連続データ線は拡大されて示されている．Pz に対して計算されるデータが黒で，Cz に対して計算されるデータが赤で示される．F では，3 つの電極 T3，C3 と Cz の連続強度図を表す．上段は，Pz に対してのデータであるが下段は Cz に対してのデータを示す．強度図の中で使われる赤い色は基準電極と比較して陽性電圧差を表すが，青い色は基準電極と比較して陰性電圧差を表す．色の強度がより大きいほど，基準電極と比較して計量される値の差は，より大きい．

すことと類似している．つまり，この方法では 1 つの画面で全ての電極の表示を可能にするが，下の電極配列位置での情報を過度に強調して表示している．言い換えれば，異なる角度から見られる頭皮の電極位置を表示しているともいえる．

表 2.1 で示される各電極の振幅の値からある時

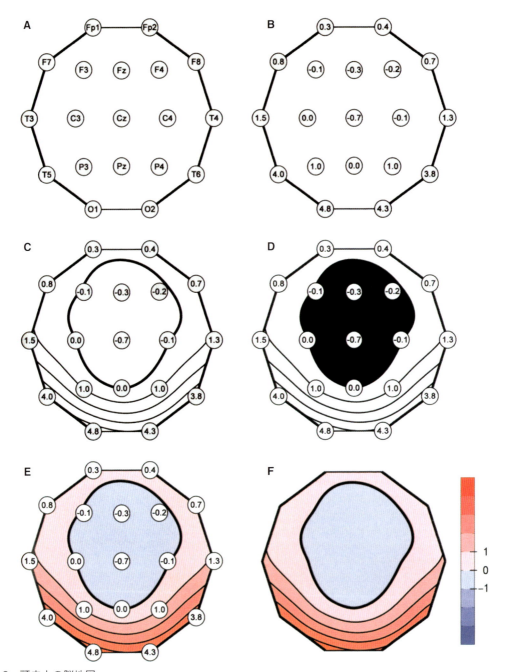

図 2.2　頭皮上の脳地図。
　A．頭皮上の電極位置による 2 次元地図が描かれている。上方が顔の位置になる。
　B．は 100 ms の時点値による 1 μV 較差を示している頭皮上電場分布図。
　C．電位が−1，0，1，2，3 と 4 μV にそれぞれ対応する値により作成されている等電位線による頭皮上電場地図。太線は 0 μV. の等電位線を示す。
　D．C と同じであるが，陰性部を黒で示したもの。
　E．D と同じであるが，陰性部を青で示し，陽性部を赤で示したもの。色の強度は 0 から離れるごとに強くなる。
　F．E と同じであるが，カラースケールを加え，数字は除いたもの。

点での頭皮上電場分布図をつくることができるが，図2.2Bは100 msの時点値を使用している頭皮上電場分布図となる．図2.2Bを慎重に見ると，よく順列が考えられた適当なデータであることが明瞭である．隣接した電極の振幅の差は，しばしば，遠隔電極の振幅の差値より小さい．さらに，陽性および陰性電位値は，2つの空間的に異なった群を作っているのがわかる．最も陽性な振幅値が後頭および側頭部の電極で見られる一方，陰性値は中心から正面の電極で見られる．データの空間構造の第一印象は，すでにこのように見られるのである．

次に，ある一定の電位である部位を線として接続し描く，つまり補間の上，1マイクロボルト（μV）と設定した場合，1 μV（補間の問題については後述参照）の値で，ポイントし等高線を結ぶ．このような線は等電位線と呼ばれていて，例えば，気圧を測定している天気図に置き換えてみれば気象学で使われる等圧線に類似している．等電位線がそれぞれ異なる電圧値により描かれた場合，低い値が記録された頭皮では「谷」が形成され，より高い値が記録された部位では「山」として表わされるので，得られた画像は地理的地図として同じように考えることができる．これは，頭皮上電場地図と呼ばれる．

図2.2Cの中で，等電位線は電位が -1，0，1，2，3と4 μV にそれぞれ対応する値により作成されている頭皮上電場地図となっている．太線は0 μVの等電位線に対応する．等電位線はこれより前の図では示されていなかったがここで初めて示す．等電位線は頭皮の後部で最も高密度に表示されている．そして，これは隣接した電極間の電位差がそこで最も大きいことを示す．等電位線の密度が示されているが，それは電位のみに依存するものではなく，また，電極の頭皮位置からの投影による情報にも起因する点に注意することは重要である．しかし，各電極間距離が異なることにより投影された電場密度は歪められる可能性は否定されない．

頭皮上電場地図を明視化するには，特定のデータに視覚的なコードを加えることによってより明らかになる．この目的に沿って具体化した1つの方法を図2.2Dに示す．ここで，全ての陰性電位領域は等電位線内の黒で示される．そして，全ての陽性頭皮領域は等電位線で囲まれた白で示される．色を使用することは，更に頭皮上電場地図（図2.2E）の明視化を容易にする．ここでは陰性頭皮領域は青色系で描かれる．そして，陽性頭皮領域は赤色系で描かれる．さらに，異なる電位，すなわち電位差をゼロから増やすことによる色強度増加（または減少）により示される．最後に，色尺度を加えることによって，図内に示される番号は削除することができ，問題なく明解な表示（図2.2F）がなされる．Cの図から比較すると頭皮上電場地図がより明視化されているのがわかる．

補間

頭皮電位の補間は，いくつかの目的のために行われる

(1) 頭皮上電場地図の作成のために，電極位置の間の充分な数の点（位置）は推定される必要がある．

(2) 技術的な理由のために必要な電極が使用できない場合，他の電極データを代わりに使用することが有用な場合がある．1つかさらに多くの電極から質の悪いデータを入れ込むべきか否かは，信号対雑音比の問題となる．これらの電極で記録されるデータは，悪い信号対雑音比を持つことを理解しておかなければならない．ある電極を分析から除外することはノイズを排除するのに有用ではあるが信号も失う．隣接した電極での補間はノイズをそこから発生させることもあり，どちらが最適な信号対雑音比を得ることができるのかは，各々の状況で想定されるために，通常は判定できないが，一般に，補間は隣接したチャネルが良好な信号対雑音比を持つ．しかし，挿間される電極は電極配列の端であってはならない．

(3) 高密度多電極配置で記録されたデータの場合，電極位置間距離が不均等な場合，被験者間で電極位置を均等化しておくことは有用な場合が多い．そして，データの空間サンプリングでノイズを除去する（第4章参照）．

2次元配置データ構造の補間のためにいくつか

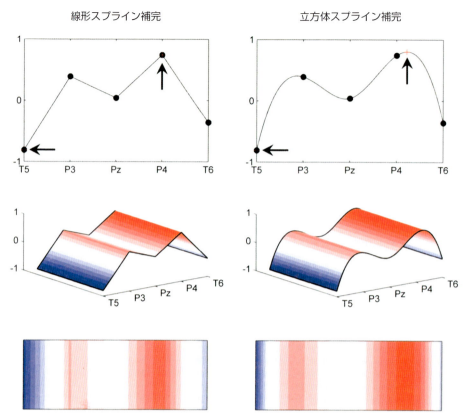

図 2.3　線形および立方体スプライン展開補間。上段のグラフの中の点は5本の側頭頭頂における電極で時間内の同時間にERP電位を示す。これらは，左から右に進む。連続線は，補間値に対応し示される。垂直方向の水平と垂直の矢印は，それぞれ最低値（MINIMA）と最大値（MAXIMA）の位置を示す。一次補間の場合，極値が電極位置と一致するが，立方体スプライン補間データでは一致しない場合もある。中段は左から右に色分けされた3Dプロフィールを示す，下段は5本の電極全体で色分けされた値を示す。線形スプライン展開が鋭い角を形成するが，立方体スプライン展開では滑らかな表面を生じる。

の方法が存在する。通常は，補間の問題は値が測定されなかった電極の値と置き換えて考えるとよい。つまり，他の位置で他の計測値に基づくのが補間である。つまり，われわれが考える補間にふさわしい方法は，補間された値が，そこで計測されるであろう最も近い値であることである。

頭皮上脳波の補間に使用される一般的補間法は，スプライン補間法に属する。スプライン補間を使用して，空白の電極位置の値は近い電極で測定された値に若干の重み付けをした計算から決定される。

スプライン補間は1次元の多項式に基づく線形補間であるので，隣接した電極値と考えられる値が完全に線形に表されることを意味する。これは隣接補間法に最も近いと考えられる。しかし，一般に最も近い電極の実測値に置き換えられるという誤解を避けるために，われわれはこの用語を以後使用しない。すなわち，線形スプライン補間では，頭皮電場上の最低値（MINIMA）と最大値（MAXIMA）を表すデータが電極位置そのものに（下記参照）なる。一方で，それは隣接した電極を結んだ線の端を表す。しかし，これは現実的にはあり得ない。（立方体であるか，正方体であるかより高次の）スプライン補間は空間周波数を最小化して，頭皮全体に滑らかに変化する電場変化を得ることができる。すなわち線形スプライン補間ではMINIMAとMAXIMAは電極位置上にしかないが，電極位置の間に実際のMINIMA, MAXIMAがみられることがより真実に近い。図2.3は，5つの電極から記録された線形（2次元）と立方体（3次元）スプライン補間によって作成されたEEGデータを表す。

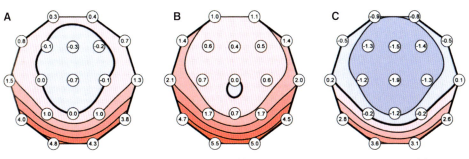

図 2.4　A．Pz に対して計算したもの。B．Cz 対して計算したもの。C．そして，アベレージドリファレンスに計算した脳電場地図を示す。

異なる補間方法の適切さを評価するために，理論的な考察や経験的な追試をすることもできる。理論的な観点からは，導出ベクトル電場（第 3 章を参照）の特性から，脳内ジェネレーターからの投射が滑らかな空間分野を生じるということが知られている。従って，われわれは，線形補間によって作られた電場の淵がアーチファクトであるということがわかる。逆に，スプライン補間から生じるかもしれない推定の頭皮電場分布の MINIMA，MAXIMA が，必ずアーチファクトだけであるというわけではない。それらが正しく補間されている証拠がない一方で，真実は，それが実際その電極位置にあったことを否定する理由もない。

種類の異った補間アルゴリズムは，交差検定を使用し本来のデータに基づいて評価される。これらの試験は，電極の欠測部位と補間された値の間の検定である。補間値と実際の値の差が，補間方法の適切さのための指標となる。一般的に，十分に密度の高い電極配列では高次スプライン補間が有用であると結論されている[1,2]。

電極配列外にあったり，電極間にない位置の補間は信頼性が低い。この事実から電極配列外の補間は回避されなければならない。すなわち電極配列の縁の電極の補間はよりアーチファクトが混入することを意味する。従って，事象に関連して興奮が惹起される頭皮部分が十分にカバーされているように電極配列は選択されなければならない。すなわち基本的に電極配列は誘発される電位をよく考えたものでなければならず，それ以外の部位を推測させるものではあってはならない。

基準電極

表 2.1 の例は基準電極を Pz においた場合に計算されたデータである。これらのデータが別の基準電極に対して計算された場合，何が生じるであろうか？ 得られたデータ値は，実際のところ基準電極に対する差である。基準電極における値は，定義上ゼロとなる。別の基準電極が選択される場合，各電極の新しいデータ値はその電極と新しい基準電極の間の電圧差により決まる。新しい基準電極が単一電極である場合，その電極の新しい値は以前の値が引かれて計算され常にゼロであることを知っておくべきである。全ての電極が同じ基準電極に対して測定してある場合，基準電極の再計算は容易である。双極誘導か異なったモンタージュによる測定では基準電極に対してのデータを再計算することを不可能にする可能性がある。

基準電極の再計算法は，表 2.1 で示される：基準電極（上表）として電極 Pz を使用した前のデータは，Cz（下表）に対して再計算される。今述べたように，ある時点における各データは新しい基準電極（Cz）の測定値から減算される必要がある。図 2.1C において，表 2.1 の下表で示される ERP データの時間経過は，各電極の値として線でプロットされる（電場強度については図 2.1D を参照のこと）。注意すべきことは各電極から減算した値に異なりが生じ，電場形状が変化してしまうことにある（図 2.1E と F を参照のこと）。

新しい基準電極に対するデータの再計算の後の頭皮上地図（マップ）により，何が変化するのか？ 図 2.4A と B は，新しい基準電極による計算の前

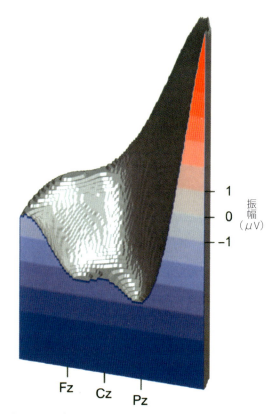

図 2.5 電極 Fz, Cz と Pz を通る図 2.4 の頭皮電場部分の中央部分をレリーフとして示す。基準電極は，0 と定義されている。陽性振幅は赤で，陰性の振幅は青で描かれる。色の強度は，基準電極レベルを変更するに比例して変化するが，レリーフの形状（山，谷）は変えない。

後の 2 つの頭皮上地図を示す。地図となった脳電場の形は記録部位の間に相対的な電位差を反映するので，それは基準電極の位置に影響を受けない。先に述べたように，新しい基準電極に対してデータを再計算することは，すでに同じ値がその時間での各電極の最初の測定値から減算されていることを意味する。従って，電極の間の電位差は，不変のままである。基準電極の部位を変えることは，等電位線のうちの 1 本が 0 と称されることになるだけである。このように，空間電場分布（その「景色」）の形は，特徴的な勾配，山頂や谷底で，不変のままである。等高線の標識だけが変化するのである。

地理的地図と再び比較する。

海面がゼロ（図 2.5）と定義される地理的地図は常に形が同じであるように，電場分布図は異なる位置（基準電極）から見てもその形上の特徴は同一のままである。従って，頭皮上電場分布が基準電極の位置に依存しないことは決定的である。

基準電極には独立した分析というのが基本ではあるが，頭皮上の特殊な電位変化に基因した特殊な電場の計測ということもあり得る。これら抽出された結果は全体的な場合（全ての電極に対する全ての電極）もあり，または，抽出されたものが 2 本の電極の間の差に基づいて表される場合，両方の電極が活動している場合もある，すなわち抽出された差は両方の電極の活動性に依存すると考えられなければならない。全ての電極の値が常にゼロで，1 つの電極だけが活性を示すという考えは通常あり得ない，これは基準電極の位置を交換することで電場の形が変わってしまうので，そのような仮定に基づく解析結果は信用できない。これは，パワーマップ（第 7 章を参照）の場合考慮される例である。

基準電極を元にした解析結果は，しばしば，解析結果に混乱と意味不明の解釈をもたらすので，その使用は制限されるべきである。基準電極を元にした解析結果よりもむしろ頭皮上電極の生の値の分析方法を用いて，データは解析されるべきである。この書では以降，基準電極に左右されない解析方法を説明してゆく。

基準電極を考え，設定するにあたり頭皮上に電気的に常に不活性であり基準電極を置くのに適切な部位があるのであろうか？ 一般には，この質問には否と答える。例えば，時間点で 1 つ脳の活動源による双極子だけが頭部で活動していると仮定する。双極子は，右の頭頂皮質に位置する，そして，その結果を表すと，図 2.6A に示される頭皮上マップ地形を生じる。この場合の正しい基準電極は，頭皮（図 2.6B）を走り回るゼロの線にあるのが解るであろう。さらに，もう 1 つの脳の活動源による双極子が活動していると仮定しよう。この活動によるもう 1 つの異なるゼロラインが，この前の活動ソースの基準電極を元とした場合の適切な頭皮にあり，それは図 2.6C と D で示される。現在 2 つの脳の活動源が同時に活発であると仮定する場合，基準電極として適切である位置は 2 本のゼロ-ライン（図 2.6E）の交差である。第 3 の脳の活動源が加えられたとき（図 2.6F と G），全 3 本のゼロ-ラインが交差する点は 1 つも

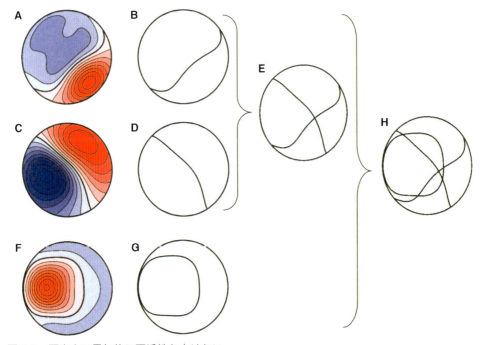

図 2.6 頭皮上に電気的に不活性な点はない。
A：右頭頂皮質にある双極子の正問題解。
B：Aの双極子でのゼロライン。
C：中前頭皮質にある2番目の双極子の正問題解。
D：Cの双極子でのゼロライン。
E：AとCの双極子でのゼロライン。
F：左前頭皮質にある3番目の双極子の正問題解。
G：Fでの双極子に対応するゼロライン。
H：A，C，Fでの双極子に対応するゼロライン。

頭皮上にない（図 2.6H）。電極が脳から最も遠いと考えられる耳朶や鼻先でさえもこのような点ではない。連結された耳朶のような電気的に異なる位置を連絡した不感電極は，頭皮上の電気的性質を変える可能性さえありデータ上アーチファクトを派生するもととなることさえある。

実際の症例において多くは計測不可能の脳の活動源が頭皮上では測定できないことがありうる。脳の活動源が1つの場合でさえ，基準電極の位置を知っていることは必要である。しかし，脳の活動源ソースの位置がすでに知られている場合，別となる。

しかしながら，頭皮上脳波をどのように解析しても頭皮上の電圧の総計はゼロ[3]であることに間違いはない。全ての頭部を充分な数の等しい間隔に配置された電極でカバーできる場合，全ての電極で測定値の合計はゼロになる。すなわち全ての記録電極からの電位差の合計はゼロに等しいと仮定することができるのである。電位差の合計は，このようにゼロが基準となり，数学的に，これは全ての電極で基準電極として測定値の平均を使用することにより達成される。この基準電極は「アベレージドリファレンス」（図 2.4C）と呼ばれている。

アベレージドリファレンスが本来正当化されるのは電極配列により全ての頭部領域がカバーされる状況にあるが，特に脳の下部をカバーすることが不可能であるので，この意味での限界がある。

いま問題となった議論は，脳の活動源ソースの例にのみ問題となる。脳の活動源ソースの信号が最大にされるように，記録電極と基準電極の位置を最適化することができる。概して，基準電極はその電場の陽性および陰性最大部に配置されるのでこの問題は解消される。

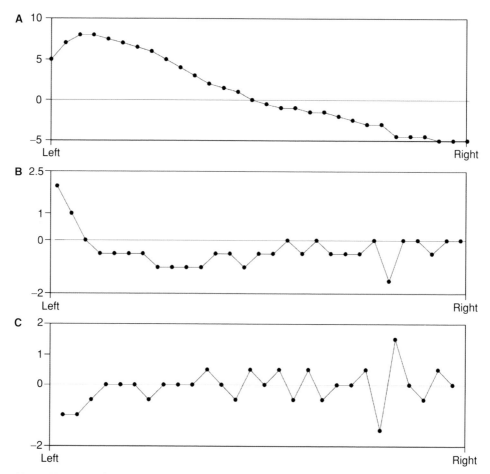

図 2.7　第1と第2空間データ解析の産物。A. 一連の30本の電極に対応する30の点の電位を表示している：横（x）軸（左から右に）は電極位置。垂直（y）軸は電位。B. 30本の電極の第1空間データ解析産物（すなわち勾配gradient）。C. 30本の電極の第2空間データ解析産物（すなわち電流供給源密度：CSD）。

空間微分：頭皮上電場地図で見られる勾配（gradient），電流供給源密度（CSD）と空間分解低下復元

脳地図マッピング上の特徴は，空間変換を使用してより際立たせたり，除いたりすることができる[4]。空間変換はデータの一義的および二義的なものから電極配列の規定は受けるものの，基準電極から独立して計算される[5]。

第1空間データ解析の産物として得られたデータは，通常gradient（勾配）と呼ばれる。gradientとは，強さと方向からなるベクトルである。gradientはすでに空間分析ですでに使用されているがそれはソースの局在を調べるものとして使用されていた。一般的な臨床EEGの視察検査での双極導出は，gradientの計算にほかならない。

電流供給源密度（current source density：CSD）は第2の空間データ解析の産物[6]で空間高域フィルタの使用によるもの，すなわちラプラシアン変換の演算結果として作成されるものである。CSDは，時々，より深いソースから生じるとみなされる一部の活性をより強調してみせるために使用され，また，低い空間周波数のものを除くために計算される。空間高域フィルタを作成するために，スプライン補間[7]または球関数[8]に基づいたCSDのモデルが提案された。

空間的フィルタリングによるEEG活動の強化と分離は，頭蓋骨と頭皮の現実的なジオメトリー

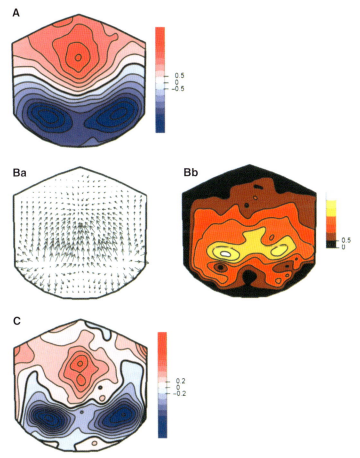

図 2.8 メンタルローテーションタスク[11] で視覚刺激提示の 260 ミリ秒後 ERP 記録の脳地図と空間微分。A. 脳地図。Ba は A と同じデータの 1 階微分（すなわち勾配：gradient）に再計算したもの。このなかの電極配列の中で，4 本の電極でつくられる立方形のなかの gradient を表し，その方向を指す矢（↑）として計算し表されている。つまり矢の起源は，電極正方形の中心にある。矢の長さは，gradient の相対的な大きさを示す。Bb. 0.5 μVcm−1 のステップでの直線補間された等勾配線によりマップされた Ba での局地的 gradient の大きさを表したマップ。この場合方向性は省略される。C. A と同じデータを 4 本の周囲の電極の電位値を利用した 2 階微分により電流供給源密度 CSD を再計算したもの。

と有限要素体積導体モデルを考慮して，更に補間されている。これらの方法は，空間分解低下復元方法と呼ばれる[9,10]。

図 2.7 の中で，データより作成された第 1 および第 2 次的マップがどのように作成されるかについて記述する。単純に理解してもらうために，一連の 30 本の電極を表示した。これは図 2.7A に示される 30 の点に対応する。図の x 軸すなわち水平軸が（左から右へ）の電極位置を表す，そして，垂直軸（y 軸）がその時間に記録された電位の値を表す。第 1 の電極，2 本目の電極と 3 本目の電極（左から始まる）は，それぞれ +5 μV，+7 μV と +8 μV の電位差（基準電極から）の値を測定した。空間データ解析の第 1 結果（gradient，図 2.7B 参照）は，2 本の隣接した電極の間の差を表す。左から右を見てゆくと電極 1 と 2 の間の gradient は +2 μV である，そして，電極 2 と 3 の間の gradient は +1 μV（つまり右から左に見てゆく場合，−1 μV と −2 μV）である。注意してもらいたいのは gradient の水平軸の位置が一番上の表で対応する電極相違を反映している点である。同じ関係性は，空間データ解析の第 2 結果（CSD は，図 2.7C 参照）計算にも適用される。つまり計算（すなわちそれが左から，または，右から始まるか

どうかにかかわらず）の方向性が空間データ解析の第2結果ではなく第1の結果（すなわち，それは値が逆転になっている）のために重要な役割を演じている点に注意すべきである。2次元の脳地図（通常，電位のパワーマップを表すのに用いられる）において，さらに前後軸の電極位置が考慮されなければならない。図2.8はメンタルローテーションタスクで123本の電極[11]によるERP記録の脳地図と空間データ解析の第1結果と第2結果の地図を示したものである。

脳電場地図の記述

脳地図は，データ自体から得られたものではない。それは，実際のところ補完を通してデータ量を増やしたものである。脳電場地図作成とは，ただ記録されたEEG信号を示すある1つの方法にすぎない。脳電場地図の説明と解釈にはその特性を反映している成因の抽出法を考えることが役立つかもしれない。

頭皮上の脳電場は，脳のニューロン集団（第1章参照）の活動を反映するといえる。頭皮上の脳電場の変化は脳のニューロンの活動が活発となったか不活発になったかを表している[12,13]。活発なソースが比較して安定して活動している場合，そして，全てのソースの活動の量が同方向で変化しか示さなかったとき，脳電場地図は不変のままである，そして，活動の強さだけは変化する。より詳しく述べると，頭蓋内ソースの活動が同じような因子を基準にして測定されるとき空間分布が変わらぬまま強さだけが変化する場合と，ソース分布（すなわちソース強さの局所変更）の変化によって生じたしたかどうかについて推測するのは難しい。

結果としてソース強さの全体的な変化とソース分布の変更が全く異なることがありえるので，ソースの強さの変化をみる手段と，空間分布の変化の手段を別にしてマップすることは，しばしば有効であるといえる。

頭皮電場の空間分布の記述について：最大電位値，重心の中心そして電位的重心位置

最大電位値（extreme potential value）

頭皮電場の空間分布については，最大および最小の頭皮外界電位値の位置を評価して得ることができることについてはすでに述べた[14]。陽性極点（positive extreme）は，最も強い陽性電位が記録された電極の位置である。陰性極点（negative extreme）は，最も強い陰性電圧が記録された（図2.9A参照）電極の位置を表す。positive extremeとnegative extremeは基準電極の選択はこれらの2つの空間記述の位置に影響をおよぼさない相対的な記載で，絶対値に規定されない。スプライン補間をしない限り，両極点が電極位置そのものにはならないことに注意すべきである。よってこの方法では，電極数を減らすことでさらに散乱されたものになる。図2.9Aは，extremeの位置を前後，左右，上下の軸で時間経過とともにマッピングしたものである[15]。このように，各々3つextremeの位置パラメータによって脳トポグラフィーを記述できる。extremeの位置は，常に活動の投射によって影響されるため，微妙な動きの方向に左右される。一方または両方のextremeが電極配列の境界に位置する場合，本当のextremeが電極配列の外側にあることは否定できない。従って，extremeの使用には，電極配列が頭皮の最大限大きな領域を充分に覆うことが必要条件となる。

電位の陽性と陰性重心位置

extremeによる脳地図マッピングは，双極性ソース構成の両端だけを示したものである。すなわち最大陽性値と陰性値の2本の電極だけによって決定されている。一方，全ての電極を使用した陽性電位と陰性電位の重心位置（アベレージドリファレンスに対して）による脳地図マッピングを計算することができる[16]。x軸の上の陽性重心の

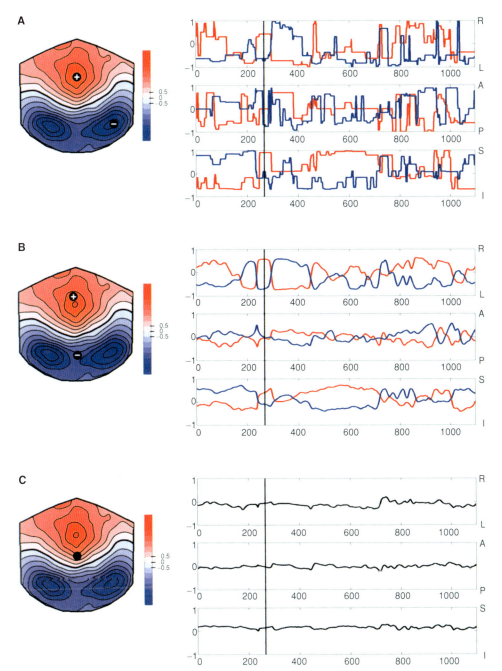

図 2.9 メンタルローテーションタスク[11] 視覚刺激提示の後の頭皮分野地図の空間分布記述。A. 陽性（赤い線）と陰性（青い線）extreme の位置を前後，左右，上下の軸で時間経過とともに軌跡をマッピングしたもの。B. 陽性（赤い線）および陰性（青い線）centroid と C. 重心位置（黒線）を時間的経過にのっとって左から右へ示したものである。前後の動きは y 軸（縦）で示してある。260 ミリ秒（黒の垂直線）時点での ERP 頭皮分布地図と地図記述の位置は，左の図で示されている。

位置は u_i が陽極 i の地図 u の電圧であることとして定義される，x_i は x 軸の上の電極 i の位置である，そして，N_{pos} は地図 u の陽性電極の総数である。

$$C_x = \sum_{i=1}^{N_{pos}} u_i x_i \bigg/ \sum_{i=1}^{N_{pos}} u_i \qquad (1)$$

"centroid" は "重心の中心" という意味も持つ

が，この名は全体的な手法と区別するためにこの用語が選択された。図2.9Bは，前後，左右で，そして，上下方の軸でマッピングされるcentroidの位置を表す。extremeを使用した例と異なるのはcentroidは脳地図マッピングに使用される電極配列の中ではどこにでも位置することができる，すなわちcentroidは全ての電極の情報を使用するために，電極位置に制限されないのである[5,16]。extremeを使用したものと比較して，centroidには電場の中心により近く位置する傾向があり，電極配列の辺縁の近くには位置しないという特性がある。

電位的重心位置

陽性と陰性のcentroidが得られた場合electric gravity center（電位的重心位置）を求めることができる[17]。

gravity centerの位置はx軸において（2）のように規定される。

$$G_x = \sum_{i=1}^{N} |u_i| x_i \Big/ \sum_{i=1}^{N} |u_i| \quad (2)$$

すなわち u_i が陽極 i の地図 u の電位であり，x_i はx軸の上の電極 i の位置である，そして，N は地図 u の陽性電極の総数である。

gravity centerソースの方向には関係なく，脳内の神経興奮と平行したcentroidの動きとともに動く傾向がある[18]。図2.9Cは，前後，左右，そして，上下方向の軸でマッピングされるgravity centerの位置を表す。今述べた電気的なgravity centerを使用した以外に，1つの双極子に多くのソースの重みを適合させた一連の研究もある。この単一双極子の位置と振幅は，その双極子の脳内活性の強さを表しているとはいえないが，gravity centerを脳内の細胞の活動性の証拠としている報告はいくつかある[19,20]。

脳電場地図の記述の長所と限界

先に述べたように地脳電場地図を記述することは，脳地図の大量のデータを簡便に，そして総合的な情報として提供する。従って，これは例えば主成分解析（PCA：principal component analysis）または独立成分解析（ICA：indipendent component analysis）などの非相関技術の代替物であるともいえる。しかしながら，それはデータ数の問題からある特定の仮定をしていることにもなり，これらの仮定が満たされないときには限界がみられる。図2.9に示されるデータは，2つの後部陰極ピークを示す。双極は1つの陽極をともなう1つの陰極からなるのが当然とされ，このようなことから2つの後部陰極ピークはなじまない。仮定としてではあるが，実は陰性重心は2つの後部ピークの間にある可能性があり，そして本来とは異なった2つの後部ピークを記述している可能性がある。

頭皮上の電場分布の全体的な強さの記述：global field power

頭皮上の電場分布の強度を定量的に示すためには，等しく電極のもつパワーを評価してこそ成り立つ。それは基準電極から独立した電極間の電位差に基づかなければならない。そのための最も単純なアプローチは，全ての可能性がある電極対間の差を計算することにある。

そのために全ての電位差の二乗の差によって導かれるとすると，それは標準偏差に等しいことがわかる。この方法は1980年にLehmannとSkrandiesによって作成され[21]，global field powerと呼ばれている（しばしばGFP[22]と略記される）。

$$GFP = \sqrt{\sum_{i=1}^{N} (u_i - \bar{u})^2 \Big/ N} \quad (3)$$

これは u_i が地図 u の電極 i の電圧である場合 $\bar{u}$ は地図 u の全ての電極の電位であり，N が地図 u の電極数である。

GFPは，実際に密接に関係があるため，しばしば二乗平均（root mean square：RMS）と混同される。GFPとRMS間の差は，自乗される前に全ての電極の平均が減算されてから，行われるということにある。GFPは，従って，暗黙のうちにアベレージドリファレンスを含むが，最初の定義か

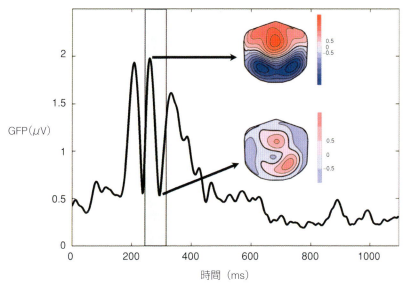

図 2.10 頭皮分野の全体的な強さのマップ記述。ERP データの global field power（GFP，y 軸，μV）の時間的推移（x 軸，ミリ秒）。灰色の部分で示される最高（260 ミリ秒）と最低の（292 ミリ秒）GFP ピークに対応して頭皮上電場図は示される。

らすると電極への全ての電極対の間の平均電位差と考えられることができる。これは RMS にあてはまらない。RMS では平均電位からの減算がされていないのである。つまり，RMS は，このように基準電極依存的な表記なのである。

GFP が平坦な外見（図 2.10）があるときは浅い勾配すなわち電場が弱い場合低い GFP を示し，急な勾配をもち，顕著な山と谷（すなわち山あり谷ありの脳地図）による強い頭皮上電場は高い GFP を示す。最大 GFP を示す時点の脳地図は，最適な信号対雑音比を意味する。低い GFP が脳電場地図の急速な変化と関係する一方，高い GFP は安定した脳電場地図と密接に関係している。脳地図が時系列的に分析されるとき，GFP はそれに伴う各脳電場地図のために別に計算される。図 2.10 は，各電極からのデータを時間軸上にプロットしたものである。

GFP には，図 2.11 に示すように単純な幾何学的な意味合いがある。図中で，特定の時点に，2 本の電極（C3 と P3）は，共通のアベレージドリファレンスに対して表示されるが，第 1（C3）の電極の値は，水平軸にマップされ，2 本目の電極の値は，垂直軸にマップされる。この図の中で，これらの 2 本の電極の複合された値は，図 2.11 に示すように 1 つの点として描写される。この種

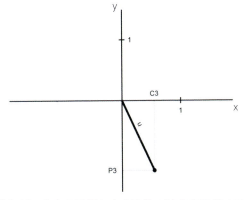

図 2.11 2 本の電極による電位の時点空間ダイアグラム。特定の時点の C3（P3）の電位値は，x 軸（y 軸）にマップされる。

の表示は時空間状況を示しており，第 9 章で更に詳細に述べられる。基準電極からのこの点までのユークリッド空間距離 u は，この両電極の二乗の和の平方根である。あるいはより技術的な用語としては L2 基準という。GFP は，二乗平均の根として定義されているが，u と GFP の間の唯一の差はこのように定常因子 $\sqrt{N}$ である。それによって，現在の例，すなわち 2 電極使用のみでは u より GFP は小さい。一方，N 個の電極が使われる場合，空間表示は 2 次元のものから N 次元まで変化する。u の計算は N 電極の全ての電極の二乗の和

の平方根であると定義され，そのかたちは因子$\sqrt{N}$によって GFP と比例したままである。L1 基準（絶対値または絶対値の合計：hilliness）や電極間の最大絶対値差を脳地図強度の全体評価として使用することもできる。

脳地図ごとの差，振幅の正規化，そして相異性

脳地図ごとの差と刺激前のベースライン

　第1章では頭皮上脳地図が種々のソースからなる頭皮上電場強度の合計からなることを示した。これは，異なるソースが活動する2つの状態がある場合，2つの条件を代表する頭皮脳地図の間の差のマップが2つの条件の間に異なるそれらのソースによって生成される頭皮脳地図に等しく，これらのソースの位置と方向性を示すことを意味する。

　刺激前のベースライン補正がなされているとき，または，パラダイムに対する関心が統制されていて2つの条件の間の差として明らかにされるとき，差マップの計算は，多くのパラダイムに対しての標準的解析法として使用される。そのようなものの典型例は，標準音によって呼び起こされるものと基準から外れた音の間の差から生じる"mismatch negativity"であり，または意味的に予想内と予想外（あるいは意味のない）の語が呈示されることの差によって生じる"N400"である。時系列でマップ差を比較することは，ジェネレーターが一貫した方向性を持っていることを意味する。これらの仮定を正当であるとする報告がある[23]。そして，平均誘発電位が計算されているときはいつでも，同様の仮定がなされるのである。

　2つの条件の間の差の逆問題解の結果の相異はいくつかの仮定が計算時に異なった結果2つの条件の間の差マップの逆問題解結果が異なった可能性がある。差マップはジェネレーターの局在に関する情報と，方向性づけの情報を含むが，方向性については逆問題解では無視されるのである。条件の間の異なるものに対する被験者が示した平均的差マップは，以上に示すように，ジェネレーターの局在に関する情報と，方向性を表したものである。つまり，条件の間の異なるものに対する逆問題解によるジェネレーターの差は局在については明らかな局在を示すが，方向性に関しては無関係といってよい。

　ERP が前刺激ベースラインに対して計算されるとき，差マップも得られる。得られた ERP マップは，刺激後の ERP マップとある特定の刺激期間の平均地図の差となる。これらの意味づけは，ERP が刺激後の期間の全体を通じて一定のままであり，刺激前の状態に重畳した意味をもたせることができる。ただこの仮定は正しくないこともある。前刺激ベースラインに有意の活性化があった場合でも，刺激後時間とともにその影響は減ってくる。実験条件全体では，刺激前の脳活動は，予想される刺激の処理のために予備の神経資源を動員しているという可能性を推察させる。当然ながらこれらの脳活動の可能性は，実験的計画と被験者の状態に依存する。異なる実験的な条件が被験者によって予測されることができない場合，一般にはおそらく次に生じるプロセスが類似していると予想するであろうが，ある患者群が調査される場合，実験に対する構えは変化する可能性がある。従って，刺激前のベースライン前刺激基線補正は，刺激による ERP を比較するときその結果を有意に変える可能性があり，種々の結果を解釈する前に刺激前のベースライン補正を確実にしておかなければならない。すなわち，以下のことが遵守されるべきである。

(a) ある実験により比較される群間ではその実験が行われる前の神経活動が統制されていなければならない（それは，群間で刺激前の状態を比較することによって検定される）。

(b) 刺激の発生は，被験者のために予測不可能であるべきであり，比較される群間であらかじめ異なった処理資源の導入を許さない。

(c) 刺激前にも何らかの活動に伴う効果が観察されるプロセスを評価しておく。

　図 2.12 に検体 ERP チャネルの上のベースライン前刺激基線補正効果を示す。

脳地図の正規化と各差異

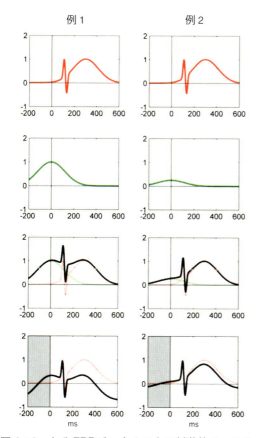

図2.12 あるERPチャネルの上の刺激前ベースライン補正の効果。2つの例が示されている。2つの例（第1の段の赤線）ともに早期，中期（100–150ミリ秒），そして，遅いERPコンポーネント（150–600ミリ秒）が示されている。刺激開始時のベースライン活動（2番目の段，緑線）が刺激後の誘発電位に潜在性の影響を及ぼす可能性を示す。この影響は例1で強く，例2で弱い。被験者の間において，異なる注意資源が予備のプロセスに影響している可能性があり，比較される2つの刺激カテゴリーが予測可能で，このように資源の差に対してあらかじめ用意できる場合は，この違いを消去することも可能である。3段目では，ベースライン補正を行わない結果が示されている（黒線）。遅いERP成分は影響を受けないが，速いコンポーネントは予備のプロセスに強く影響を受けている。下段は，刺激前（－200〜0ミリ秒）のベースライン補正後の同じデータを示す。速いERP成分は影響を受けないが，ERPの遅いコンポーネントは強く影響を受けている。

脳地図全体での振幅とその各部位での独立した振幅の空間分布については以下の2つの場合に分けられる。

(a) 全ての活発なソースは形は変えず強度のみが変化したマップが観察される。

(b) 一部のソースが他のソースの強度より強く変化した状態の差マップが観察される。

(a) の場合において，2つの条件の脳地図は，形状は同じで全体のスケールの差だけである。この全体のスケールの差がなくなれば，マップの差は全ての電極で同じでなければならない。実際の症例においては，ノイズが存在するときこれには多少異なる点が出現する。すなわち，差なし＋ノイズがある場合，統計的手法（第8章を参照）によってテストすることができる。

(b) の場合において，状態差マップ，すなわち全体のスケールの差が脳地図正規化によって除かれたにもかかわらず，脳地図の電場差は明らかに存在する。脳地図正規化というのは，そのGFPによって所定の地図の各電極の強度値を割ることによって得られる。この方法は相対的なパワーの計算といくらか類似している。ここでは，パワースペクトルは全パワースペクトルによって正常化される。

以前に述べたGFPと同様に，マップ差と地図正規化は単純な空間表現（第9章を参照）と地理学的に等しいものである。図2.11では，2本の電極が1つの地図上（時間t1で）どのような空間状態を表現するか平面にマップされるかを示したものといえる。図2.13Aでは，時間t2での地図が，加えられたものである。この脳地図では，別の1ポイントの空間状態図が線で追加されている。これらは基準電極までの距離が異なるので，地図はGFP上異なったものになる。脳地図を正規化することにはGFPによっては，この2つの基準電極から等距離にして，それらを図2.13Bに示すように円に投影する。

2つの地図がそれらの全強度，つまりGFPだけでしか異ならない場合，正規化は同じ点にそれらを円の同じ点に投影できるであろう。それらの差はこのようにGFP差によって完全に説明される

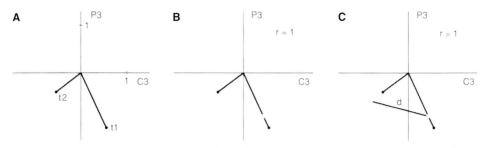

図 2.13　2つの異なる時点の2本の電極の電位と空間状態図そしてその dissimilarity。A．2つの異なる時点（t1 と t2）の C3 と P3 はそれぞれ x 軸と y 軸にマップされ，2つのベクターを形成する。ベクターの起源は，基準電極を意味する。B．ベクターの長さは円への投影されることにより正常化される。C．global map dissimilarity（GMD）は，2つの正常化されたベクターの終点間の距離と定義される。N 電極であれば，計算は n̄ 次元で計算（第 9 章参照）される。

ことができる。そして，これは前述の（a）の場合に対応する。しかし，これはこの例の場合にはあてはまらない。正規化されたものは円上にきれいに投射されない，つまり2つの地図の間の差は単純に GFP によって説明されることができない，更なる地形上の差異があるからである。

円上の投射点間距離 d は，脳地図の差マップの振幅から独立した単位で，正規化された地図（図 2.13C）の差の GFP に対応する。この手段は全体的な地図相違点（global map dissimilarity：GMD[21]）とされる。

$$GMD = \sqrt{\frac{1}{N}\sum_{i=1}^{N}\left\{\frac{u_i-\bar{u}}{\sqrt{\sum_{i=1}^{N}\frac{(u_i-\bar{u})^2}{N}}} - \frac{v_i-\bar{v}}{\sqrt{\sum_{i=1}^{N}\frac{(v_i-\bar{v})^2}{N}}}\right\}^2} \quad (4)$$

定義としては（4）のように u_i は地図 u の電極 i の電位であり，v_i は地図 v の電極 i の電位である。$\bar{u}$ は地図 u の全ての電極の平均的電位であり，$\bar{v}$ は地図 v の全ての電極の平均的電位である。そして，N は電極の総数である。

図 2.13C から，2つの脳地図が等しいとき，GMD が 0 であることは明らかである。そして，その GMD は脳地図が全く反対方向で，すなわち逆転した極性で同じ地形を持つ症例では 2 となる。GMD は，2つの脳地図比較にピアソンの積率相関係数を使用して計算することもできる[24]。

第3章
EEG/MEG データからの電流源の再構成とイメージング

Roberto D. Pascual-Marqui, Kensuke Sekihara, Daniel Brandeis, and Christoph M. Michel

はじめに

　ヒトの脳の働きを理解するためには，脳の活動を計測することが不可欠であることは論を待たない．ここで重要な点は，計測によって脳活動が影響を受けないよう，無侵襲での計測が必要なことである．このような脳活動の無侵襲計測の最初のものとして，Hans Berger[1] によってなされたヒトの脳からの脳波計測（electroencephalography：EEG と呼ばれる）が挙げられる．EEG はヒトの頭皮上において電位を計測するものである．実際，Berger は EEG を脳活動を垣間見るための「窓」と呼んでいて，EEG により脳活動が観測できることの確かな証拠としてアルファ波の活動を報告した．事実，アルファ波の活動は 10-12 Hz の周波数を持ち，被験者が何もせずに目を閉じている時には大きな振幅で観測されるが，何かの精神活動，たとえば暗算を行なっている場合にはほとんど観測されないという性質を持つ．したがって，アルファ波の振幅変化により精神活動の有無を「観測」できるわけである．

　この章の主題は，EEG や脳磁界計測（magneto-encephalography：MEG と呼ばれる）のような無侵襲の電気生理学的計測法を用いて，脳活動の時間・空間分布を再構成する方法に関するものである．EEG や MEG などの計測結果から，それらを発生している活動源を推定し画像として可視化する手法は EEG/MEG 電流源イメージング（EEG/MEG source imaging）あるいは電磁的脳活動イメージング（electro-magnetic brain imaging）と呼ばれる．EEG/MEG 電流源イメージングの研究は，Berger の「脳活動を垣間見る窓」を目指した研究をさらに拡張・発展させるものである．EEG/MEG イメージング法は脳機能 MRI や PET などの他の脳イメージング法に比べ，ミリ秒オーダーの，圧倒的に高い時間分解能を持つという利点を有している．

　しかし，EEG/MEG 電流源イメージング法が本質的に持つ限界にも言及しなければならない．すでに 1853 年に Helmholtz は，ある閉じた3次元空間を取り囲む2次元表面上の電位から，3次元空間内部の電流分布を一意に決めることができないことを理論的に導いている．もし，この Helmholtz の理論を形式的に当てはめるなら，頭部表面で計測した EEG や MEG の計測結果から脳内部の電流源を一意に推定することは不可能であることになる．しかし，ここで注意すべきは，脳神経の電気的活動は，全く，何の制約もなく起こるのではなく，種々の電気生理学的な制約，あるいは，脳の解剖学的な制約のもとに生じることである．実際，これらの制約を考慮して脳の電気的活動の推定を行なえば，十分な精度で脳活動を再構成できると信じられている．本章では，まず，

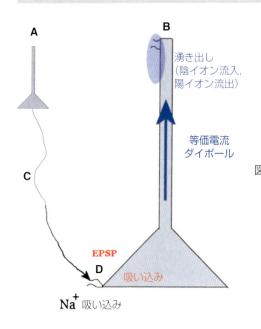

図 3.1　EEG/MEG 発生源を模式的に示す。興奮性のシナプス後電位（EPSP）を発生している皮質の錐体細胞を B で示し，その基底樹状突起を D で示す。A で表された遠方にあるシナプス前細胞の軸索末端 C が基底樹状突起 D に接している。この場合，B で示されるシナプス後細胞のチャンネルが開き，Na$^+$イオンの流れが誘発され，電流の吸い込みが形成さる。その結果，樹状突起 B の先端部分，すなわち紫色の楕円で示される部位に電流が誘起され，錐体細胞は青い矢印で示される向きの電流ダイポールとして振舞う。

EEG/MEG の発生起源について簡単な説明を行なった後，伝統的なダイポール推定法についてその概略を述べる。その後，脳活動を線形な逆問題解として定式化する手法―本章ではトモグラフィック再構成法と呼ぶ―について説明し，さらに，アダプティブな空間フィルターについてその概要を説明する。

EEG/MEG の発生起源

EEG/MEG の起源は，皮質錐体細胞のシナプス後電位であることはよく知られている[2]。図 3.1 に錐体細胞が興奮性のシナプス後電位（excitatory postsynaptic potential, EPSP と略される）が基底樹状突起に発生している場合を模式的に示す。同図では，錐体細胞を B，基底樹状突起を D で示す。また，同図は，A で示されるシナプス前細胞の軸索末端が錐体細胞 B の基底樹状突起に D で接している場合を示している。この場合，B で示されるシナプス後細胞のチャンネルが開き，Na$^+$イオンの流れ込みが誘発され，その結果，電流の吸い込みが形成され，樹状突起の先端部分（紫色の楕円で示される）に電流が誘起される。そして，錐体細胞は矢印で示される向きの電流ダイポールとして振舞うことになる。

電流ダイポールは「湧き出し」と「吸い込み」という 2 つの極を持っていて，これらは細胞を取り巻いている導電体を流れる 2 次的な（つまり細胞の活動とは直接関係しない）体積電流を誘起する。この体積電流により，頭皮上の電極間に電位差を生じ，これが EEG の起源となる。またこのとき，錐体細胞の内外を流れる電流によって生じる磁場が MEG として計測される。しかし，計測可能な EEG/MEG 信号を生じるためには，1 個の錐体細胞が単独で活動するだけでは不十分であり，幾何学的に同じ方向に揃った錐体細胞が，高度に同期して活動する必要がある。Hämäläinen[3]らは，幾何学的に同じ方向を向いている錐体細胞のクラスターは，皮質表面の少なくとも 40–200 平方 mm の面積を占めていない限り，発生した EEG/MEG 信号は計測可能な強度に達しないことを指摘している。

Mitzdorf[4] は，錐体細胞のシナプス後電位の持つ湧き出しと吸い込みの特性が，EEG 発生の基本的メカニズムであることを実験的に明らかにし，電流ダイポールというモデルが，脳の電気生理学的活動を最もよく表したものであることを実験的に示した。このことは本書の第 1 章で議論されている。また，文献[2,5,6]にも詳しい解説を見出すことができる。さらに，多数の錐体細胞が同期して活動することの実験的証拠も得られてお

り[7,8,9]，その物理的なメカニズムも明らかにされつつある[10]。

以上述べてきたEEG/MEGの発生に伴う電気生理学あるいは脳の解剖学的な制約を，これら脳の電気的活動をEEG/MEGから推定する際の逆問題解に制約条件として組み込むことも可能である。さらに，そもそも皮質の錐体細胞は灰白質の部分にしか存在しないという事実を用いて，逆問題解を皮質表面に制約することが可能である。したがって，Helmholtzによる無制約逆問題における解の一意性の議論は，MEG/EEGの逆問題には当てはまらないと考えられる。

以上の議論の中で読者の注意を喚起しなければならない重要な点は，EEG/MEGの発生にかかわる「電気的」現象と，EEG/MEG発生にかかわる「生理学的」現象は区別して考慮する必要があることである。例えば，アルファ波の電気的発生源（本章では電流源という言葉を用いる）は後頭葉あるいは頭頂葉にあると考えられるが，一方，アルファ波は（発生の生理学的メカニズムとして）視床―脳皮質間のフィードバックループにより発生すると考えられている。EEG/MEG計測では―どのようなメカニズムが背後に存在するかということには関係なく―電気的に活動している脳部位についての情報がもたらされる。

伝統的な脳活動の推定法

Hans Bergerが最初にEEGを計測した時代においてさえ，脳活動に関する情報をEEG信号の時間変化から得ることができるという事実は人々を魅了させるものであった。この例としては，先に述べた8-12 Hzのアルファ帯域EEG信号の精神活動による変調が挙げられる。Hans BergerがEEGを最初に計測した時代には，EEG信号は，EEG電極の直下にある脳組織の活動を表すと考えられており，皮質表面におけるEEG信号の強度分布が脳活動の分布を大まかに反映していると考えられていた。しかし現在では，この考え方は間違いで，EEG信号は皮質に存在する全ての錐体細胞の電気生理学的な活動の総和であり，その強度分布は錐体細胞の活動強度とその軸索の向きにより決定されることが知られている。

電流ダイポールの概念はHans BergerによるEEGの計測の20年後に，Brazier[11]によって提案された。Brazierは，頭皮上の電位分布は皮質内の電流ダイポールによって決定されるため，静電場の関係式を用いれば頭皮上の電位分布から電流ダイポールの位置と向きを推定できると考えた。これは現在，ダイポール推定として知られている考え方の最初のものである。さらに，均一な導電率を持つ導体球の中に存在する電流ダイポールが導体球の表面に作り出す電位分布を予測するための計算式も報告され[12,13]，さらに頭蓋と頭皮に対応した2種類の異なる導電率を持つ頭部モデルも登場し[14]，Lehmannら[15]がそれらを使って視覚誘発電位からその発生源の位置を推定したのは1960年代後半のことであった。

単一電流ダイポールモデルの基本的な仮定は，脳活動は単一の局在した領域に限定されているというものである。もし，皮質内に存在する非常に多くの錐体細胞が全て同時に活発に活動しているとすれば，単一電流ダイポールはあまりに単純過ぎて，非現実的なモデルである。「単一」という限定を取り去った複数ダイポールでさえも，なお，現実とは程遠いモデルであるが，驚くべきことに，ダイポールモデルを用いて計算された磁場は，ある条件のもとでは，現実のEEGの電位分布にかなり一致した結果となるのである。この事実はHendersonら[16]により報告されている。

ダイポールモデルが意味を持つためには，実際の脳活動が局在した領域で起こるという条件が必要である。これを満たす脳活動としては，てんかん患者におけるスパイク波形に関連した脳活動，あるいは，聴性脳幹反応の早い成分に関連した脳活動等があげられる（Schergとvon Cramonを参照のこと[17]）。しかし，一般的には高次脳機能に関連した脳活動などは局在性の条件を満たさず，ダイポールモデルではモデル化が難しいと考えられている。

電流ダイポールが頭部表面に作る電位は以下のように計算できる。まず，一番簡単な場合として，均一な導電率σの導体が3次元空間に無限に広がっている場合を考える。位置rにダイポールが1個だけ存在するとする。このダイポールによっ

て発生した電位分布を頭皮上の電極で観測する。頭皮上の位置 r_m にある第 m 番目の電極で観測される電位を ϕ_m とすれば，c を任意の定数として，

$$\phi_m = j^T k_m(r) + c \quad (1)$$

と与えられる。ここで，j はダイポールのモーメントであり，また，右辺の $k_m(r)$ は

$$k_m(r) = \frac{1}{4\pi\sigma} \frac{(r_m - r)}{\|r_m - r\|^3} \quad (2)$$

と表すことができる。上式において，r_m, r, j, $k_m(r)$ は全て 3×1 の列ベクトルであり，上付きの T は行列の転置を表す。また，式 (2) の右辺分母の記号 $\|\cdot\|$ はベクトルのノルムを表し，x を任意の列ベクトルとして $\|x\|^2 = x^T x = \mathrm{tr}(xx^T)$ が成り立つ。ここで，$\mathrm{tr}(\cdot)$ は括弧中に入る行列のトレースを意味する。式 (1) に示されるように，電位の値には任意定数 c が入るため，実際の計測においては各電極における電位の値そのものではなく，基準となる電極の電位との電位差を計測することになる。

式 (2) における 3×1 の列ベクトル $k_m(r)$ はリードフィールドと呼ばれる。リードフィールド $k_m(r)$ の x 成分は，位置 r にある x 方向を向いた単位強度のダイポールが電極位置 r_m に作る電位を表す。リードフィールド $k_m(r)$ の y および z 成分についても同様の解釈が成り立つ。もう少し複雑で実用的な導体モデルが，空気中に置かれた一様球体モデルである。この場合，リードフィールドは

$$k_m(r) = \frac{1}{4\pi\sigma} \left[2 \frac{(r_m - r)}{\|r_m - r\|^3} + \frac{r_m \|r_m - r\| + (r_m - r)\|r_m\|}{\|r_m\| \|r_m - r\| [\|r_m\| \|r_m - r\| + r_m^T (r_m - r)]} \right] \quad (3)$$

と計算される。実際の頭部形状まで考慮してリードフィールドを計算するための数値計算手法も研究が盛んである[18,19]。この章の最後の節でこのような数値計算手法についてさらに言及する。

電流ダイポールはその位置とモーメントの合計 6 個の未知パラメータを有している。単一ダイポール推定では，非線形最小二乗法により，実際に頭皮上で計測された電位分布を最も良く近似する電位分布を与える未知パラメータを求める。このときダイポールが作り出す電位分布は式 (1) を用いて計算する。ダイポールの個数が 2 個以上の場合には，第 q 番目のダイポールのモーメントを j_q，第 q 番目のダイポールの位置を r_q とすれば，静電磁気学における重ね合わせの原理を用い

$$\phi_m = \sum_{q=1}^{Q} j_q^T k_m(r_q) + c \quad (4)$$

から頭皮上の電位を計算することができる。ここで Q はダイポールの総数である。

2 個以上のダイポールを考慮するダイポール推定法には 2 つの大きな問題がある。まず第 1 に，非線形最小二乗法のコスト関数の持つ解空間の次元は $3 \times Q$ となり，$Q = 2$ の場合でも解の探査に必要な計算時間は膨大なものとなる。解探査において，全ての可能なパラメータの組み合わせを「しらみつぶし」的に探査することをせず，最急降下法などの勾配法を用いる場合には，今度は，局所解へのトラップの問題が生じる。いずれにしろ，最も良い—すなわち最小二乗法のコスト関数を最小にする—ダイポールパラメータを確実に求めることは Q が 2 以上の場合では非常に難しいこととなる。第 2 に，複数個のダイポール推定ではダイポールの個数 Q を決めて最小二乗法を適用するのであるが，そもそもダイポールの個数を測定データから求める確実な手段は存在せず，個数の決定には何らかの先験的な情報に頼らざるを得ない。個数 Q を間違って設定すれば，得られる解は真の解とは程遠いものになる可能性がある[6]。

ダイポール推定法に対する 1 つの改良は，Sherg と von Cramon[17] によって導入された時空間ダイポールモデルが挙げられる。このモデルにおいては，ダイポールの位置はもちろん未知であるが，時間の経過に対して不変であるとの仮定を置き，多数の時間点のデータを使ってダイポール位置を推定する。この方法は，各時間点で独立にダイポール位置を推定する通常の方法に比べ，より安定に解を得ることができる。しかし，ダイポールの個数を，あらかじめ何らかの方法で決めなければならない点は，通常のダイポール推定と同じである。

脳活動のイメージング：トモグラフィック再構成法

本節で述べる方法は，脳の電気生理学的な活動を，線形離散逆問題として定式化することにより再構成しようとするものである。脳活動（すなわち脳活動によって生じた電気生理学的な電流）が存在する可能性のある領域を解空間と呼ぶ。本節で述べる方法において最も肝心な点は，この解空間を小さな領域に分割して問題を定式化することである。この分割された小領域をボクセル*と呼ぶことが一般的である。ボクセルは脳内部の3次元領域に設定される場合もあれば，脳皮質の表面（すなわち錐体細胞が存在する灰白質の領域）だけに設定される場合もある。後者の場合を「皮質表面制約」と呼ぶ。ここで，各ボクセル位置全てに電流ダイポールが存在するとして，頭皮上で計測された電位データをボクセル上に存在する電流ダイポールで記述すれば，電極数に等しい数の線型連立方程式が得られる。したがって，この連立方程式を逆に解けば，各ボクセル上でのダイポールモーメントを求めることができるわけである。本章ではこのような方法をトモグラフィック再構成法と呼ぶ。

トモグラフィック再構成法

トモグラフィック再構成法を詳細に見ていこう。まず，m 番目の電極で計測された電位を ϕ_m として，列ベクトル Φ を $\Phi = [\phi_1, ..., \phi_M]$ と定義する。第 n 番目のボクセル位置に置かれたダイポールモーメントを 3×1 の列ベクトル j_n で表し，さらに，j_n を縦に並べたベクトルを J で表す。すなわち $J = [j_1^T, j_2^T, ..., j_{N_v}^T]^T$ である。ここで，N_v は総ボクセル数であり，J は $3N_v \times 1$ の列ベクトルである。さらに，リードフィールド行列 K を

$$K = \begin{pmatrix} k_1^T(r_1) & k_1^T(r_2) & \cdots & k_1^T(r_{N_v}) \\ k_2^T(r_1) & k_2^T(r_2) & \cdots & k_2^T(r_{N_v}) \\ \vdots & \vdots & \ddots & \vdots \\ k_M^T(r_1) & k_M^T(r_2) & \cdots & k_M^T(r_{N_v}) \end{pmatrix} \quad (5)$$

と定義する。ここで，$k_m(r_n)$ は 3×1 の列ベクトルで，第 n ボクセル位置 r_n における，m 番目のセンサーに対するリードフィールドを表す。すなわち，第 n ボクセル位置 r_n に存在する x, y, z 方向を向いた単位強度の電流ダイポールが第 m 番目のセンサー位置に作る電位を3個の成分として持つベクトルが $k_m(r_n)$ である。上で定義した量を用いて，ダイポール強度 J と電位データ Φ の関係は

$$\Phi = KJ + c\mathbf{1} \quad (6)$$

と記述される。ここで，$\mathbf{1}$ は $N \times 1$ の，要素が全て 1 である列ベクトルであり，c は任意定数である。

式 (6) が，頭皮上で計測された電位データと，脳活動によって生じた神経電流の関係を表す線形方程式である。ここで，Φ は観測された電位データであり既知の量である。また，K はセンサーのリードフィールドであり，前節で議論したように，ある導体モデルを仮定すれば近似的な値を計算により求めることができる。したがって，線形逆問題はこの場合，「既知の K と Φ から，いかにして未知量 J を求めるか」という問題に帰着する。科学技術の諸分野における多くの問題が式 (6) のように定式化される。例えば，X線断層装置(CT)の画像再構成問題[20,21,22,23]はその典型例であろう。

式 (6) を解く上での基本的な考え方は以下に示すものとなる。すなわち，J の最適解を $\hat{J}$ と表記すれば，$\hat{J}$ は次の要求を満たすように求める。
(1) $\hat{J}$ は観測結果 Φ を可能な限り良く説明しなければならない。
(2) $\hat{J}$ は，解の持つ（望ましい）先験的な特性になるべく近い特性を持つものでなければならない。

(1) に関しては，「観測結果を良く説明する」ことの評価基準として，二乗誤差，すなわち $\|\Phi - KJ - c\mathbf{1}\|^2$ を用い，このノルムをなるべく小さくする J を選ぶ。(2) に関しては，J が，あら

---

*画像処理やコンピュータグラフィックスの分野ではピクセルと呼ばれることも多い。

かじめ決められた特性に近づくほど小さな値をとる単調増加関数$\Psi(J)$を定め、この$\Psi(J)$をなるべく小さな値にするJを選ぶ。この$\Psi(J)$は解の制約条件と呼ばれ、その選び方については種々のものが提案されている[24,25,26]。

ミニマムノルム再構成法

この制約条件$\Psi(J)$として良く用いられるものがHämäläinen[27]によって導入された$\Psi(J)=\|J\|^2$であり、これにより得られる解はミニマムノルム解と呼ばれている。ミニマムノルム解を求めるための、数学的定式化は次のようになる。すなわち、最適解$\hat{J}$は

$$\hat{J} = \underset{J,c}{\mathrm{argmin}}\, \mathcal{F} \tag{7}$$

から求める。ここで、

$$\mathcal{F} = \|\Phi - KJ - c\mathbf{1}\|^2 + \alpha J^T J \tag{8}$$

である。式（7）の記号argminは、「この記号の右側に書かれた関数を最小とするこの記号の下に書かれた変数の値をその変数の最適解とする」という意味を持つ。また、式（8）の右辺におけるαは、正の定数で、右辺第1項と第2項の重みをコントロールするパラメータであり、Tikhonovレギュラリゼーションパラメータと呼ばれる。このパラメータαが大きければ、コスト関数$\mathcal{F}$において、観測結果との一致度$\|\Phi - KJ - c\mathbf{1}\|^2$よりも解のノルム$J^T J$を表す項の重みが相対的に大きくなり、小さなノルムを持つ解が選ばれる。また反対に、αを小さくすれば、コスト関数$\mathcal{F}$において、観測結果との一致度$\|\Phi - KJ - c\mathbf{1}\|^2$を表す項の重みが相対的に大きくなり、ノルムの大きさよりも、観測結果との一致度を優先させるよう解が決められる。

式（7）および（8）を用いて得られる解は、

$$\hat{J} = T\Phi \tag{9}$$

および

$$T = K^T H (HKK^T H + \alpha H)^{-1} \tag{10}$$

$$H = I - \frac{1}{M}\mathbf{1}\mathbf{1}^T \tag{11}$$

と表すことができる。ここで、式（11）右辺のIは$M \times M$の単位行列を表す。ここで、式（11）に示すHは平均リファレンスオペレーターと呼ばれる。このHおよびTは任意定数cを含まないことに注意されたい。したがって、式（10）で求めることができる逆問題の解はリファレンス電極の選択に影響されないものとなっている。また、これまでの議論はMEGの場合にも全く同様に当てはまるが、MEGの場合にはcは存在しないためゼロと置き、平均リファレンスオペレーターは単位行列に等しく$H = I$となる。

ミニマムノルム法は、信号源が2次元面に制約されている場合にはある程度の「妥当な」再構成結果を与えるが、3次元的に分布した信号源に対しては、再構成が大きな誤差を含む。したがって、ミニマムノルム法はMEGの分野でよく用いられているものの、通常は皮質表面制約と共に用いられる。ミニマムノルム法の再構成誤差に関する詳細な解析はPascual-Marqui[29]により報告されており、その解は境界で最大値を取る調和関数として記述されることを導くことができる[30]。

ミニマムノルム法が3次元的に分布した信号源をうまく再構成できないのは、リードフィールドの強度（厳密に表現するとリードフィールドのノルム）がセンサーからの距離に対して距離の二乗で変化してしまうことが原因である。そこで、センサーからの距離に応じたリードフィールドノルムの不均一さを補正しようとする試みがLinらによって報告されている[31]。この補正は以下のように行なうことができる。すなわち、補正項を対角成分として持つ行列をDとして、

$$\hat{J}_D = \underset{J,c}{\mathrm{argmin}}\, \mathcal{F}_D \tag{12}$$

から解を求める。ただし、ここで

$$\mathcal{F}_D = \|\Phi - KJ - c\mathbf{1}\|^2 + \alpha J^T DJ \tag{13}$$

である。この最適化による解は

$$\hat{J}_D = T_D \Phi \tag{14}$$

および

$$T_D = D^{-1} K^T H (HKD^{-1}K^T H + \alpha H)^{-1} \tag{15}$$

と表すことができる。行列Dは対角行列で、その

第 3 章　EEG/MEG データからの電流源の再構成とイメージング

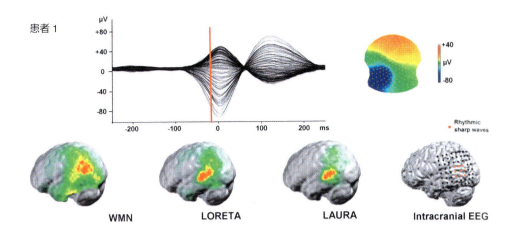

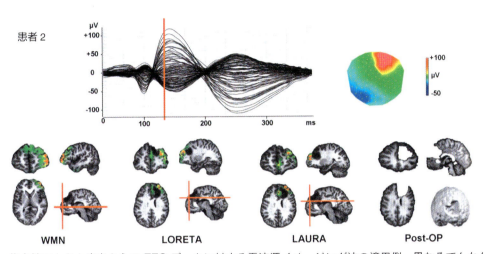

図 3.2　焦点性てんかん患者からの EEG データに対する電流源イメージング法の適用例。異なるてんかん症例を持つ（内側側頭葉および右前頭葉のてんかん）2 人の患者へ，3 種類のトモグラフィック再構成法を適用した結果を示す。1 番目の患者（内側側頭葉のてんかん）の結果では，頭蓋内硬膜下電極の測定結果を「正解」と考え，再構成結果を評価することができる。また 2 番目の患者（右前頭葉のてんかん）の結果では，てんかんの病巣切除を受けた脳部位を「正解」と考えて，MRI に示された切除部位を用いて再構成結果を評価することができる。実形状制約による導体球モデル（SMAC）を用いてリードフィールドを計算した。最初の患者のデータは 128 個のセンサーにより計測され，2 番目の患者は 256 個のセンサー（EGI 社製）が用いられた。解析はフリーソフトウェア CARTOOL を用いて行なった。

各対角成分がリードフィールドノルムの不均一性を補正するように決めるわけである。ただし，D の対角成分の決め方には任意性があり，いくつかの異なる決め方が提案されている[32,33,34,35]。良く知られた FOCUSS アルゴリズム[33]もこのような方法の範疇に分類されるもので，このアルゴリズムでは，D の対角成分を各ボクセルでのダイポールモーメントの再構成結果を逐次的に用いて決めることにより電流源の再構成を行なう。

LORETA 法および関連する手法

さらに異なるタイプのトモグラフィック再構成法（すなわち制約条件 $\Psi(J)$ の異なる選び方を用いた線形逆問題の解法）として，良く知られた LORETA（low-resolution electromagnetic tomography）と呼ばれる方法がある[36]。この方法は，脳皮質の任意の点における電流密度分布は，その周囲の点における電流密度分布の平均に等しいという仮定を用いて解を求めるものである。この仮

定は，解に対して，「局所的に滑らかである」（smoothness）という制約を課すことに等しい[37,38]。この局所的滑らかさの制約は，多数の皮質錐体細胞が同時に同期して活動することにより，頭皮上に電位分布を生じたり，頭部周囲に計測可能な脳磁場を生じたりする事実をある程度反映したものになっている。

一般的なLORETA法の定式化は，以下の最適化計算を用いる。

$$\hat{J}_W = \underset{J,c}{\mathrm{argmin}}\, \mathcal{F}_W \quad (16)$$

ここで，コスト関数 $\mathcal{F}_W$ は

$$\mathcal{F}_W = \|\Phi - KJ - c\mathbf{1}\|^2 + J^T W J \quad (17)$$

と表される。上式の最適化により得られる解は

$$\hat{J}_W = T_W \Phi \quad (18)$$

であり，ここで

$$T_W = W^{-1} K^T H (H K W^{-1} K^T H + \alpha H)^{-1} \quad (19)$$

と与えられる。式（16）-（19）で用いられる W は対角行列ではなく，J が3次元に分布している場合にはやや複雑な行列となる。数学的な厳密さにはやや欠けるが，直感的に分かりやすい表現を用いて，式（17）の右辺第二項は

$$J^T W J = \sum_{n=1}^{N_v} \| j_n - \frac{1}{N_\Pi} \sum_{i \in \Pi(n)} j_i \|^2 \quad (20)$$

と表すことができる。ここで，n はボクセルの番号を表し，j_n は第 n ボクセルにおけるダイポールモーメントベクトルを表す。また，$\Pi(n)$ は第 n ボクセル近傍のボクセル（ただし第 n ボクセル自身は含まない）に対するインデックスの集合を表す。したがって，$\sum_{i \in \Pi(n)} j_i$ は，第 n ボクセルの近傍における（第 n ボクセルを含まない）ダイポールモーメント j_i の総和を表す。ここで，N_Π は $\Pi(n)$ に含まれる要素の数である。なお，実際のLORETA法においては，重み行列は式（20）に示したものに加えて，さらにリードフィールドノルムの不均一性の補正も含んだものを用いる。

局所的な「滑らかさ」の導入について，Grave de Paralta Menendezら[39]によりLAURA（local autoregressive average）と呼ばれる，若干異なる提案もなされている。LAURA法においては，局所的な電流密度の平均は，静電磁気学の法則によって記述される距離に依存した重み付きで計算される。すなわち，式（17）の右辺第二項は

$$J^T W_{Laura} J = \sum_n \| j_n - \frac{1}{N_\Pi} \sum_{i \in \Pi(n)} D_{i,n} j_i \|^2 \quad (21)$$

として計算される。ここで，$D_{i,n}$ は第 n ボクセルと第 i ボクセルの距離に依存した重みを表す。

ミニマムノルム法の発展形としては，ここまで述べてきた方法以外にも，ベイズ推定を用いて先験情報を導入する方法[40-42]，重み付き分解能最適化（WROP法[43]）やウィーナー推定を利用して信号源共分散行列を推定する方法[44]などが提案されている。

先にも述べたように，線形逆問題の解は，観測結果を可能な限り良く説明することと，解の持つべき（望ましい）特性になるべく近い性質を持つことの2つの条件を満足させるよう決定される。したがって，異なった「解の持つべき（望ましい）特性」の仮定に対して，異なる解が求まる。これら異なる解の全ての特性を議論したり，それらの間での優劣を議論したりすることはこの章の主題ではない。これに関して，既に多くの包括的な解説論文が存在する[29,33,35,45-49]。一方で，Michelら[49]はコンピュータシミュレーションを用いて，いくつかの線形逆問題の解における，信号源位置の推定精度と計測に用いられた電極数を比較し（図4.3参照），LORETAとLAURAにおいては，ミニマムノルム法に比べて，電極数にかかわらず，信号源位置の推定誤差は約1/3であることを見出している。

トモグラフィック再構成手法を用いたEEG/MEG電流源イメージングは実験的な臨床医学の分野で既に用いられており，その解の妥当性は頭蓋内電極を用いた計測結果との対比や，他のイメージング法による結果との対照により広範囲な検証がなされつつある。EEG電流源イメージングの重要な適用先として焦点性てんかんの焦点の位置同定が挙げられる。EEG/MEGを用いた計測では，高い時間分解能のため，てんかん焦点の活動と，それに伴う2次的な活動を区別することができる。さらに，てんかん診断においては，てん

かん焦点部位切除後の患者の発作の有無に関する情報や，頭蓋内電極による計測結果などの情報を得ることがでため，これらの情報を用いてEEG/MEG電流源イメージングによるてんかん焦点の位置同定結果の正しさを検証することができる（このような検証の包括的な解説は文献[50]を参照のこと）。256センサーの高密度EEG電極を用いたシステムの場合，内側側頭葉や側頭葉外てんかんにおいて，EEG/MEG信号源イメージングによるてんかん焦点の位置同定結果の正しさは既に検証されている[33,45,51-62]。

焦点性てんかんデータに対する電流源イメージング法の適用例を図3.2に示す。同図は，3種類のトモグラフィック再構成法（重み付きミニマムノルムWMN, LORETA, LAURA）を，異なるてんかん症例を持つ（内側側頭葉および右前頭葉のてんかん）2人の患者へ適用した結果を示す。リードフィールドは個々の患者の脳の解剖学的形態により最適化された球モデル（SMACモデル[63]）を用いて発生した。1番目の患者（内側側頭葉のてんかん）の結果では，頭蓋内硬膜下電極の測定結果を「正解」と考え，3種類のトモグラフィック再構成法の結果を評価することができる。また2番目の患者（右前頭葉のてんかん）の結果では，MRIにおける，てんかんの病巣切除を行なった脳部位を「正解」と考えて推定解の評価を行なうことができる。両方の患者の結果とも，LORETA[36]とLAURA[64]は非常に似通った結果を与えており，どちらの結果とも「正解」に近いものとなっている。一方，重み付きミニマムノルム法は，両方の場合において，「正解」領域からかなり離れた脳領域まで活動が広がった結果が得られている。

電気生理学的な信号源イメージング法の結果の妥当性を評価するもう1つの方法は，これらの結果を別の脳イメージング法の結果と比較することである。てんかん診断の分野では，Sperliら[57]によって，EEG信号源イメージングとPETおよびSPECTの結果との比較が行なわれた。この研究によれば，3種のイメージング法による結果は一致度が極めて高く，とりわけ，EEG電流源イメージングが最も精度良くてんかんの焦点位置を検出でき，その優位性を示す結果を得ている（SPECT 70%，PET 82%，source imaging 90%）。また，LORETAとfMRIの比較も行なわれていて[65-67]，LORETAがfMRIで検出された複数の（てんかん起源の）脳活動間の活動の伝播を捕らえることに成功している。さらに最近のSchulzら[68]の研究は，LORETAおよびLAURAの結果とfMRIの比較を，失読症患者のデータを用いて行ない，やはり，EEG電流源イメージングの結果とfMRIの結果が非常に良く一致していることを報告している。EEG電流源イメージングと他の脳機能イメージング法との併用についての議論は本書の第10章に述べる。

再構成された電流密度分布の統計的な標準化

ここまでは，脳神経の電気生理学的な活動を電流密度（ダイポールモーメント[†]）分布として再構成する方法について述べてきたが，この節では，脳活動を統計的に標準化された量として推定する方法について述べる。このようなアプローチはDaleら[5]によって導入され，彼等の方法はdSPM（dynamic statistical parametric mapping）として知られている。この方法は，まずミニマムノルム法により電流密度分布を求め，再構成された電流密度を再構成結果に含まれるノイズの寄与分で割ることにより，再構成結果を信号対雑音比の形で標準化するという手法である。

すなわち，計測データに含まれるノイズ共分散行列をS_Φ^{Noise}とすると，ノイズ成分の再構成結果に対する寄与分S_j^{Noise}は

$$S_j^{Noise} = T S_\Phi^{Noise} T^T \qquad (22)$$

と表される[69]。ここで，Tは式(10)で与えられる逆演算子である。S_j^{Noise}は$3N_v \times 3N_v$の次元を持つ行列であるが，この行列の行および列ともに第$3(n-1)+1$番目から第$3n$番目までの要素を取り出して作られる3×3の行列を$S_j^{Noise}(n)$とする。さらに，第nボクセルにおける電流密度の再

[†]電流密度とダイポールモーメントは物理的に等価な量である。

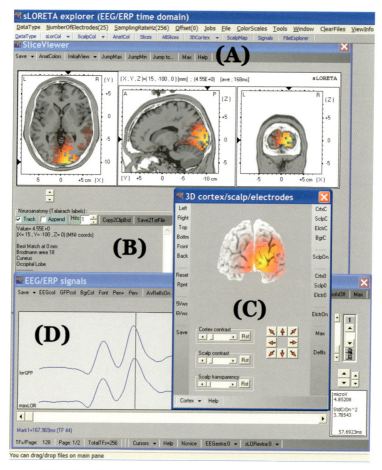

図 3.3 sLORETA による視覚誘発電位からの 3 次元再構成結果。式（28）で示す $\boldsymbol{\sigma}_n^T \boldsymbol{\sigma}_n$ の分布を示す。再構成強度の全てのボクセルについての総和 $\Sigma_n \boldsymbol{\sigma}_n^T \boldsymbol{\sigma}_n$ の時間変化を（D）に示す。この値は刺激印加から 180 ミリ秒で最大値を取ることが見て取れる。この 180 ミリ秒での再構成強度 $\boldsymbol{\sigma}_n^T \boldsymbol{\sigma}_n$ をカラーコードして被験者の MRI に重畳した結果を（A）に示す。同図は再構成強度が最大となるボクセルにおいて直交する 3 つの MRI 断面を示している。同図（C）はその再構成結果を後頭葉付近において MRI の 3 次元レンダリング表示に再構成強度をカラーコードして重ねて表示したものである。

構成結果を 3×1 のベクトル $\hat{\boldsymbol{j}}_n$ で表せば，第 n ボクセルにおける，ノイズ量によって規格化された電流密度 $\hat{\boldsymbol{q}}_n$ は

$$\hat{\boldsymbol{q}}_n = \frac{\hat{\boldsymbol{j}}_n}{\sqrt{\operatorname{tr}\left[\boldsymbol{S}_j^{Noise}(n)\right]}} \quad (23)$$

と表される。この $\hat{\boldsymbol{q}}_n$ のノルムの二乗，すなわち，

$$\hat{\boldsymbol{q}}_n^T \hat{\boldsymbol{q}}_n = \frac{\hat{\boldsymbol{j}}_n^T \hat{\boldsymbol{j}}_n}{\operatorname{tr}\left[\boldsymbol{S}_j^{Noise}(n)\right]} \quad (24)$$

は（ノイズと信号電流が正規分布に従うとの仮定のもとで）F 分布に従うことが知られている。式（23）に示される推定手法は，あらかじめ決定された $\boldsymbol{S}_j^{Noise}(n)$ を用いる限り線形な推定法の範疇に入ることに注意されたい。Pascual-Marqui[70] や Sekihara ら[71] は，この式（24）に示される解においては，計測ノイズが無視できるような理想的な場合でも，再構成された電流密度分布の位置は誤差を含むことを示している[70,71,32]。

統計的な標準化を組み込んだ，もう 1 つの電流密度分布の再構成手法として sLORETA（standardized low resolution brain electromagnetic tomography）と呼ばれる手法が挙げられる。この方法では，脳内部の電気生理学的な活動源は均一

で独立に分布していると仮定する．この仮定のもとで，計測データのSN比が非常に高い理想的な場合には，sLORETAは位置誤差のない電流分布再構成結果を与える[32,70,71]）．

sLORETAの定式化は，まず，共分散行列の以下の関係式から出発する．

$$S_\Phi = K S_J K^T + S_\Phi^{Noise} \quad (25)$$

ここで，S_Φは測定データの共分散行列であり，S_Jは電気生理学的な電流源の共分散行列である．ここで，典型的な場合$S_\Phi^{Noise} = H$が成り立つ．また，$S_J = I$を仮定すれば，再構成された電流密度$\hat{J}$の共分散行列S_jは

$$S_j = T S_\Phi T^T = T(K S_J K^T + S_\Phi^{Noise}) T^T$$
$$= T(K K^T + H) T^T = K^T(K K^T + H) K \quad (26)$$

と求まる．このS_jを用いて，sLORETAによる第nボクセルの再構成出力σ_nは

$$\sigma_n = [S_j(n)]^{-1/2} \hat{j}_n \quad (27)$$

と与えられる．ここで，$S_j(n)$は，行列S_jの，行および列ともに第$3(n-1)+1$番目から第$3n$番目までの要素を取り出して作られる3×3行列である．式（27）で求められたσ_nの二乗ノルム

$$\sigma_n^T \sigma_n = \hat{j}_n^T [S_j(n)]^{-1} \hat{j}_n \quad (28)$$

はF分布に従うことが知られている．

sLORETAを用いた脳活動源の再構成結果の例を図3.3に示す．同図は，視覚誘発電位データにsLORETAを適用して脳活動を再構成した結果であり，式（28）に示す$\sigma_n^T \sigma_n$を画像として表示したものである[‡]．同図（D）に示されるごとく，各ボクセルにおける再構成強度の総和は潜時170ミリ秒で最大となる．また，同図（A）は再構成された電流密度が最大となる点において直交する3つのMRI断面に，カラーコードされた再構成結果を重ね合わせて表示したものであり，同図（C）はその再構成結果を後頭葉付近においてMRIの

[‡] sLORETAを用いるためのフリーソフトウェアsLORETA-KEYはKEY Institute for Brain-Mind Research, University of Zurich（http://www.keyinst.uzh.ch）からダウンロードできる．

MRIの陰影付けされた3次元表示に重ねたものである．

一般的に，逆問題の解が画像の形で得られる場合，他の脳機能イメージングの場合と全く同様に統計量のマッピングを行なうことができる．逆問題の解が，被験者や実験条件ごとに各時間点で得られる場合，実験条件ごとの再構成結果の統計的比較は並べ替え検定（permutation test）やt検定を用いて行なうことができる．LORETA[56]と重み付きミニマムノルムの再構成結果[57]に対して上述のような統計量を計算することで，てんかんのスパイク波形の立ち上がり時点の脳活動を検出する研究も報告されている．この研究については第6章でさらに詳細を述べる．トモグラフィック再構成解に対する統計量のマッピングはさらに最近の研究で用いられ，2つの実験条件で非常に異なるボクセルを検出する研究も報告されている[72-76]．

正則化と正則化パラメータの決定

本節で述べてきたトモグラフィック再構成法は正則化パラメータαを含んでいる．この節では，この正則化パラメータαの役割や解に与える影響，また最適な値の決め方などを考えてみよう．大まかに言えば，この正則化パラメータを大きくすればより滑らかな解が得られる．すなわち，αを大きくすれば，より「ボケた」画像が得られるわけである．αは解に含まれる空間周波数をコントロールするため，より大きなαを用いた再構成は，等価的により低いカットオフ周波数を持つ低域通過フィルターとして作用することになる．このような観点で見ると，最適なαの選択は良好な再構成結果を得るために重要であり，ノイズを多く含むデータに対しては大きなαを用いなければならないことが示唆される．一般的に言って，もし観測データの信号対雑音（SN）比が既知であるなら，最良なαを推定することができる．そのような推定法の1つがLin等によって提案されている[31]．

正則化パラメータ α を決めるもう1つの方法は，Pascual-Marqui によって提案された cross validation と呼ばれる方法を用いることである[77]。cross validation の考え方は，観測データに最も一致する（観測データを最も良く予測する）α を持って，最も「良い」α とするものである。以下，M 個のセンサーを用いた EEG 計測を例として cross validation の手順を説明しよう。まず，ある1個のセンサーを除いた $M-1$ 個のセンサーからのデータを用いて，α を仮に決めて電流密度分布を再構成する。次に，この再構成結果を用いて，取り除いたセンサー位置での電位を計算し実際の計測値との差を求める。同様の計算を全てのセンサーに対して行い，実際の計測値との差の二乗和を求め，これを cross-validation エラー CVE と定義する。この CVE は α に依存する。α を変えて CVE を計算し，CVE を最小とする α を「最も良い」α として求めるのが cross-validation 法である。注意すべきは，このように α を決めた場合，トモグラフィック再構成法は逆演算子そのものが計測データに依存することになり，もはや入力データに対して完全に線形な方法とは言えず，一種の適応的な再構成手法となる。

アダプティブ空間フィルターによる脳活動のイメージング

アダプティブ空間フィルターは脳活動の再構成手法として，主に MEG の分野で広範囲に用いられている手法である。この方法はある時間幅でのデータ計測を前提とし，時間情報を利用してより高分解能な再構成を得ようとする方法である。この節ではアダプティブ空間フィルターイメージングの概説を行い，その基本的な原理，前提条件等について述べる。以下では MEG 計測を前提として説明を行なうが，本節での説明は EEG 計測の場合にも当てはまるものである。

説明のための定義

m 番目のセンサーの時刻 t における計測値を $b_m(t)$ として，M 個のセンサーの時刻 t での計測値を列ベクトル

$$\boldsymbol{b}(t) = [b_1(t), b_2(t), ..., b_M(t)]^T \quad (29)$$

と表す。計測データの（サンプル）共分散行列 C は

$$C = \frac{1}{N_T} \sum_{t=1}^{N_T} \boldsymbol{b}(t) \boldsymbol{b}^T(t) \quad (30)$$

と計算される。ここで，N_T はデータに含まれる時間点の総数であり，時間を無次元の量として，つまり，時間間隔を単位として $t=1, ..., N_T$ と表す。

空間位置を3次元ベクトル $\boldsymbol{r}: \boldsymbol{r}=(x, y, z)$ と表すと，$\boldsymbol{r}$ に存在する時刻 t の電流密度ベクトルを

$$\boldsymbol{j}(\boldsymbol{r}, t) = [j_x(\boldsymbol{r}, t), j_y(\boldsymbol{r}, t), j_z(\boldsymbol{r}, t)]^T$$

と表す。電流密度（電流源）の向きを表すベクトルを

$$\boldsymbol{\eta}(\boldsymbol{r}) = [\eta_x(\boldsymbol{r}, t), \eta_y(\boldsymbol{r}, t), \eta_z(\boldsymbol{r}, t)]^T$$

と表せば，$\boldsymbol{j}(\boldsymbol{r}, t)$ は

$$\boldsymbol{j}(\boldsymbol{r}, t) = j(\boldsymbol{r}, t) \boldsymbol{\eta}(\boldsymbol{r}) \quad (31)$$

と表すこともできる。ここで，スカラー $j(\boldsymbol{r}, t)$ は，$\boldsymbol{r}$ に存在する時刻 t の電流密度の大きさ（強度）を表す。式（31）では電流密度ベクトルの向きは，時間に対し不変であると仮定している。

前節で議論した EEG の場合と同様に，MEG の場合もセンサーのリードフィールドを定義する。すなわち，位置 $\boldsymbol{r}$ に存在する x, y および z 方向を向いた単位強度の電流密度ベクトルによる第 m センサーの出力を，それぞれ $l_m^x(\boldsymbol{r})$, $l_m^y(\boldsymbol{r})$ および $l_m^z(\boldsymbol{r})$ とする。これらを用いて以下の列ベクトルを定義する。

$$\boldsymbol{l}_x = [l_1^x(\boldsymbol{r}), l_2^x(\boldsymbol{r}), ..., l_M^x(\boldsymbol{r})]^T \quad (32)$$

$$\boldsymbol{l}_y = [l_1^y(\boldsymbol{r}), l_2^y(\boldsymbol{r}), ..., l_M^y(\boldsymbol{r})]^T \quad (33)$$

$$\boldsymbol{l}_z = [l_1^z(\boldsymbol{r}), l_2^z(\boldsymbol{r}), ..., l_M^z(\boldsymbol{r})]^T \quad (34)$$

これらの列ベクトルは，位置 $\boldsymbol{r}$ における x, y および z 方向へのリードフィールドである。したがって，M 個のセンサーから成るセンサーアレイのリードフィールドは $M \times 3$ の行列

$$\boldsymbol{L}(\boldsymbol{r}) = [\boldsymbol{l}_x, \boldsymbol{l}_x, \boldsymbol{l}_x] \quad (35)$$

で表される。位置 $\boldsymbol{r}$ における $\boldsymbol{\eta}(\boldsymbol{r})$ 方向を向いた

電流源に対するリードフィールドは $M\times 1$ の列ベクトル

$$l(r, \eta) = L(r)\eta(r) \quad (36)$$

で定義される。リードフィールドを用いると，空間に分布した電流密度ベクトルと計測データとの関係は

$$b(t) = \int_\Omega L(r)j(r, t)dr + \varepsilon = \int_\Omega l(r)j(r, t)dr + \varepsilon \quad (37)$$

と表すことができる。ここで，ε は $M\times 1$ の列ベクトルで各センサーの出力に加法的に加わるノイズを表す。また，積分は電流源が存在する可能性のある領域 Ω で行なう。電流密度分布として，Q 個の電流ダイポールが離散的に分布している場合を考えると，ダイポール位置を $r_1, ..., r_Q$ とすれば，

$$b(t) = \sum_{q=1}^{Q} L(r_q)j(r_q, t) + \varepsilon = \sum_{q=1}^{Q} l(r_q)j(r_q, t) + \varepsilon \quad (38)$$

となる。

空間フィルターによる電流源の再構成

空間フィルターは，計測データ $b(t)$ から

$$\hat{j}(r, t) = w^T(r)b(t) \quad (39)$$

により，位置 r における電流密度の強度推定値 $\hat{j}(r, t)$ を求める[78]。このとき，再構成された電流密度のパワー（エネルギー）分布は，式 (39) を用いれば

$$\frac{1}{N_T}\sum_{t=1}^{N_T} \hat{j}^2(r, t) = w^T(r)\left[\frac{1}{N_T}\sum_{t=1}^{N_T} b(t)b^T(t)\right]w^T(r)$$
$$= w^T(r)Cw^T(r) \quad (40)$$

として求められる。式 (39) および (40) において，$w(r)$ は空間フィルターの重みベクトルであり，フィルターの特性はこの重みベクトルにより決定される。

フィルター重みの決め方により，空間フィルターは 2 種に大別される。1 つは，重みベクトルがセンサーのリードフィールドのみで決まるノンアダプティブ空間フィルターであり，もう 1 種類は，重みベクトルがセンサーのリードフィールドと計測データの両方に依存するアダプティブ空間フィルターである。両タイプの空間フィルターにおける重みベクトルの具体例は次節以降で議論する。

脳活動を表す電流密度分布は大きさのみならず向きを持った 3 次元ベクトル場であるため，空間フィルターを用いて電流密度を推定するために，まず，電流の向きを推定しなければならない。すなわち，位置 r における重みベクトル $w(r)$ の導出には，r における電流源の向きについての情報が必要となる。もし，被験者の精密な 3 次元 MRI が入手可能であり，MRI と MEG/EEG のセンサーとの位置合わせが正確であるなら，再構成領域の各点における電流源の向きはこの MRI を用いて決めることができる。しかし，一般的には，再構成領域の各点における電流源の向きは未知量であり，計測データから決めなければならない。

この電流源の向きの推定の概略は以下の通りである。位置 r において向き η を持つ電流源の強度を推定するための重みベクトルを $w(r, \eta)$ と表記する。この重みを用いれば位置 r における電流源の η 方向の強度の推定結果 $\hat{j}(r, \eta, t)$ は

$$\hat{j}(r, \eta, t) = w(r, \eta)b(t) \quad (41)$$

として求まる。r における向きの最適推定解 $\eta_{opt}(r)$ は $\hat{j}(r, \eta, t)$ のパワーを最大にする η として求めることができる。すなわち，

$$\eta_{opt}(r) = \underset{\eta}{\mathrm{argmax}}\left[\frac{1}{N_T}\sum_{t=1}^{N_T} \hat{j}^2(r, \eta, t)\right]$$
$$= \underset{\eta}{\mathrm{argmax}}\, w^T(r, \eta)Cw(r, \eta) \quad (42)$$

である。この $\eta_{opt}(r)$ を用いて，重みベクトル $w(r)$ は，

$$w(r) = w(r, \eta_{opt}) \quad (43)$$

として求まる。位置 r における電流源の強度推定

値は $\hat{j}(r)$ は，この重みベクトル $w(r)$ を改めて用いて

$$\hat{j}(r, t) = w(r) b(t) \quad (44)$$

として求まる。以上述べた，ベクトル場に対する空間フィルターはスカラー型空間フィルターと呼ばれる[§]。

ノンアダプティブ空間フィルター

本章で先に述べたいくつかのトモグラフィック再構成手法はノンアダプティブな空間フィルターとして解釈することが可能である。例えば，トモグラフィック再構成手法として代表的なミニマムノルム法は重みベクトル

$$w(r) = G^{-1} l(r) \quad (45)$$

を持つ空間フィルターと考えることができる[71]。ここで，行列 G はグラム行列と呼ばれ

$$G = \int_{\Omega} L(r) L^T(r) dr$$

から求められる $M \times M$ の行列である。先に述べたsLORETA法も重みベクトル

$$w(r) = \frac{G^{-1} l(r)}{\sqrt{l^T(r) G^{-1} l(r)}} \quad (46)$$

を持つノンアダプティブ空間フィルターとして定式化できる。

式（45）および（46）ともリードフィールドベクトル $l(r)$ は，電流源の向きの最適推定値 η_{opt} を用いて，

$$l(r) = L(r) \eta_{opt} \quad (47)$$

から求める。ここで，η_{opt} はミニマムノルムフィルターの場合には

$$\eta_{opt}(r) = \nu_{max} \{L^T(r) G^{-1} C G^{-1} L(r)\} \quad (48)$$

から，また，sLORETAフィルターの場合には，

$$\eta_{opt}(r) = \nu_{max} \{L^T(r) G^{-1} C G^{-1} L(r), L^T(r) G^{-1} L(r)\} \quad (49)$$

から求められる[¶]。上式で，記号 $\nu_{max}\{A\}$ は行列 A の最大固有値に対応した固有ベクトルを意味する。また，記号 $\nu_{max}\{A, B\}$ は行列 A の B による一般固有値[∥]の最大のものに対応した固有ベクトルを意味する。

アダプティブ空間フィルター

ユニットゲイン制約によるミニマムバリアンス空間フィルター

代表的なアダプティブ空間フィルターであるミニマムバリアンス空間フィルターの重みベクトルを導出してみよう[80]。ここでは，簡単にするため，再構成領域の各点において向きは既に決まっていると仮定し，向きの決定の問題をひとまず除外する。したがって，位置 r におけるリードフィールドは式（35）に示す $M \times 3$ のリードフィールド行列 $L(r)$ ではなく，式（36）に示すリードフィールドベクトル $l(r)$ で表される。

ミニマムバリアンス空間フィルターの重みベクトルは制約条件 $w^T(r) l(r) = 1$ のもとで，再構成パワー $w^T(r) C w(r)$ を最小とする $w(r)$ として求めることができる。すなわち，

$$w(r) = \underset{\eta}{\mathrm{argmin}}\ w^T(r) C w(r),$$
$$\text{subject to} \quad w^T(r) l(r) = 1 \quad (50)$$

である。ここで，内積 $w^T(r) l(r)$ は，位置 r に存在する単位強度の電流源に対するフィルターの出力を表す。したがって，$w^T(r) l(r) = 1$ とすることは，位置 r に存在する電流源に対するフィルターのゲインを1とすることに等しい。制約条件

[§] スカラー型に対して，もちろん，ベクトル型空間フィルターと呼ばれる方法も存在するが，本章では紙面の都合で割愛する。

[¶] 式（48）および（49）の導出については文献[90]を参照されたい。
[∥] λ を固有値，ν をその固有ベクトルとする固有値問題，$A\nu = \lambda B \nu$ を行列 A の B による一般固有値問題と呼ぶ。

$w^T(r)l(r)=1$ はユニットゲインの制約条件と呼ばれる。ここで，再構成パワー $w^T(r)Cw(r)$ は位置 r における電流源再構成に対する（観測ノイズの影響，あるいは r 以外に存在する電流源の影響等）さまざまな「再構成結果に含まれて欲しくない」影響を含んでいる。したがって，ユニットゲイン制約条件のもとで再構成パワーを最小にすることにより，位置 r からの信号には影響を与えずに，上述の「好ましくない」影響を最小化することができる。これが式（50）に示す制約付き最適化の狙いである。

この制約付き最適化問題を解けば，ミニマムバリアンス空間フィルターの重みベクトル

$$w(r) = \frac{C^{-1}l(r)}{l^T(r)C^{-1}l(r)} \quad (51)$$

を導出することができる。また，再構成電流源のパワーが

$$\frac{1}{N_T}\sum_{t=1}^{N_T}\hat{j}^2(r,t) = w^T(r)Cw^T(r) = \frac{1}{l^T(r)C^{-1}L(r)} \quad (52)$$

で与えられることも示すことができる。式（51）に示す重みベクトルを持つ空間フィルターは特にミニマムバリアンス・ディストーションレス空間フィルター（minimum-variance distortionless spatial filter）と呼ばれる場合がある。

アレイゲイン制約によるミニマムバリアンス空間フィルター

ユニットゲイン制約条件 $w^T(r)l(r)=1$ は恣意的な面があり，問題によっては他の可能性も考えられる。MEG/EEG電流源イメージングの場合，リードフィールドのノルム $\|l(r)\|$ は空間的に不均一である。特に，均一導体球モデルによってMEGのリードフィールドを発生させる場合，球中心で $\|l(r)\|$ はゼロとなってしまうため，ユニットゲイン制約によるミニマムバリアンス空間フィルターを用いたMEGデータからの再構成結果では球中心に大きなアーチファクトを生じることが知られている。

リードフィールドのノルム $\|l(r)\|$ はセンサーアレイの位置 r におけるゲイン（感度）に等しい。したがって，$\|l(r)\|$ が空間的な不均一性を持っている場合，ユニットゲイン制約 $w^T(r)l(r)=1$ ではなく，空間フィルターのゲインをセンサーのゲインに一致させる，すなわち，$w^T(r)l(r)=\|l(r)\|$ とする方が，より合理的である。制約条件 $w^T(r)l(r)=\|l(r)\|$ をアレイゲイン制約と呼ぶ。アレイゲイン制約を用いた場合の重みベクトルは

$$w(r) = \frac{C^{-1}\tilde{l}(r)}{\tilde{l}^T(r)C^{-1}\tilde{l}(r)} \quad (53)$$

と与えられる。ここで，$\tilde{l}(r)$ は規格化されたリードフィールドベクトル，$\tilde{l}(r)=l(r)/\|l(r)\|$ である。また，再構成電流源のパワーは

$$\frac{1}{N_T}\sum_{t=1}^{N_T}\hat{j}^2(r,t) = \frac{1}{\tilde{l}^T(r)C^{-1}\tilde{l}(r)} = \frac{l^T(r)l(r)}{l^T(r)C^{-1}l(r)} \quad (54)$$

と与えられる。式（53）および（54）から明らかなように，アレイゲイン制約によるミニマムバリアンス空間フィルターでは，重みベクトル（したがって，再構成結果が）がリードフィールドのノルムに依存せず，リードフィールドノルム $\|l(r)\|$ の不均一さに起因するアーチファクトを回避できる。

ミニマムバリアンスフィルターの定式化に前提となる条件

前節で述べたごとく，ミニマムバリアンス空間フィルターの重みベクトルは，ある制約条件のもとで，再構成パワー $w^T(r)Cw(r)$ を最小とする重みベクトル $w(r)$ として求めた。本節では，ミニマムバリアンスフィルター定式化に必要な前提条件を明らかにしよう。そのため，$w^T(r)Cw(r)$ の最小化の部分をより詳細に調べてみよう。

全部で Q 個の離散的電流源が位置 $r_1, r_2, ..., r_Q$ に存在すると仮定し，空間フィルタは，第 p 番目の電流源位置 r_p にポイントされているとする。すると再構成パワーは

$$w^T(r_p)Cw(r_p) = \frac{1}{N_T}\sum_{t=1}^{N_T}\left[w^T(r_p)\sum_{q=1}^{Q}j(r_q,t)l(r_q)\right]$$
$$\left[w^T(r_p)\sum_{q=1}^{Q}j(r_q,t)l(r_q)\right]^T \quad (55)$$

と表すことができる。ここで，式（38）を，計測データに加法的に重畳するノイズを無視して，用いた。ユニットゲイン制約条件 $w^T(r)l(r)=1$ を考慮すれば，式（55）は

$$w^T(r_p)Cw(r_p) = \frac{1}{N_T}\sum_{t=1}^{N_T}j(r_p,t)^2$$
$$+\sum_{q\neq p}\left[\frac{1}{N_T}\sum_{t=1}^{N_T}j(r_q,t)^2\right]\|w^T(r_p)l(r_q)\|^2$$
$$+\sum_{q_1\neq q_2}\left[\frac{1}{N_T}\sum_{t=1}^{N_T}j(r_{q1},t)j(r_{q2},t)\right]$$
$$w^T(r_p)l(r_{q1})l^T(r_{q2})w(r_p) \quad (56)$$

となる。ここで，$\sum_{i\neq j}$ は $i=j$ の場合を除く i と j の全ての組み合わせについて和を取ることを意味する。

　ここで，異なる電流源間の活動は無相関であること，すなわち，

$$\frac{1}{N_T}\sum_{t=1}^{N_T}j(r_{q1},t)j(r_{q2},t)=0 \quad (q_1\neq q_2) \quad (57)$$

を仮定する。すると，式（56）において，右辺第3項はゼロとなり，再構成パワーは

$$w^T(r_p)Cw(r_p) = \frac{1}{N_T}\sum_{t=1}^{N_T}j(r_p,t)^2$$
$$+\sum_{q\neq p}\left[\frac{1}{N_T}\sum_{t=1}^{N_T}j(r_q,t)^2\right]\|w^T(r_p)l(r_q)\|^2 \quad (58)$$

となる。上式より，再構成パワー $w^T(r_p)Cw(r_p)$ を最小とする重みベクトル $w(r_p)$ は，右辺第2項をゼロとする，すなわち，

$$w^T(r_p)l(r_q)=0 \quad (59)$$

とするものである。したがって，式（57）の仮定が成り立てば，再構成パワーを最小化する重みベクトルとして

$$w^T(r_p)l(r_q)=\begin{cases}1 & p=q\\0 & p\neq q\end{cases} \quad (60)$$

を得ることができ，再構成パワーは，結局，

$$w^T(r_p)Cw(r_p) = \frac{1}{N_T}\sum_{t=1}^{N_T}j(r_p,t)^2 \quad (61)$$

となる。

　式（60）は，ミニマムバリアンスフィルターの重みベクトルが，フィルターがポイントしている位置にある電流源からの信号は（ゲイン1で）通過させ，それ以外の位置にある電流源からの信号に対してはゲインを0とする（すなわち通過させない）ことを意味している。アダプティブ空間フィルターのこの特性は，電流源の位置に関する明示的な情報なしに達成される。これは，アダプティブ空間フィルターは共分散行列に含まれる電流源の位置に関する情報を自動的に利用しているためである。アレイゲイン制約によるミニマムバリアンスフィルターの場合，式（60）に相当する重みベクトルの特性を表す式は

$$w^T(r_p)l(r_q)=\begin{cases}\|l(r)\| & p=q\\0 & p\neq q\end{cases} \quad (62)$$

となる。以上の議論をまとめると，ミニマムバリアンスフィルターの重みベクトルは式（60）あるいは式（62）に示される特性を持つ。重みベクトルがこのような特性を持つ前提条件は式（57）が成立すること，すなわち，異なる電流源間の活動は無相関であることである。

EEG/MEG 電流源イメージングのためのスカラー型ミニマムバリアンスフィルター

　以上述べた知見をもとに，EEG/MEG電流源イメージングを実行するためのスカラー型（アレイゲイン制約）ミニマムバリアンスフィルターを導こう。まず，電流源の位置と向きの両方に感度を持つ重みベクトル $w(r,\eta)$ を求めよう。この重みベクトルは，制約付き最適化，

$$w(r, \eta) = \underset{\eta}{\text{argmax}}\, w^T(r, \eta) C w(r, \eta),$$
subject to $\quad w^T(r, \eta) L(r) \eta(r) = L(r) \eta(r)$ (63)

から求める．この最適化問題を解くと，この重みベクトルは

$$w(r, \eta) = \|L(r)\eta(r)\| \frac{C^{-1} L(r) \eta(r)}{\eta^T(r) L^T(r) C^{-1} L(r) \eta(r)} \quad (64)$$

で与えられ，再構成された電流源のパワーは

$$w^T(r, \eta) C w(r, \eta) = \frac{\eta^T(r) L^T(r) L(r) \eta(r)}{\eta^T(r) L^T(r) C^{-1} L(r) \eta(r)} \quad (65)$$

と与えられる．

向き $\eta(r)$ の最適推定値 $\eta_{opt}(r)$ は，式 (65) に示すパワーを最大とする $\eta(r)$ である．すなわち

$$\begin{aligned} \eta_{opt}(r) &= \underset{\eta}{\text{argmax}}\, w^T(r, \eta) C w(r, \eta) \\ &= \underset{\eta}{\text{argmax}} \frac{\eta^T(r) L^T(r) L(r) \eta(r)}{\eta^T(r) L^T(r) C^{-1} L(r) \eta(r)} \end{aligned} \quad (66)$$

である．この最大化問題は，Rayleigh-Rits の公式[79]を用いて解くことができ，解は

$$\eta_{opt}(r) = \nu_{max}\{L^T(r)L(r), L^T(r)C^{-1}L(r)\} \quad (67)$$

で与えられる[82,83]．この $\eta_{opt}(r)$ を用いて，スカラー型（アレイゲイン制約）ミニマムバリアンスフィルターの重みベクトル $w(r)$ は

$$w(r) = \|l(r)\| \frac{C^{-1} l(r)}{l^T(r) C^{-1} l(r)} \quad (68)$$

となる．ただし，ここで

$$l(r) = L(r) \eta_{opt}(r) \quad (69)$$

である．ちなみに，このフィルターにおける再構成電流源のパワーは

$$w^T(r) C w(r) = \lambda_{max}\{L^T(r)L(r), L^T(r)C^{-1}L(r)\} \quad (70)$$

で与えられる．ここで，記号 $\lambda_{max}\{A, B\}$ は行列 A の行列 B による一般固有値の最大のものを意味する．

以上述べてきたミニマムバリアンス空間フィルターは，先に述べたノンアダプティブ空間フィルターに比べ高い空間分解能を有することが知られているが，一方，順問題のモデリング誤差や共分散行列推定の際の誤差が再構成結果に大きく影響することも知られている[84]．この問題を解決し，これらの影響に対して頑強さを高めた信号部分空間投影（eigen-space projection）型空間フィルターが提案されていて，その重みベクトルは，ミニマムバリアンス空間フィルターの重みベクトルを信号部分空間へ投影することで求めることができる．すなわち，通常のミニマムバリアンス空間フィルターの重みベクトルを改めて $w_{MV}(r)$ と表記すれば，信号部分空間投影（eigen-space projection）型空間フィルターの重みベクトルは

$$w(r) = E_S E_S^T w_{MV}(r) \quad (71)$$

で与えられる．ここで，E_S は共分散行列 C の信号レベル固有値に対応した固有ベクトルを列ベクトルとして持つ行列である．

アダプティブ空間フィルターによる電流源再構成結果

図 3.4 にアダプティブ空間フィルターによる電流源再構成結果の例を示す．同図は，160 個のセンサーを持つ全頭形の脳磁界計測装置（横河電機製，MEGVISION）を用いて計測した体性感覚誘発脳磁界からの電流源分布の再構成結果を示す．MEG データ計測は，被験者の右手首正中神経を平均 1 秒の間隔で刺激することにより行なわれ，発生した誘発脳磁界を 300 ミリ秒を 1 エポックとして 400 エポックをサンプリング周波数 10 kHz で計測し，加算平均を行なった．加算平均後の波形を同図右下に示す．電流源の再構成は，まず標本共分散行列を 15 ミリ秒から 65 ミリ秒の時間幅における計測データを用いて計算し，ミニマムバリアンス空間フィルターの重みベクトルを式 (68) および (69) を用いて計算した．式 (40) を用いて，脳内部の 3 次元空間に 5 mm 間隔で設定されたボクセルにおいて電流源活動の再構成強度

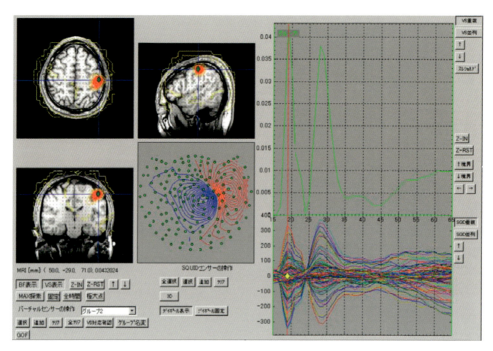

図 3.4 アダプティブ空間フィルターによる電流源再構成結果の例を示す．再構成は式（40）を用いて行ない，脳内部の 3 次元空間に 5 mm 間隔で設定されたボクセルにおいて，潜時 20 ミリ秒における電流源活動の再構成 $|\hat{j}(r, t)|$ の MRI オーバーレイを同図左側に示す．再構成強度が最大となる点で直交する MRI の 3 つの断面上に再構成強度をカラーコードして示してある．1 次体性感覚野付近の強度最大の点（図中の緑色の丸印で示す）における電流源のタイムコースを同図右上に示す．同図左側の右下に潜時 20 ミリ秒におけるセンサー上の磁場強度の分布を示す．同図右側下部は 160 個のセンサーによる計測磁場波形を示す．磁場波形は 400 回のエポックを加算平均した後の平均磁場波形である．

$|\hat{j}(r, t)|$ を得た．N20 ピーク付近（$t=19$ ミリ秒）における再構成強度 $|\hat{j}(r, t)|$ を被験者の MRI に重ねて表示した結果を同図左側に示す．ここでは再構成強度が最大となる点で直交する MRI の 3 つの断面を示す．また，1 次体性感覚野（再構成強度最大の点）のタイムコースの再構成結果を同図右上に示す．図 3.4 には，1 次体性感覚野における非常に局在した脳活動が再構成されており，これらの結果はアダプティブ空間フィルターが高い空間分解能で脳活動を再構成できることを示している．

頭部の体積導電体モデルと解空間

EEG や MEG データから脳の電気生理学的な活動を再構成するための再構成手法と並ぶもう 1 つの重要な要素は体積導体モデルである．ここで，体積導体モデルはリードフィールドを決めるだけであるので，体積導体モデルの選択と再構成手法の選択は独立している．したがって，任意の体積導体モデルは，任意の再構成アルゴリズムに用いることができる．式（2）は，最も簡単な体積導体モデルである，無限に広がった均一な導体のリードフィールドを表している．実際の（EEG を用いた）電流源推定では，もう少し現実に近い複数の殻を持った多層球モデルが良く用いられる．しかし，各殻に割り当てられる導電率は，Rush と Driscoll[85] によって 40 年も前に発表されたものが用いられることもしばしばある．彼等は，頭蓋の抵抗を，頭皮や脳質の抵抗に比べ 80 倍も高く見積もったが，この比はせいぜい 20 倍もしくはもっと低い可能性がある．このことは EEG によってもたらされる空間分解能が，従来信じられていた値よりかなり高いことを意味する[86]．この問題については本書の第 4 章で詳細に議論する．

均一導体球モデルは解析解が存在するため，計

算時間も短く用いるのが容易である。しかし，実際の脳の形状は球体からはほど遠く，また実際の脳は導電率が均一でもない。実際の脳形状に近い導電体モデルを構成する試みとして，高分解能のMRIで与えられる実際の被験者の脳形状を用いて導電体モデルを作成する研究が盛んに行なわれている。このような実際の被験者の脳形状を用いた導体モデルは，実頭部形状導体モデルと呼ばれている。このモデルにおいては，数値計算手法として有限要素法（finite element model：FEM[87]）を用いるものと，境界要素法（boundary element method：BEM[88]）を用いるものに大別される。有限要素法は，三角形分割により灰白質の領域を細かな要素に分割し，個々の要素に異なる導電率を割り当てることができ，また皮質の法線方向から個々の要素における電流源の向きをあらかじめ決定できる等の利点がある[89]。しかし一方で，有限要素法の実行に膨大な計算量を必要とすること，計算が時として不安定になることがある等の問題点もある。

実頭部形状モデルの利点を生かしつつ，均一導体球モデルの簡便さをも併せ持つ導体モデルとして，実形状制約による導体球モデル（Spherical head Model with Anatomical Constraints：SMAC[63]）が知られている。このモデルにおいては，MRIによって得られる頭部表面の各センサー位置において，その位置における頭部表面を最も良く近似する球面を求め，各球面における順問題は複数殻を持つ球体モデルを用いて計算される。このようにして，実形状制約による導体球モデルでは，頭部表面の各電極位置において，頭部形状が考慮された形でリードフィールドを求めることができる。

頭部実形状モデルのもう1つの利点は，頭部実形状を用いることで，電流源の存在する範囲を皮質の灰白質領域に限定することができることである（皮質表面制約）。この限定により，解が存在する領域，すなわちボクセルの数を大幅に低減できる。健康な被験者を用いる脳研究では，各被験者に共通な標準脳を用いることも頻繁に行なわれる。一方，臨床的応用では，各患者の実脳形状が用いられることが普通である[57,60]。

結論

この章では，EEG/MEGデータから脳の電気生理学的な活動を再構成するための代表的な手法，特に，電流源の数についての先見的な情報を必要としないトモグラフィック再構成法とアダプティブ空間フィルター法を中心として解説した。また，EEG/MEGデータからの電流源再構成は，物理的あるいは生理学的制約条件を加味することでより精度良く行なえることを議論した。実際，EEG/MEG電流源イメージングが電気生理学的な脳活動を高い時間分解能で捉えられるため，ヒト脳活動の時空間ダイナミックスを研究する上で強力な道具になり得る。大規模なセンサーのアレイと高性能な再構成アルゴリズムに実形状頭部導体モデルを組み合わせることで，EEG/MEG電流源イメージングはヒトの脳の働きを理解するための強力な脳機能イメージング法となり得る。

第4章
電気的ニューロイメージングのデータ収集と前処理基準

Christoph M. Michel and Daniel Brandeis

はじめに

electrical neuroimaging：電気的ニューロイメージングの未加工データは，多チャンネルEEGシステムを用いて頭皮上で記録された電位電場である。EEGや誘発電位（evoked potential：EP）の波形解析とは異なり，electrical neuroimagingはこれらの電位マップの空間分析（spatial analysis）を基礎としている。これらのマップの質は，その後の解析ステップの良し悪しを決める。それ故，これらの頭皮上電位電場は適切な方法で記録され前処理されることが決定的に重要である。電位電場の適切な空間サンプリングには，頭皮上の電極の数と分布が重要な問題である。もう1つの重要事項は，各電極の正確な位置の測定と，被験間を平均する際の電位電場の空間的標準化である。また，ノイズは波源解析（source analysis）に決定的な影響を及ぼすので，アーチファクトの検出と除去もまた重要な点である。一方，伝統的な波形解析において重要な問題をもたらすいくつかの要因は，electrical neuroimagingには重要ではない。明らかに，EEG解析のための正しい電極配列（correct montage）の選択，あるいは誘発電位解析のための"correct electrode"の選択は，電位電場を解析する際には重要ではない。しかし最も大切なことは，正しい基準部位（correct reference）はelectrical neuroimagingには時代遅れということである。このことは不幸にもしばしば無視され[1-4]，基準問題（reference problem）はMEGに比べEEGの主たる不利な点であると考えられてきた[5-8]。詳細については第2章で説明し図示したが，基準は電位電場の空間的形状には影響を及ぼさず，それ故空間EEG解析にも全く影響を与えない[5-13]。このことはもちろん，完全に基準部位に依存しないreference-independent方法であるsource localization手順にも関係する（第3章参照）。

EPとEEGデータ記録の多くの側面は特別にelectrical neuroimagingと関係している訳ではなく，すべての実験的・臨床的なEEGと誘発電位研究の標準要件である。そのような基本的要件（標本化周波数，ハードウェアフィルタとソフトウェアフィルタ，インピーダンス等）については，他のところで詳細に討議されている[14-16]。ここでは，electrical neuroimagingに特に関連すると思われるこれらの実際的事項についてのみ説明する（Michel[12] 参照）。

空間サンプリング

electrical neuroimagingで電位電場を適切に標本化するには，多数の電極が必要とされるが，それは最早大きな問題ではなく，最大256電極まで

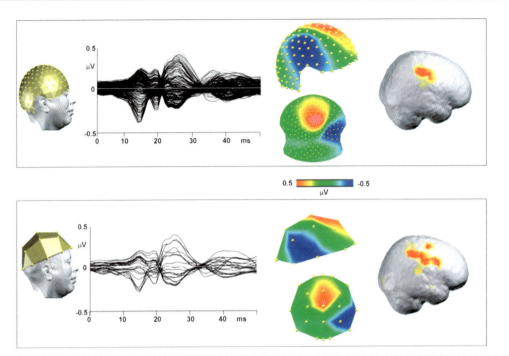

図 4.1 左正中神経電気刺激による体性感覚誘発電位（SSEP）事例。SSEP は 204 電極から記録された（上段）。重ね描きトレースにおいて 15，20，25，38 ミリ秒で明瞭な成分が認められる。20 ミリ秒での電位マップ（N20）は右頭頂電極で焦点性陰性となっている。線形離散逆問題解（distributed linear inverse solution）を用いた source localization により，第一次体性感覚皮質の手の領域に焦点性 source が確定されている。下段には，21 電極によるサブサンプリング（subsampling）での解析結果を示し，マップで最小焦点（focal minimum）はなくなり，source localization は右頭頂－前頭領域にいくつかの活動を示している。

の脳波計測システムは今やコマーシャルベースで市販されている。素早く多数の電極を配置できるキャップやネットを使うことができ，高密度 EEG でさえ臨床ルーチンで使用可能である。

　直感的には，より多くの電極の方がいつもより良いと考えるだろう。しかし，高い空間分解能（increased spatial resolution）は，容積層（volume layer），とりわけ頭蓋の抵抗値と，抵抗値や測定ノイズによる空間的不鮮明化（spatial smearing）に依存しているので，事は複雑である。必要な電極数は，エイリアシング（aliasing）を避けるために正しく標本化された頭皮上電位電場（scalp potential field）の空間周波数によって決まる。エイリアシングは，時系列事象の離散的標本化では良く知られた現象であり，測定された信号の周波数が標本化周波数の半分（最適標本化率 nyquist rate）より高ければ，エイリアシングが生じる。この場合，高周波数の特徴づけが不十分になるだけでなく，低周波数のエネルギー値も歪めてしまう。電位分布は離散的測定点（電極）で測定されるので，このようなエイリアシング効果（aliasing effect）は空間サンプリングにもあてはまる。最適標本化の概念は，球形データには完全には当てはまらないが[19,20]，空間標本化周波数（すなわち電極間距離）より高い電位電場の空間周波数は，マップトポグラフィを歪めて[20-24]マップの解釈を誤らせ，波源の局在を誤らせることになる。

　時間的エイリアシングは標本化前のローパスフィルターを用いればなくすことができるが，空間標本化にはそのようなフィルタリングは存在しない。それゆえに，頭皮上電位電場の空間周波数はわかってなければならない。不幸にも電位電場の空間周波数は，自発 EEG における時間周波数，誘発電位における成分，病的活動のタイプによって空間周波数は変化する。また，電位電場の空間周波数は，皮質の形状と頭蓋伝導度の多様性（これは"自然の"空間フィルターとして作用する）のために，頭皮上の場所によって変わる。実験的データ[25]とシミュレーションデータ[26]に基づいた研究は，2〜3 cm の電極間距離が必要であるこ

第4章 電気的ニューロイメージングのデータ収集と前処理基準

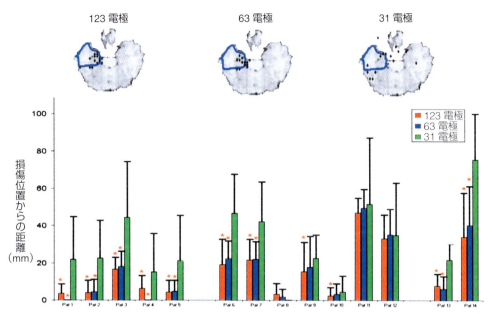

図 4.2 発作間欠期（interictal）スパイク位置精度の電極数への依存。焦点切除後の発作のない患者14人のデータが解析された。すべての患者で，123の電極を用いてスパイクが記録された。元のデータと63チャンネルと31チャンネルの低標本化データについて，それぞれの head model を用いて Source 解析が行われた。直線 source localization アルゴリズムである EPIFOCUS が，それぞれの SMAC-変換 head model で用いられ，個々のスパイク全てについて切除境界までの最大距離が算出され，記録配置間が統計的に比較された。上の図には個々のスパイクのソース最大値（source maximum）の例が青で囲まれた切除領域との関係で示されている。下の図は，ソース最大値から損傷位置までの平均距離と標準偏差を示している。アスタリスクは，localization が有意（$p<0.05$）に優れていることを示している。（Lantz ら[29] を一部改変。©2003International Federation of Clinical Neurophysiology の許諾を得た）

とを提案している。Freemanら[27]は，空間スペクトル密度の計算に基づいて，1 cm以下の電極間隔が必要であると結論付けている。Srinivasanら[22]は，19個から129個の範囲の電極を用いて電極配列（montage）の効果的な空間分解能を推定し，"32チャンネル電極配列で正確に決定できる最も細かいトポグラフィの特徴は直径7 cmか，ほぼ大脳の葉（lobe）のサイズである"と推定している。これらの著者は，頭皮上での不適切な空間サンプリングについての解釈上の落とし穴についても示している。129電極と，より少ない電極を用いた視覚誘発電位N1成分の頭皮上トポグラフィの比較したところ，少ない電極では後方焦点が不適切に外側化し，前頭─中心陽性焦点がわかりにくくなった。急性の焦点性虚血発作患者（ischemic stroke patient）でEEGへの記録電極数の効果を評価した研究[28]で，128電極から記録された後，64，32，19とチャンネル数を落として患者の放射線画像に貼り付けたEEGマップを視覚的に比較したところ，損傷領域についての誤った位置決め（mislocalization）を避けるには64電極以上が必要であるということになった。

図4.1は左正中神経の電気刺激による体性感覚誘発電位での低空間サンプリングの効果を示している。それは焦点性電位電場極大値を持つよい事例であり，このケースでは陰性極大値が上頭頂葉の数個の電極に集中している（よく知られているN20成分）。電場についての悪い空間サンプリングでは，この場合焦点性ミニマムは失われ，フィールドを誤って補間している。結局，一次体性感覚皮質で発生すると言われているN20成分の推定発生源は，逆問題アルゴリズムによって正しく捉えることはできなかった。この例は，少ない電極のみで捉えられる焦点性sourceの低空間サンプリングによって起こる問題を説明している。

このようなダウンサンプリング方略（downsampling strategy）を用いた系統的研究は，焦点性頭頂葉てんかん患者の123電極での記録と，

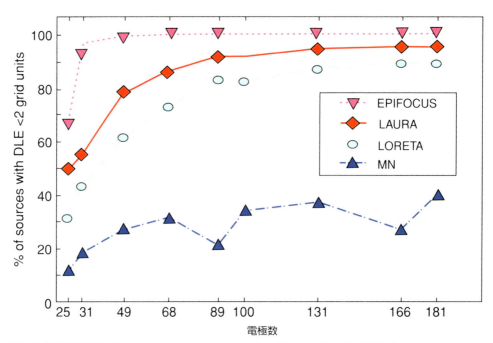

図 4.3 様々な電流源解析法（source localization method）で調べた電流源位置精度（source localization precision）の電極数への依存度。球面上に均一に分散した 181 電極から，25 電極から 166 電極までの範囲で均一に分布する電極配列に down sample した。1152 箇所の solution point が同じ距離だけ離されているグリッドの 3 層球面頭部モデル（3-shell spherical head model）を用いて，それぞれの電極配置について電位導出行列（lead field matrix）が算出され，各グリッド点で双極子点 dipole point について順問題解（forward solution）が計算された。これらの推定表面電位を突き止めるのに用いられた異なる 4 つの分散型逆問題解アルゴリズム（distributed inverse solution algorithm）は，最小ノルム（minimal norm (MN)），laplacian weighted minimum norm (LORETA)，local autoregressive average (LAURA)，EPIFOCUS である。2 つのグリッド点（grid point）以下の dipole localization error である source のパーセンテージがプロットされている。localization precision は，電極数が増えるにつれて非線形的に増加し，100 電極で平坦に達している。（Michel ら[12]を一部改変，©2004 International Federation of Clinical Neurophysiology の許諾を得た）

63，31 チャンネルのサブサンプリング（subsampling）データにもとづいて Lantz らによって行われた[29]。14 人の患者は，そのてんかん焦点位置によって，側頭葉内側（mesial temporal）(5)，新皮質（neocortical）(7)，非損傷（nonlesional）(2) にグループ分けされた。1 名以外の患者は，外科的切除後に発作はなく，てんかん焦点位置は分かっている。123 チャンネル記録に基づいて，いくつかの発作間欠期スパイクが決められ，個々の MRI（SMAC 変換[31]）に基づいた 3 層球形頭部モデル（3-shell spherical head model）による線形逆問題解析 EPIFOCUS[30] を用いて位置決めが行われた。個々のスパイクの最大 source から切除された領域までの平均距離は決められ，異なる電極配列間で統計的に比較された。著しく小さな位置エラーは 31 電極ではなく 63 電極によるものであった。正確度は 63 電極から 123 電極へと系統的に増大したが，有意ではなかった（図 4.2）

Lantz ら[29]の同じ研究では，Michel ら[12]によるレビューと同様，頭皮上で均一に分布する 25 電極から 181 電極まで 9 つの電極配置 electrode configuration でシミュレーションが行われた。それぞれの電極配置について，Rush and Driscoll[33] により推定された抵抗値の 3 層球面モデル（3-shell spherical model[32]）を用い，電位導出行列（lead field matrix）（3 章参照）が計算された。球面には 1152 の格子が決められ，各格子点で順問題解計算をして頭皮上電位マップを作るため，source の 3 つの Cartesian 成分が用いられた。それぞれの電極配置では，これらの推定電位は順次局在化され，平均 localization error が決定された。両研究とも，局在精度は直線的には増えず，

完全分散型逆問題解アルゴリズム（fully distributed inverse solution algorithms）では約100電極で平坦に到達している（図4.3）。

上記シミュレーションと実データによる研究の大半は、最大空間分解能に約100個の電極が必要であると推定している。しかし、Ruch & Driscol[33]が紹介しているように、Ryynänenら[24]は、頭蓋抵抗が頭皮や脳より80倍高い条件でのみ当てはまることを指摘している。頭蓋抵抗は、劇的に信号をぼかしてしまうので、EEGの空間解像度に重要な影響を及ぼす[34]。いくつかの最近の研究では、頭蓋抵抗はおそらくかなり低いであろうことを報告している[34-37]。Ryynänenら[23]は抵抗値を下げたときの電極数の空間解像度に及ぼす影響を系統的に検討し、通常用いられる頭蓋と脳との間の80：1の高抵抗比は、64ぐらいの電極で正しく得られる限界空間分解能になると結論づけている。しかし、頭蓋の抵抗を下げると、電極数増加により空間分解能も明らかに増大する。抵抗比が8と低いと、512電極を用いても解像度はまだ向上する。頭蓋抵抗は、頭蓋の厚さに依存しており、大人に比べて新生児の頭蓋厚はおおよそ1/7～1/8で、その頭蓋と脳の抵抗比はおおよそ14：1である[20,38]。この比での空間分解能は、実際のノイズレベルでの128電極に較べて256電極ではなおもよくなることをRyynänenら[24]は示している。幼児での電極数については、Grieveら[20]の研究において特に言及されている。これらの著者達はまた、10％以下の空間サンプルエラーを得るには、256電極が必要であると結論づけている。

上記の結論は、通常想定される高い頭蓋抵抗の80では、容積導体効果によるぶれは空間分解能を制限し、64以上に電極数を増やしても大きな利点はないということである。逆に、そのような多数の電極配置は、データのノイズレベルにより影響を受けるので、むしろ空間解析の負担を増やす。Ryynänenら[23,24]が示したように、測定雑音（環境と電極接触）は高密度EEGシステムでのsource localizationではクリティカルな制約要素で、雑音が増えるにつれて空間分解能は劇的に低下する。かくして、現実的なノイズレベルでは、80：1の高い頭蓋抵抗の場合、128個以上の電極を用いる利点はない。しかし、いくつかの研究でも指摘されているように、小児のように抵抗が低ければ、電極数を増やせば、現実的なノイズレベルであっても空間分解能はよくなる。

結論としては、将来は電流注入（current injection）により頭部組織の局所伝導度を直接計測して、個人内と個人間の頭蓋抵抗値の多様性と雑音量をより正確に考慮することが必要であろう[39]。

電極の分布

電位電場を正しく解釈し、直下の電流源（underlying source）を的確に推定するために、電場はできるだけ完全に標本化されなければならない。もし電場の一部だけが捉えられただけなら、脳内発生源に関し解釈することはできない。理想的には、電場を作り出す双曲子全ての陽性極と陰性極を捉えられるように、電場の全ての極大（extream）は電極配置内になければならない。もし1つの極のみであれば、相当する双曲子の正確な位置は推定できない。このことは、Generating fieldの最大と最小は、source直上にはないことから、とりわけ水平双極子（tangential dipole）にあてはまる。不良サンプリング例とそのsource推定への影響の事例として、図4.4に内側側頭葉てんかん患者での128チャンネル記録例を示す。この場合、電場の陰性極大は下側頭葉にあり、この領域に置かれた電極を取り除くと、島のレベルに想定された焦点を持つ間違ったsource estimationとなる。通常の10/20システムは、これら下方の電極は含まないので、Sperliら[40]で示されるように内側側頭のsourceが系統的に間違って置かれてしまう。図4.5に視覚誘発電位についての他の例が示され、33個の電極では両側の頭頂で明瞭なP300反応が、19個の電極によるundersamplingでは正中線後方の単一sourceとして間違われている。

これらの例から、電極数だけではなく電場を正しく標本化することが重要であるのがはっきりした。低解像度のEEGシステムしか使えない場合は、特定の領域のみに電極を配置するのではなく、まばらな電極で頭全体をカバーしたほうがまだ良いだろう。よい先見的な仮説で想定電流源

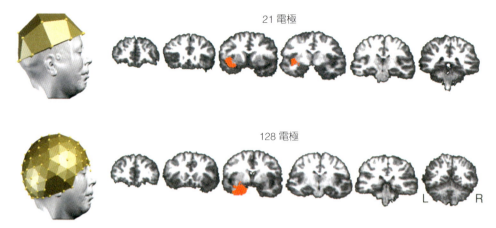

図 4.4 術後に発作のない状態が確認された内側側頭葉てんかん患者の平均スパイク source analysis。
上段図：ルーチンの 21 電極臨床 EEG にもとづく localization。
下段図：128 チャンネル記録にもとづく localization。
　低分解能記録では，最大 localization がより上方にシフトしているのが注目される。(Spperli ら[40] を一部改変。John Wiley & Sons, Ltd。から許諾を得ている)

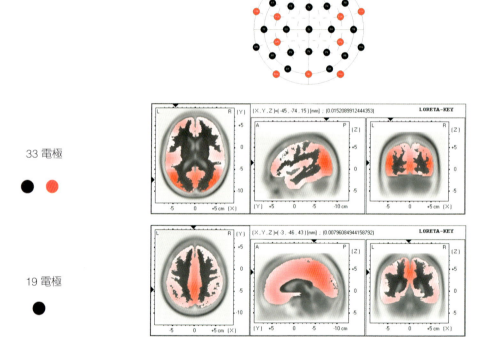

図 4.5 spatial undersampling は，distributed source の mislocalization をもたらす。33 個の電極（赤と黒の箇所）では明らかな両側性頭頂活動が認められたが，19 個だけの電極（黒の箇所）の undersampling では，単一の正中線後方 source と間違えられている（"blurred"）。(control children の cue P300 データの LORETA 解析を Van Leeuwen ら[65] から引用)

（putative source）の位置を推定できたとしても，電位電場全体が正しく標本化されていなければ source localization アルゴリズムは大きな問題となる[12]。この問題は図 4.6 において，204 個の電極からと少ない電極から記録された視覚誘発電位の異なる分布によって示されている。

第 4 章　電気的ニューロイメージングのデータ収集と前処理基準

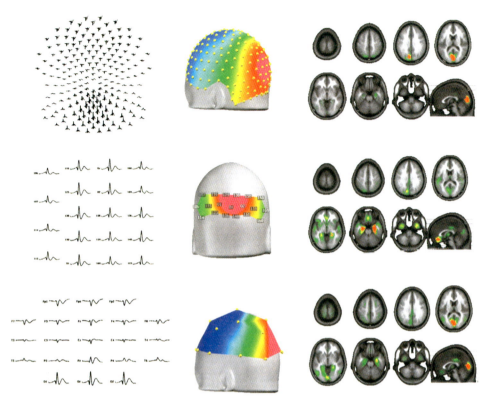

図 4.6　204 個の電極から記録された全視野チェッカーボード刺激の視覚誘発電位（VEP）。
上段：全チャンネルの VEP，100 ミリ秒での電位マップ，分散型逆問題解法（distributed inverse solution）。最大値は視覚皮質に正しく位置している。
中段：後頭の"関心領域"を中心として選ばれた 19 電極。これらのデータのみによる source localization では，source は両側の側頭葉となっている。
下段：204 チャンネルから頭皮上全体に均等に分布する 19 チャンネルを選んだ：最大値は視覚皮質に正しく位置している。

電極位置の測定

　脳波波源位置（electroencephalogram source localization）には，電気活動を解剖学的脳空間に登録する必要があり，そのためには，頭皮上での 3 次元電極位置の知識が必要とされる。いかに正確な位置情報が必要かについて，異なる source モデルや頭部モデルでの系統的評価は行われてこなかった。いくつかの研究では，電極の置き誤りによる双曲子位置誤差は小さく，雑音による誤差に較べても無視できるだろうと結論付けている[41-43]。現在では，正しく定まった電極位置を決めることができる電極キャップ/ネットが広く使われている[44]。この場合，いくつかのランドマーク位置に基づいて電極のカルテシアン座標（Cartesian coordinate）を計算できる[45,46]。しかし，キャップやネットでも正確な位置決めは必要とされ，正しい配置のためには，少なくともいくつかの電極の位置は測定されるべきである。

　各電極位置を決めるいくつかの方法がある（最近のレビューについては Koessler ら[47]参照）。手動計測法は，ノギスでランドマークとの電極間距離を測るのが基本である[45-46]。電磁的数値化法は，個々の電極を数値化するのに磁場と送受信システムを用いる[42,46]。超音波による数値化では，各電極に置いた stylus で発生させた超音波が受信機に到達する時間を測定している[48]。高密度 EEG システムでは各電極を数値化するのにかなり時間がかかるため，Russel ら[49]は，写真計測法を提案している。そこでは，多面体をベースとする写真測量機 photogrammetry structure の先

端に取り付けた11台のカメラで，電極をつけた頭がこのカメラ配列中央にくるようにして同時撮影し，これによって，オフラインで電極位置を再構築することができる。これら3つの方法（電磁的，超音波，写真位置計測）は市販されていて広く使われている。もう1つの方法は，MRIに限局する常磁性カプセル（paramagnetic capsules）を用いて個々の電極に標識をつけ（MRI準拠），3次元解剖T1スキャンシーケンス(3D anatomical T1 scan sequence) をマークする方法である[50-53]。これにより，付加的な手続きなくとも，source imagingに用いられるMRI上で直接，電極を定めることができる。もしSource analysisに個々のMRIが得られれば，MRIデータでのspatial localizationは，明らかに最適な方法であろう。このことは，臨床目的でMRIをしばしば必要とする患者については当てはまるが，純粋にEEG研究のためだけの健康者でのMRI scanは，経済的，組織的，時間的制約のためいつも可能な訳ではない。3D電極位置情報は，source localizationのためのみならず，被験者間や同一個体での反復計測間におけるEEGのマップ正規化でも必要とされるので，スキャナー以外の測定オプションは当面妥当である。

空間正規化と補間

いろいろな記録セッションでの群あるいは同一被験者での反復測定による研究では，頭皮上あるいはinverse spaceのいずれかで電場を空間的に正規化することが必要とされる。

頭皮上レベルでは，群解析は個々のデータの共通電極配置への正規化を必要とする[14]。この正規化は，個々の電極位置が前パラグラフで述べたいずれか1つの方法で測定された時にのみ可能である。その上で，補間アルゴリズムを用いて，個々の電極空間を一般的電極配置に変換して利用できる。そのような補間アルゴリズムは，アーチファクト混入チャンネル除去や置換と，標準的電極配置に基づくsource analysisソフトウェア適用の際に必要となる[54]。

EEGマップのために提案されている様々な補間アルゴリズムの詳細は第2章に示されている。Fletcherら[55]は，頭皮上トポグラフィーマッピングにおける補間エラーについて精力的に研究をし，スプラインクラスアルゴリズムは補間エラーを最小にすると結論づけている。

source analysisを個々のデータに適用して，群解析をinverse spaceで行うのに，頭皮上電位マップ（scalp potential map）の補間は最早必要ないが，脳空間のレベルで正規化することは必要とされる。この正規化が行うのには2つのレベルがある。

(1) 例えば，Montreal Neurological Institute (MNI-brain)とこのテンプレートモデルの灰白質内のsolution spaceの標準的分布に基づいて。一般的頭部モデル（generic head model）での誘導ベクトル場を計算する（第3章参照）。個々の電極は，標準脳にco-registerされ，全験者について一般脳で逆問題解が計算される。
(2) 個々の灰白質が異なる被験者の個々の脳で逆問題解を計算する。solution pointはその脳内にある。このような3D機能的イメージは，個々のfMRIデータでなされるのと同じ方法で一般脳に正規化することができる。

アーチファクト検出と除去

数百の多チャンネル記録では，接触不良の電極を避けることはできない。理にかなった方法は，オフラインで検出して不良電極を除くか補間することである。source localizationアルゴリズム適用にあたっては，誘導ベクトル場（lead field）を計算して不良電極を単に除去すれば，該当記録はEEGファイルから消去できる。それに代わる方法としては，上述したスプライン補間アルゴリズムを用いて不良電極の値を隣接電極から補間することができる。不良電極が除去され，電極配置の周辺で孤立した電極が多くなければ，前述の方法はよく機能する。

高密度EEG記録からいくつかの不良電極を取り除くことは比較的簡単で，悲惨なことはないが，同時記録された数百のEEGチャンネルを視察により不良電極を見つけるのは必ずしも簡単な

第4章　電気的ニューロイメージングのデータ収集と前処理基準

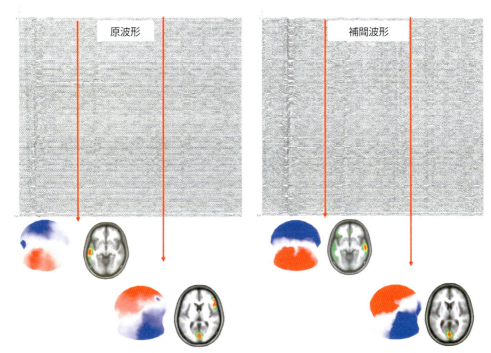

図4.7　電位電場の空間解析における不良電極の影響。EEGは256個の電極から記録された。左図では原データが，2時点でのマップと逆問題解（inverse solution）とともに示されている。最初の時点は，左側頭電極のアーチファクト発生時である。アーチファクトは，トレース上ではっきりと認められ，マップでは強い陰性電位となっている。このマップのsource analysisでは，sourceがこのアーチファクトに集中していることがわかる。2つ目の時点は，全ての記録が許容範囲にある時期から選び出された。しかしマップでは，右前頭電極の陰性焦点は陽性電位に取り囲まれている。結局，分散型逆問題解法（distributed inverse solution）では，後頭sourceから離れたこの不良電極下がsourceとなってしまう。左図では，これら2つの電極は補間され，これらの補正マップについてsourceが計算された。最初の時点では，左の側頭sourceはなくなり，右の側頭sourceに置き換わっている。2つ目の時点での右前頭sourceは，完全に消失し，後頭sourceが残っている。

ことではない。高密度記録での注意深いアーチファクト視察の重要性はよくわかっているものの，個々のチャンネルでアーチファクトを自動的に検出するアルゴリズムを作るのは簡単ではなく[56]，電位マップの視察は大いに役立つ。上述したように，頭皮電位マップは，頭蓋抵抗のためにもともと空間的に平滑化されている。電位分布のトポグラフィック配置における異常値は，このように簡単に検出できる。陽性電位の領域中央にある単一の孤立した陰性値は，大半はおそらくアーチファクトである。そのような異常値は，波形を調べている時には目立たないが，マップでは"空間輪郭線"として容易に見つかる。そのような例を図4.7に示す。256個の電極の中で，EEG活動を正しく記録されなかった電極が1つあり，次の解析ステップにその不良電極を持ち込むと，特にsource

localization計算では図4.7に示すように影響は劇的である。

接触不良電極とは別に，電子的あるいは生理的雑音は電気的電場を損なってしまう。最も重要なのは，眼球運動アーチファクトである。原理的には眼の上下に電極を配置し，眼球運動（electrooculogram：EOG）を記録すれば，眼球運動アーチファクトは簡単に検出できる。高密度電極配列では，眼球運動はほとんどの前頭チャンネルから検出される。問題は，眼球運動があるといや応なくその試行を除去することになるのか否か，また，眼球運動による電場を検出・除去すればアーチファクトが混入していないEEGを回復できるか否かである。

眼球運動アーチファクト補正の最初の提案は，各チャンネルに波及したEOG活動の単なる減算

か[57],双極子モデル手順(dipole model procedure)に基づいたものである[58]。現在,アーチファクトを修正する最も一般的なアプローチは,独立成分分析(independent component analysis：ICA)を基礎としている[59]。この技法は,脳活動がいくつかの独立した活動の重ね合わせの結果であるという仮説に基づいている。瞬目あるいは眼球運動によって生じた活動は,1つの独立した成分を意味すると考えられる。このような解釈は,生理学的には理にかなうものであり,固有のマップ形状として独立成分を検出する際に,ICA が威力を持っていることは議論の余地がない[60,61]。ほかのタイプのアーチファクトは,ICA によりうまく特徴づけられて,EEG を修正することを可能にさせている[62]。ICA 修正法の重要な活用法は,第 10 章で述べるように,scanner 内で記録された EEG から心電図アーチファクトを取り除くことである[63,64]。

結論

　electrical neuroimaging で必要とされる基本的要件は,頭皮上の電位電場を正確に記録することである。頭皮上電位マップの質は,記録装置の技術的側面のみならず,電極の数と正確な位置によって決まる。一方,基準電極の位置取りのように波形解析で重要な点は,電位電場の空間解析にはあまり重要ではないか,無関係ですらある。electrical neuroimaging の基本的欠点は長い間,然るべき時間内に十分な数の電極を付けるのが難しい点にあった。しかしこの点は最早,市販されている新しいシステムでは問題ではなくなった。チャンネル当たり 20000 Hz までのサンプリング速度での連続数値化を適用させた,数百の電極からの高密度 EEG が購入可能となっており,今や electrical neuroimaging はどんな研究室や臨床現場でも可能である。効率的で標準化された解析手法が利用できるようになってきており,経験のない研究者や臨床家でさえ,この新しい機能的画像ツールがもたらす可能性を利用できるようになっている。

第5章

解析法の概観

Thomas Koenig and Jiří Wackermann

一般モデル

　この章の目的は，脳の電気的な頭皮活動を表示し解析することが可能な様々な手段の系統だった概観を示すことである。第1に，時間的に変化する脳波活動の分布の一般的な公式モデルを紹介する。このモデルに基づき，脳波研究で用いられている一般的に最も知られている解析方略を紹介し，この一般モデルにおける特別なケースについて議論する。また，一般モデルと特定の手法について，数学的な用語を用いて示す。しかし，この章を理解する上で，それらの数学的な用語を必ずしも埋解する必要はない。

　我々がここで提唱する一般モデルは，第3章でなされた提言に基づいており，脳内の活性化された神経によって生み出された電場が，時間的に遅延することなく脳組織の中を伝播するというものである。従って，血行力学的あるいは代謝過程に基づく他のイメージング法に対して，脳波の頭皮上電位は「リアルタイム」で，遅延することなく周波数によるフィルター前処理を必要としない計測法である。仮に脳内の単一の双極子が賦活した場合，その発生源の活動の時間的変化は，その発生源によって形成される頭皮上の電位によって観察される時間的変化によって正確に表されるだろう。このことが図5.1に図示され，その図では紡錘様の活動を示す単一の発生源によって生じる脳波の推定波形が求められている。計測される電位の振幅は，賦活化した発生源の位置や向き，その強さと電極の部位の関係に依存する。与えられた発生源の時間的変化を頭皮上の電位に変換するためには，一定の要素を適用しなければならない。この要素は，発生源の形態と電極位置を与えることによって計算が可能で，脳波の順問題と呼ばれる[1,2]。一連の発生源と電極に関しては，「リードフィールド」と呼ばれる順問題を解決した際に得られる要素である。

　このことは数学的に次のように表される。

$$U_{t \times e} = s_{t \times 1} v_{1 \times e} \qquad (1)$$

この公式でUは，計測における時間とチャンネルの行列を表し，sは経時的な神経活動によって表される列ベクトル，vは頭皮上の空間的信号分布を表す行ベクトル，eは電極数，tは時間ポイントを表す。結果として求められるUは，我々が経時的に各電極から計測しうる電位の時間と電極の行列を意味する。

　複数の発生源の場合，2つかそれ以上の異なる双極子によって生み出される頭皮上分布はそれぞれの発生源によって生み出される頭皮上分布の合計である。従って，それらの異なる発生源によって生み出される頭皮上電位の時間的変化も合計される。言い換えるならば，2つの発生源があり

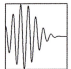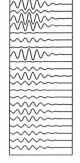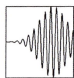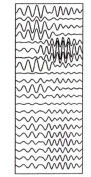

図 5.1　左側の図は単一の発生源の活動によるトポグラフィを示し，中央の図はその時間的動態を示している。そして，右側の図は頭皮上で記録されるであろう脳波を示す。脳波の全電極は同じ時間的動態を示すが，それぞれ異なった尺度を示している。

図 5.2　図 5.1 と同様に，左側の 2 つの図は各々 2 つの発生源の活動によるトポグラフィを示し，中央の図は各々の時間的動態を示している。そして，右側の図は多チャンネル脳波記録で，各チャンネルにおける脳波は 2 つの発生源の重みづけされた合計を示している。

各々の発生源が生み出す頭皮上分布がすでに分かっているとみなす。その場合，両方の発生源が同時に賦活されたときに生み出される頭皮上分布を知るためには，2 つの発生源の時間的変化の重みづけされた合計が各々の頭皮上の部位において求められなければならない。その一方で，重みづけは 2 つの発生源のリードフィールドによって与えられる（図 5.2）。

一般に，脳波の頭皮上電位はいくつかの未知の数からなる脳内の処理過程の動態の合計によって重みづけされる。上記の数学的な公式（1）を受けて，今度は以下のように表される。

$$U_{t \times e} = S_{t \times m} V_{m \times e} \tag{2}$$

この場合 S は経時的な各々の神経活動の動態を表す行列を意味し，m は処理過程の数を，V は各々の発生源の形態に対応するリードフィールドを表す。結果として求められる U は，再度，我々が経時的に各電極から計測しうる電位の時間と電極の行列を意味する。

この公式は 2 つの重要な意味をもっている。第 1 に，一般モデルは唯一の解を保証するものではなく，もたらされる可能性のある付加目的を必要とする。第 2 に，その公式が発生源の空間分布と発生源の時間的動態に，いかなる交互作用もないという点を必要とする。そうすることで，脳波データの空間分布と時間的展開を独立して議論することが可能となる。

脳波データの解析に関し，ある研究者は異なる過程を分離するために信号の混合を解きほぐすことを主な目的とするであろう。多くの研究では，そのようなデータの分離が統計的推測によって支持される包括的解釈を生む。一方でこれにより同定される過程が生理学的に妥当であり，そのように規定することが適切で，実験間で再現性を認める傾向にあることが必要である。他方，これらの過程が限定された一連の特徴により不適切な情報を抑制し，適切な情報を最大限含むものとして表現されなければならない。

例えば，異なる睡眠段階から無作為に選択された脳波のエポックを比較する際にはデータの高速フーリエ変換（fast Fourier transformation：FFT）が有用である。なぜならば，結果が潜時についての情報を含まないが（つまり，潜時は分節の開始の恣意的な選択のため不揃いである），変化が期待される周波数分布の変化に最高に鋭敏であるからである。加えて，データ中の可視的な事象をすべて説明できなければならないという必要は必ずしもなく，データの中の計上できない部分として雑音の項が導入される。

脳波解析に関する我々の一般モデルでは，考えうる限定された一連の時間動態と，限定された一連の頭皮上分布が導入される。各々の頭皮上分布は一連の時間的動態のいかなる組み合わせをも示す可能性がある。数学的用語では，脳波の分解に関する推奨される一般モデルは公式（3）で示さ

れる。

$$U_{t \times e} = D_{t \times w} C_{w \times n} V_{n \times e} + \varepsilon_{t \times e} \quad (3)$$

ここで，

- **U**は2次元の時間×電極の行列から形成される。
- **D**は一連の信号パターン，つまり時間の作用。文献上の用法に従うと，**D**を**辞書**と呼び，その辞書の単一の曲線は辞書の中の単語と呼ばれるであろう。辞書は2次元で，時間ポイントの数×単語（**w**）の行列から形成される。辞書の中の異なる単語は，慣例に従って単位の多様性に基づき目盛される。
- **V**は一連の空間分布，つまり，頭皮上の一連の電位差のパターン。我々は**V**を**トポグラフィ**と呼ぶ。トポグラフィはトポグラフィの数（**n**）×（**e**）の2次元の行列を含む。それらはトポグラフィのマップとして表示される。辞書の場合と同様に，異なったトポグラフィは単位の多様性に基づき目盛される。
- 行列**C**は辞書とトポグラフィの関係を確立する一連の**係数**である。仮にトポグラフィが我々の興味を持つ過程の空間分布を代表するものとして定義され，辞書が我々の興味を持つ時間的動態を代表するものとして定義されるのであれば，係数行列はそれらの2者を結びつけることとなる。それは，どのくらいの数の単語とトポグラフィの組み合わせがデータの中に存在するかを示す。従って，その係数行列は定量的で，統計的に独立した変数として最も多く使われるものである。係数行列は2次元で，単語の数×トポグラフィの行列の数で表される。
- εは雑音の項として，残りの誤差によって説明できない不一致の説明のために用いられる。この雑音の項はしばしば，別の項の最適化によって最小化される。

上記に示されたモデルの中では，空間分布と時間的動態にいかなる交互作用も認めない。従って，2次元の配列あるいは「マトリックス」に表示する異なる脳波解析法の図式を描くことが可能である。1つの次元は記録された電位の時間的動態のモデルを列挙する。もう1つの次元は電位の空間分布のモデルを含んでいる。各々の異なる解析法は，それが用いる空間分布の特有なモデルとデータの時間動態を記述する特有の手法に依存する行列の1つのマスに位置する。従って，各々の解析法はデータに特有の空間的，時間的モデルの組み合わせとみなすことができる。この行列は以前，部分的に提唱されていた[3]。

特定の研究に関してそれに当てはまる解析方略の適切な選択をどのようにすればよいかに関する読者の疑問に答えるためには，計画表の作成が有用である。一方，その計画表はその分野における方法論について図式化し，最終的に研究者に発展の可能性を予測させることにつながる。

アイデアを検証するために，数種類の単純な動きに伴う運動野の活動に興味があると仮定しよう。我々は，運動野についての知識に基づく発生源の位置と向きについての正確な仮説をすでに持っている。加えて，過去の文献が課題関連の一過性の脳波の発振が運動の行われる時間の前後に起こると予期できることを我々に教えてくれる。こうして我々は，時間動態の面（一過性の発振が予想される）と空間分布の面（運動皮質の計測が望まれる）の両者について，データに表されることを望む形式について，より正確なアイデアを持つことができる。

上記のモデルでは，このことは辞書と一連のトポグラフィの特異的な選択の必要性を暗に示している。このケースでは，一過性の発振を表現するのに適する辞書を選ぶべきであることが明らかで，それはウェーブレットであろう。トポグラフィはそれが可能な限り運動皮質に特異的であるものを選ぶべきで，こうすることで，運動野における発生源の順問題の解を用いて構築することができる。こうすることにより，我々の解析は運動皮質の活動と互換性のあるトポグラフィのウェーブレット様の時間動態を観察できるであろう。

時間因子（モデル波形）

辞書の選択はデータの時間経過を記述するために使用されるものの特徴を規定する。辞書は，単語の組み合わせによって適切に言い表せることができるすべての関心のある出来事を構成できなけ

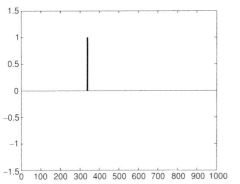

図 5.3 340 ミリ秒の潜時を有する単一のデルタ因子の例。

ればならい。数学的な用語を用いるならば，辞書は「実行」できなければならないということになる。ある辞書がある時間動態を表現できるという事実は，その仮説によりデータを表現できるものが実際に辞書に含まれるということを意味しない。なぜならば，他の仮説を含む他の辞書が同じ動態を同等に良好に説明できるかもしれないからである。辞書の選択は，(仮定された) データの時間的動態の特性と，(よく知られた) 辞書の特性が一致することによって決定されなければならない。例えば，事象関連電位の解析では，典型的な仮定によると脳内の事象は観察可能な事象が起きる特定の時間の前か後に型にはまって起きるというものである。従って，適切な辞書は時間に関する正確な情報を与えるものでなければならない。

現時点で用いられている辞書の数はとても少ない。これから，最も一般的な辞書について簡単に議論する。

デルタ因子

デルタ辞書は，以下にデルタ因子と呼ばれる最も単純な時間機能からなる。デルタ因子は与えられた潜時の1時点を除きあらゆる時点で0である。

$$\delta_i(t) = \begin{cases} 1 & \text{for } t = t_i, \\ 0 & \text{otherwise} \end{cases} \quad (4)$$

完全な辞書は，n の因子と δ_i ($i = 0, \ldots, n-1$) からなる。次に，観察されたいかなる時間系列も，通常デルタ因子の線形の組み合わせとして表現することができる。

$$u(t) = \sum_i u_i \delta_i(t) \quad (5)$$

デルタ因子の1つの例を図 5.3 に示す。デルタ因子 δ_i は，時間座標 t_i における値 u_i を正確に「拾い上げる」時系列に適用され，他のすべての値に関して「盲目的」である。従ってデルタ因子に関して表示される信号は時間の解像度を保持している(サンプリング周波数に規定されるが)。一方，周波数領域 (フーリエスペクトル：以下の項参照) におけるデルタ因子のイメージは，周波数の不変の機能である。結果的に，デルタ辞書によるデータの表現は周波数の解像度について規定をしない。

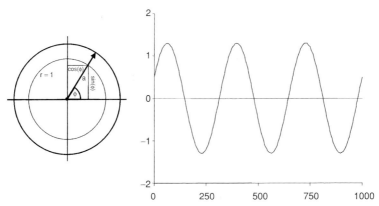

図 5.4 右側の図の正弦波は，1秒間に3回転の周期（3 Hz）で一定に回転をする，a の長さを有する左側の図に示されるベクトルから得られる。
発振の位相は位相角度 φ によって規定される。左側の図はナイキスト（Nyquist）線図と呼ばれる。

正弦波因子

脳波信号の顕著な特徴は発振することにある。時間系列は「おおよそ」周期的な時間関数として認められる。従って，厳密に周期的な時間関数，特に三角関数に関するデータの表現を探索するのにふさわしい。

三角関数の優れた点は，周期運動の幾何学的な表現として明らかである。一定の長さのベクトル a を考えた場合，一定の角速度で平面上を回転し（図5.4），単位時間 P あたり一回転する（2π 角）。動きの周波数は $f=1/P$ で，これは角周波数と呼ばれる角度の測定単位，$\omega=2\pi f$，を言い表すのに便利である。従って，時刻 t におけるその瞬間の角度 ϕ は以下のように表される。

$$\phi(t) = \omega t + \phi_0 \tag{6}$$

ここで $\phi_0 = \phi(0)$ のとき，x 軸に対するベクトルの投影は周期的な時間関数となる。

$$x(t) = a \cos \phi(t) = a \cos(\omega t + \phi_0) \tag{7}$$

同様に，y 軸に対する投影は以下のように表される。

$$y(t) = a \sin \phi(t) = a \sin(\omega t + \phi_0) \tag{8}$$

そして一般的に，決められたいかなる方向に対する平行の投影であっても，正弦と余弦の項の線形の組み合わせにより表現することが可能である。周期運動のグラフ表示は（図5.4），振幅 a，単位時間当たりの波の数，つまり周波数 $f=\omega/(2\pi)$，そして位相 ϕ_0 を有する正弦波となる。位相の変化の結果，時間軸に関して正弦波が移動し振幅は変化しないということは明白である。

脳波信号の数学的表現のために周期運動が重要なのはなぜか？　第1に，周期運動が（減衰しない）線形振動子によって生み出されるという事実，つまり，物理系が形式的に以下の微分方程式によって記述される。

$$\frac{d^2 y}{dt^2} = -\omega^2 y \tag{9}$$

例として，揺れている振り子，振動しているばねの上の物体，電気的なLC回路の発振などがある。

第2に，「純粋な」周期成分の線形の組み合わせとして，いかなる周期過程の表現にも関連する念入りに作られた理論がある（J. B. J. Fourier にまで遡る）。それは次の数式で表される。

$$u(t) = \sum_k a_k \cos(\omega_k t + \phi_k) \tag{10}$$

基本的にこれは，離散的な角周波数による正弦波の作用に関して時間系列の表現についての背景となる概念である。離散的な角周波数は，$\phi_k = 2\pi k/N$, $k=0, 1, ..., N-1$ と表され，この N は，与えられた解析エポックの期間 $T=N/f_{samp}$ におけるデータポイントの数である。各々の因子に関して，角周波数 ω_k に関する振幅 a_k と位相 ϕ_k は一意的に規定される（フーリエ解析）。逆に言えば，一連の完全な振幅（フーリエ係数）と位相 $\{(a_k, \phi_k)\}_{k=0,1,...,N-1}$ が与えられた場合，対応する時間系列 $u(t_0), ..., u(t_{N-1})$ が公式（10）によって再構成される（フーリエ統合）。

原則として，辞書は古典的な（離散）フーリエ変換に対応する。それは，与えられた離散周波数 ω_k における発振からなり，分析エポック T 全体に展開され，単位元に等しい平方の合計に標準化される。通常，周波数 $f=\omega_k/(2\pi)$ の厳密に周期的な信号の表示は，他のすべての係数が0に等しい（1本の線あるいは「単波長の」スペクトル）単一の0ではないフーリエ係数を有する。従って，フーリエ表現は時間解像度を有さない周波数に関する一意的な信号成分を同定する。

特異な周波数成分の寄与にのみ関心があり位相の情報は重要でない場合，フーリエ表現はパワースペクトルを求めること（単一の周波数に関するフーリエ係数の平方）や，さらに境界を決められた周波数帯域の振幅の平方を合計すること（特定の帯域のパワー）によってまとめることができる。通常，すべての周波数の振幅の平方の合計は信号の全パワーと同じである。これらのテクニックは，例えば睡眠研究や，脳の発達研究や，薬物脳波や，安静状態の脳波など，長時間記録による脳波の周波数成分の変化に興味がある場合，好んで採用される。

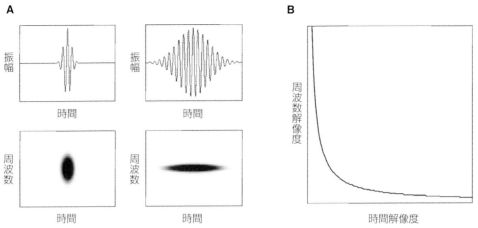

図 5.5 ガボール関数と時間・周波数解像度。
A．上段の列に同じ周波数であるが異なった幅の包絡線を有するガボール関数を示す。下段の列は，ガボール関数が拾い上げる信号の周波数と時間ポイントを示す。左側の短いガボール関数はより高い時間解像度を有する一方，右側のガボール関数はより高い周波数解像度を有している。
B．時間と周波数の解像度の関連性を示す。

ウェーブレットとガボール関数

　デルタ辞書とフーリエ辞書は，時間と周波数の解像度に関する2つの極端な信号表示の変数である。デルタ因子は時間解像度を保持するが周波数ドメインの情報は持たない一方，フーリエ表現はデータを周波数成分に分解するが時間に対する情報はもたらさない。従って，それらの辞書の応用は，時間あるいは周波数の情報に興味がある特別なケースに限定される。

　現実の状況における実際の脳機能の研究では（特に認知機能において），脳の電気活動の両方の側面が重要である。脳の状態の時間的変化は，時間毎に変化する脳波の発振の時間空間的パターンの変化に反映される。時間的に変動する一過性の発振活動の表示のために，時間と周波数の解像度に関しともに歩み寄る，いわゆるウェーブレット辞書が考案された。ウェーブレットは，限定した期間の時間動態のパターンを表すものである。そしてそれは，時間軸の方向へシフトすることが可能で（一過性活動の時間的局在），倍率を変化させることにより時間的に圧縮したり拡大することができる。その結果，ウェーブレットで表される信号の量は，強度によってコード化された2つの変数である時間オフセットと倍率による2次元プロットによって可視化することができる（図 7.9

と図 7.10 参照）。

　因子 b によって時間単位を変化させることは因子 $1/b$ によって周波数単位を変化させることに対応する。因子 b を 2, 4, ..., $2n$ と続けて単位を変化させると，周波数の解像度の低下をもたらす。このことは，いわゆるガボール（Gabor）関数からなる辞書を用いることによって防ぐことができ，時間と周波数の不確定性の間の適切な譲歩をもたらす。ガボール関数はガウス包絡線によって調節される，自由に規定される周波数の正弦波成分である。包絡線の幅を適切に調節することにより，時間と周波数の適切なトレードオフ（兼合い）が得られる（図 5.5）。ガボール変換の出力はフーリエ変換の処理後と類似しているため，異なった周波数や周波数帯域の寄与率が時間の関数として追跡することが可能である。

空間因子（モデルトポグラフィ）

　トポグラフィの選択は，データの空間的分布をいかに記述するかを規定する。辞書の選択とは異なり，頭蓋内の神経活動がいつどのようにして頭皮上に電位差を生じるのか，その電位差がどのようにして分布するのかについて，非常によく確立された物理学に基づくモデルがある。そのモデル

はフォワードモデルと呼ばれる[1,2]。フォワードモデルは，選択した一連のトポグラフィが物理的に妥当であるか否かについて議論する際に重要な役割を演じる。それにより，物理的に一致しない脳の電気活動のトポグラフィが同定される可能性と，物理的な基礎を満たさない結論が客観的に除外される。しかしながらこのフォワードモデルは，全てのトポグラフィのセットがフォワードモデル通りであると仮定した場合には，異なるデータセット間のトポグラフィの選択をする助けにはならない。

辞書の選択と同様に，トポグラフィとデータとの間の良好な一致に基づく，物理的に妥当なトポグラフィの選択は非常に難しい。そこで，一連のトポグラフィは一仮定の一客観性を満たさなければならない。その客観性とは，統計的特性[4-7]あるいは，神経活動の脳内分布の仮定の特性との最大限の一致のいずれかである[8,9]。それらの客観的有用性は議論次第で，外的証拠に基づき最終的に証明することができる。

単一チャンネル

公式(3)では，チャンネルずつの解析は「単一分布マップ」による脳波データの表現に対応する。つまり，与えられた電極位置の値は1でそれ以外はすべて0であるトポグラフィとなる。従ってこのトポグラフィは，時間領域におけるデルタ因子の空間的相似といえる。しかし，物理的にそのようなマップは受け入れがたい。つまり，脳内の1点における発生源であっても頭皮上全体に広がる空間分布領域を形成し得るからである。一般的に，複数の発生源が1つの同じ電極に影響を与える可能性があるので，ある電極で記録された電位は頭蓋内の異なる部位で異なる過程により生成された電位の重畳である。頭皮上のある部位における電位差がその下に存在する脳組織の活動の差を示すという仮定は，生理学的な理論的根拠を欠いており，一般的に証明もされておらず，発生源モデルとしては正しくない。単一チャンネル解析は包括的な現象を描写するのに役立つかもしれないが，その解析が関心のある処理過程のみを特定するというよい証拠がない限り（例として，事象関連電位の特定の成分の計測など），脳空間において結論をもたらすには一般的に不適切である。

技術的に，1つの電極で記録された信号は，その電極の位置と基準電極の位置の間の電位差を常に意味する。従って，記録された信号は電極の位置のみならず基準電極の位置に依存する。通常の検討では，このことに関する情報は要求されず，しばしば無視されてしまう。

空間的因子分析（PCA, ICA, PLS）

空間的因子分析の概念は，記録電極の合計の重みづけとして設定される，いわゆる「因子」を生み出す。重みづけされたいくつかの因子に関する電極の電位の合計は，**因子負荷量**あるいは**因子得点**と呼ばれる。公式(3)では，因子得点を計算するために用いられた重みづけがトポグラフィに相当する。

因子の探索は，与えられたデータに最もよくあてはまるもの，つまり，そのモデルによって説明できない残差を最小にするものを目指す。外部の変数による最大相関や因子負荷量の高次の独立性といった基準の追加が選択枝として適用することが可能である。

最もシンプルで一般的に用いられている空間的因子分析の発展形は，**主成分分析**（principal component analysis：PCA）である[4,10,11]。PCAによる解法は，第一主成分がデータの分散の可能な限りの最大値を説明し，各々次の（第二，第三などの）主成分が（まだデータ全体を説明できない）残差のデータの分散の可能な限りの最大値を説明できる特別な特性を有する。PCAによって同定された各々の主成分は常に互いに直交しており，因子得点の時系列は統計的に相関しない。PCAによって同定された主成分の数は，脳波の電極の数より少ないか同数で，分散をわずかしか説明しえない主成分は無視され，通常かなりの次元縮小に寄与する。PCAは分散の主な発生源（第一主成分）を同定するのに有用である。さらに，PCAの因子の分散の分布の形はデータの複雑性についての情報をもたらす（詳細は第9章を参照）。

PCAは信号の脱相関の特別な例としてみなすことができる。つまり，別々の因子に対応する活

動の間の相互相関が最小化される（実際，PCAの場合取り消される）。しかしながら，相互相関は信号間の相互依存の線形計測にすぎず，例えば二次関係の高次の関連を依然有している可能性がある。これらの高次の関連を取り除く手段は**独立成分分析**（independent component analysis：ICA）と呼ばれる[7]。ICAの目的は，時としていわゆる「カクテルパーティー問題」として図示され，その役割は，パーティーから記録された音源を，互いに独立して話している個人個人が寄与する音に分解することである。PCAと同様に，ICAは各々の因子と電極に関して重み係数をもたらす。ICAが取り出す因子の数はデータのチャンネルの数より少ないか同等である。

ICAは，因子の生物学的性質がそのデータの意味を持つ部分から独立しているとみなせる良い理由がある場合に非常に有用である。そのような因子の良い具体例が瞬目[12]といったアーチファクトや発作間欠期の発作波[13,14]である。しかしながら，実現に脳波を統計的に独立した因子に分解する場合，必ずしも脳の中で同じ数の独立した過程が実際にあるとみなす必要はない。

空間的な脳波の因子を計算する詳細は，これまでにほかで概説されており，これらの解析のためのソフトウェアを使うことが可能である[15]。因子解析を実行する際に配慮されなければならない重要な問題点は，因子解析の目的と矛盾するデータに独立性を持ち込むことを防がなければならないということである。そのような相互依存性は，周囲の電極から1つのチャンネルのデータを補完する場合や，平均基準導出を求める場合などにもたらされる。この問題は，相互依存性が追加される前に因子解析を行うか，同定されるであろう因子の数を減らすことによって防ぐことができる。

相互依存性の最小化のため因子を最適化する解析のほかに，いくつかの外部変数を用いて同定される因子の関連性を最大化することを試みる方法がある。これらの変数はしばしば実験条件を代表するものである[16]。この手法は部分最小二乗法（partial least square：PLS）と呼ばれ，ここでは完全性に関して言及する。そして，その統計部分に関して第8章でより包括的に論じられるであろう。PCAやICAの場合と同様，PLSによって得られた因子負荷量はすべての電極の数の合計で重みづけされる。仮に1つ以上の外部変数が用いられたならば，その結果得られた因子は時間空間的に無関連である。

空間クラスター

前項では，全ての話者が各々独立して話す「カクテルパーティー問題」の類推を紹介した。ICAによって解決される問題は個々の話者の同定である。本項では，同様の類推による多チャンネルの頭皮上電位分布データの他の解析法について紹介したい。すなわち，パーティーの参加者全員がお互いに独立して話しているとみなせるが，とても単純な方法で干渉している。それは，ただ1人の話者が話しているときに，他の人々は黙っているというものである。

公式（3）では，この点が辞書の各々の単語に単一のトポグラフィが割り当てられ，各列に係数行列Cがあるように，1つの要素以外全てが0であるということを意味している。言い換えるならば，我々は行列Cが低密度であることを要求する[17]。デルタ機能の辞書の場合，辞書の各々の単語は時間の一瞬に対応し，そのようなモデルは時間の瞬間瞬間にたった1つだけのトポグラフィが出現することを許す。

数学的には，辞書の各々の単語がこれらのトポグラフィの1つにのみ割り当てられるという制約のもと，与えられた辞書に基づくデータの分散の最大値を説明する一組のトポグラフィを同定しなければならない。この問題はクラスター解析により概して解決でき，各々のデータの要素が1つのクラスターにもっぱら割り当てられる。脳波や事象関連電位データの解析のため，実在するクラスター解析のアルゴリズムが適応されてきた[18]。クラスター解析を適応する際の考慮すべき重要性に対する疑問は，どのくらいの数のクラスターが実際に同定されるべきであるかというものである。時間および時間周波数領域の脳波と誘発電位データに関する空間クラスターについては，第6章と第7章において解説する。

トポグラフィ成分認識（空間フィルター）

因子分析と空間クラスターは，与えられたデータが有する因子の適合度の整合性を最適化する。例えば刺激条件との関連や他の既知のイベントによる手段など，他の手段によって得られた空間因子をも使用する可能性がある。そのような因子を用いて得られた因子得点は，条件や関心イベントに伴うものに似た脳状態の存在を測定するものとしてとらえることが可能である。この手法はこれまでトポグラフィ成分認識（topographic component recognition：TCR）と呼ばれ[19]，空間フィルターとしてみなすことができる。

例えば，N400と呼ばれる実験課題においては，被験者の意味的期待の逸脱が，N400と呼ばれる刺激提示後400ミリ秒前後に現れる典型的な事象関連電位効果を形成する。こうして，既知のN400トポグラフィが新たなデータセットにおける意味的逸脱のモデルとして使用することが可能である。つまり，データの空間分布がN400トポグラフィに類似すればするほど，このデータにかかわる脳状態が意味的逸脱に関連する脳状態に類似することを意味する。こうして，与えられた時間窓の範囲内で意味的逸脱の生物学的マーカーを構築することが可能である。このマーカーは，例えば振幅や頂点潜時など様々な方法で定量することが可能である。

逆問題解の分布

脳内の情報処理過程は空間的に組み立てられ，異なる脳機能は異なる脳部位に局在する。空間的に範囲を定められた部位からの活動を好んで代表するトポグラフィを探すことは大変興味深い。この重要な問題については第3章で議論している。逆問題解の分布は，脳内のいくつかのボクセルにおける活動の推定が得られるようなデータを重みづけするトポグラフィの行列を含んでいるので，逆問題解の分布についてここで言及する。公式(3)では，逆問題解の分布の適用は，物理的・生理的モデルの組み合わせに基づく演繹を組み立てる1組のトポグラフィを使うことに対応する[20]。

辞書とトポグラフィの一般的な特性

辞書と一連のトポグラフィは，それらの一般的な外観，すなわち，観察されたデータを代表する適合性について研究され議論されている。従って，今後我々は，辞書と一連のトポグラフィを「表現ベース」と呼びたい。関心のあるデータは，我々の選択した表現ベースの要素の線形結合として数学的に表現可能であることが望まれる。例えば，信号は時間関数（辞書の単語）の重畳によって形成され，空間分布はベースのトポグラフィの重畳によって形成される。我々はこの意味において，与えられた表現ベースの完結性について述べる。いかなるデータの組も，残差誤差のないベースに関して表現しうるならば，ベースは完全である。

完全性に対する補足的な用語は「**特有性**」である。理論的に「大変豊富な」表現ベースは，異なる要素の異なる組み合わせによる，同じく観察されたデータの表現のため適切となりうる。データの表現の曖昧さを避けるため，そして，結果的にその解釈の曖昧さを避けるため，いかなるデータセットもただ1つの方法で表現することが可能で，その結果，与えられたベースの要素に関して唯一の係数を生み出すことが必要とされる。

最終的に，我々は可能な限り能率的で「経済的」にデータを表現することを目的とする。すなわち，「必要とされる以上の要素のない」ものから構成される表現ベースが望まれる。曖昧な表現はむしろ，データ表現の重要な側面を反映している。つまり，一方のベースの大きさと他方の残差誤差の大きさの間の取引を表す。経験的に表現ベースは，観察可能なデータセット全てを完全にカバーすることはできないが，受け入れ可能な誤差に留めることは可能であることを示している。この直観的な概念を公式化するために，我々は通常，表現可能なデータと表現されたデータ間の差をすべてのデータの分散と残差の分散を比較することによって表現する。この意味において，我々は「不完全な」ベースを，ゼロではないが狭義の「完全な」ベースの許容できる残差を用いて，区別することができるであろう（残差ゼロで唯一ではない

表5.1 特定の時間的・空間的要素の組み合わせとして示される，異なる脳波・事象関連電位の解析法の一覧表。時間的要素が行に示され，空間的要素が列に示される。

	デルタ因子	正弦波因子	ウェーブレットとガボール関数
単一電極	単一電極の時間領域解析：頂点振幅と潜時	振幅のマッピング：パワーマップ 位相解析：コヒーレンス	追跡型事象関連同期と脱同期に対応する単一電極のウェーブレット解析
空間因子分析（PCA, ICA, PLS）	空間 PCA，ICA 包括的記述子	FFT 近似法 包括的空間同期性	ウェーブレット同期
空間クラスター	マイクロステート解析	トポグラフィに基づく周波数帯域の同定	トポグラフィによる時間周波数解析
トポグラフィ成分認識	事象関連電位成分認識		
逆解分布	時間領域の逆解分布	周波数領域の逆解分布	時間・周波数領域の逆解分布

表現を許容するベースは「過完備」と呼ばれる。そのようなケースの場合，単一の解を得るために付加的な目的が必要とされる）。

しばしば議論される表現ベースの特徴は「**直交性**」である。直交性は対の関係であり，ベースの e_1 と e_2 の2つの要素が，もしそれらの要素に関するデータセットの表現が独立しているとみなすならば，直交であると表現される。言い換えるならば，e_1 で代表される部分のデータの除外が，e_2 による表現に影響を及ぼさないということで，その逆もまた同様である。ベースの全ての要素が相互に直交しているのであれば，ベースそれ自体が直交であると表現される。（この直観的な定義はこの章での解説としては十分であり，直交性の厳格な定義にはより高度な数学的な理論的公式が必要とされる。）

この特性は，直交性のベースに他の全てのベースの特別な場所を与えることである。なぜならば，部分的な表現は独立しており，観察されたデータセットの分散の合計は個々のベースの要素の独立した寄与の合計として，唯一の値（最小限の残差に達するまで）として表現することが可能であるからである。もし，データセットがゼロ・エラーとして再現され（完全なベース），各々の要素が単位分散に標準化されるならば，その表現の分散は原データの分散に一致する（パーシバルの定理）。直交表現のベースの典型例は，時間領域のフーリエ辞書や，空間領域における空間的主成分である。直交ベースはこうして常に唯一であるが，唯一のベースは直交である必要はない。

直交性ベースの欠点は，その辞書の1つの要素の形式がその辞書のその他全ての要素の形式に制限を要求することである。これらの制限は数学的には意味があるが，生理学的な重要性は持たない。その結果，数学的物理特性において適用可能な多くの直交性ベースは，生理学的なデータの表現に限定して用いられるか使用不可能である。

データの分析手法の組み合わせ

異なる空間的・時間的要素が与えられた際，我々は全ての可能性のある組み合わせの一覧表を描くことが可能である（表5.1）。以下に述べることは，一覧表に挙げられている方法の簡単な概要と，それらの長所と欠点についての議論である。

単一電極マップとデルタ因子辞書（波形解析）

この組み合わせは完全性に関してのみ言及される。この「表現」は明らかにオリジナルの脳波データと一致する。前述した単一チャンネルの表現の限界のため，異なる部位で行われる過程の明確な分離はしばしば不可能である。加えて，単一のチャンネルから得られる結果は，通常基準電極の選択に依存する。

単一電極マップと正弦波辞書（パワーマップとコヒーレンス）

フーリエ解析は，各々のチャンネルごとに分けて，一連の振幅係数と位相についての結果を導き出す。これらは通常，振幅あるいはパワースペクトルの形式でまとめられる。チャンネル全てにおける限定的な周波数（あるいは周波数帯域）のパワーの抽出，いわゆるパワーマップを作図することが可能である。

FFT パワーマップは外部の事象との関連のない連続脳波記録の一般的な解析法となっており，その解析エポックは通常，時間的に無作為に選択される。これを用いて，発達や[21,22]，神経学あるいは精神科領域[23]，睡眠[24]，薬物学[25,26]に関する数多くの研究論文が報告されてきた。時間的に無作為に選択されたデータを解析するために，正弦波辞書が時間に対する解像度を有さないという事実は都合がよい。すなわち，データの要素が発振の周波数によってグループ化され，データに存在する時間成分には基づかないからである。パワーマップは絶対値に基づくので，極性についての情報を含まず，逆問題解の適用には限界がある。周波数領域の逆問題解は，通常，データの振幅と位相を考慮に入れており，振幅やパワーのみには基づいていない（第 3 章参照）。

古典的な FFT スペクトル解析が振幅やパワーに焦点を当てている一方で，FFT の結果の位相成分もまた，有用で生理学的に意味のある情報を含んでいる。2 つの時間の間の位相関係の安定性は，通常コヒーレンスによって計測されるが，それにより各々の周波数に関する 2 つの別の電極間の相対的な一般分散が定量化される。与えられた周波数における 2 電極間の高いコヒーレンスは，その周波数における 2 つの電極の活動の間の連関を示唆する。完全に実行された周波数解析はコヒーレンスを生み出す一方，他方では相対的位相が周波数の機能を生み出す。

2 電極間のコヒーレンスは，2 つの神経処理過程に機能的連関がある場合，あるいは，1 つの神経処理過程が体積伝導あるいは基準電極効果のために同時に 2 つの電極に影響を及ぼす場合に観察されうる。このことは些細なことではあるが，脳

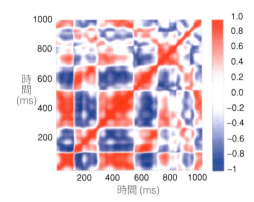

図 5.6 単一語による多チャンネル誘発電位の空間的相関マトリックス。すべてのトポグラフィが高い相関を有する長い期間があり，この点は同じように活動する発生源があることを示唆している。

波の研究において十分に対処されていない問題である。単一チャンネルの時間領域の解析の場合と同様に，単一チャンネルの周波数領域の解析も基準電極に依存する。

単一電極マップとウェーブレット

脳波や事象関連電位データのウェーブレット解析は急速に一般化してきた。その理由は，神経認知過程に伴って起こると仮定される一過性の神経発振の概念を表現できるからである。誘発電位の単一試行におけるウェーブレット変換を計算し，ウェーブレットの包絡線を平均化することにより，刺激の前後に起こる発振の事象を同定することが可能となるが，それは時間に関する一定のジッター（信号の時間的ずれ）を有し，各試行を平均するときに打ち消される。平均化による信号の打ち消しは，発振の周波数が高くなればなるほど，時間におけるジッターが大きくなればなるほど，顕著となる。時間に関するジッターは刺激後の時間帯に増す可能性があるので，典型的な事象関連電位における事象の頻度は刺激後の潜時を短縮させる。このことはウェーブレット解析とウェーブレット包絡線の平均化により回避することができる。ウェーブレット包絡線の使用は，周波数解析における振幅やパワーの使用と同じ制約を含んでいる。つまり，データの極性に関する情報が失われ，逆問題解の適応に限界があり，結果

は基準電極に依存する。

空間係数とデルタ関数辞書

　脳波と事象関連電位のデータから生理学的に意味のある成分を分離するために，空間主成分[4,5,10]と独立成分を用いてきた研究の一分野がある。この解析法は，関心成分がデータの残りの部分と関連性がないか，独立しているとみなす理由があるのならばよく機能するが，この点について論じることはしばしば困難である。時間領域の脳波データの空間主成分は空間的同期性や複雑性オメガと呼ばれる複雑性の成分を導く，脳波データの分散の分布を定量するためにも用いられてきた（第9章参照）。

空間係数と正弦波辞書

　時間領域の脳波データにおけるものと同様に，空間主成分は周波数領域の脳波において，空間的同期性と複雑性を検討するために用いることが可能である。周波数領域の脳波において，各周波数における分散は信号の正弦あるいは余弦によって完全に規定されるので，周波数の区分ごとに2つの空間主成分しか得られない。第1主成分は分散の主要な分布を得るために用いることが可能である一方で，2つの要素にわたる分散の分布は同期性の指標となる。それは包括的空間同期性（global field synchronization；GFS）と呼ばれ，その詳細は第7章で議論される。

空間係数とウェーブレット

　脳波を分離するために複雑なガボール関数が用いられた場合，その結果は各周波数と時間窓に関して正弦と余弦の部分を含んでいる。周波数領域の解析と同様に，時間と周波数に関するGFSが計算可能で，時間と周波数の関数として脳の処理過程の包括的な同期の指標をもたらす。

空間的クラスターとデルタ関数（マイクロステート）

　脳波と事象関連電位データの時間軸におけるトポグラフィの変化を解析する際に，それらが時間経過とともに持続的に変化するのではなく，わずかしか変化しない期間が継続し，わずかな時間の変化により分割されるということが明らかである。このことは，データセットの全ての時間ポイントの間の空間的相関のマトリックス（第6章）によってよく図示され，そのマトリックスでは通常，強い相関のある全てのマップによって区切られる期間が表される（図5.6）。

　全てのマップが強い相関を示す期間，そのデータのトポグラフィはほとんど変化せず，その期間において発生源が変化するという証拠はほとんどない。そしてそのことは，脳の機能的状態が安定を保つことを示唆している。そのようなデータから，各状態は一定の期間継続し，他の状態とは時間的に重なりあうことのない一連の状態があるということを示している。

　このような力学は，クラスター分析によってよくとらえることができ，そこでは各要素（この場合，時間の各瞬間）が1つのクラスターとして独占的に割り当てられる。各クラスターは，そのクラスターが観察された期間に同時に賦活された発生源の全体的効果の代表を表している。

　安定したトポグラフィの期間は，マイクロステートと呼ばれるマップの類似性に関するいくつかの分類基準によって同定される。事象関連電位データにおいては，情報処理過程の特定の段階に関連する空間的に特定された成分の期間を同定するのに有用である。マイクロステート分析の詳細な説明は第6章で行われる。

空間的クラスターと正弦波辞書

　特定の周波数におけるいくつかの発生源の発振に関する署名としてパワーマップを採用することで，周波数帯域のデータ自体により既定された同定が可能である。また，それ自身の類似性による周波数全体のパワーマップのクラスターを開始することができる。この手法に関する異論はある

が，わずかであるが用いられている[27]。

空間的クラスターとウェーブレット

多チャンネル脳波と事象関連電位データがウェーブレットを用いて分離されたとき，各データにおける発振は，時間と周波数の重なり合う，1つあるいはそれ以上のウェーブレットによって説明される。仮にいくつかのウェーブレットが同じ事象（例えば同じ発生源）を説明するのであれば，電極全体で同じ空間分布を持たなければならない。従って，同じ処理過程を説明するウェーブレットは空間クラスターを用いて同定することが可能である。つまり，同じクラスターに分類されるウェーブレットは，脳内の同じあるいは類似の処理過程を表している。空間的クラスターに用いる手法をウェーブレット変換したデータに用いることは可能であるが[28,29]，それが系統だって用いられることはまれである。

トポグラフィ成分認識とデルタ関数

時間領域におけるトポグラフィ成分認識（topographic component recognition；TCR）は，しばしば時間領域の空間的クラスター解析と組み合わせて用いられる。クラスターのアルゴリズムによって同定されるトポグラフィは，個々の事象関連電位の鋳型として用いられ，それが個々のマイクロステートの開始と終了の潜時を評価し統計的に比較する際に用いることが可能である。このTCR法は，マイクロステート解析との組み合わせで，第6章においてさらに議論される。

時間および周波数における逆問題解の分布

時間および周波数における逆解の分布の見解については第3章参照。

まとめ

データからどのような特徴を得られるかを規定する特定の手法の選択が可能で，概念的な枠組みの中で結果が表現される。しかし，選択された手法によって示される仮説は批判的に議論されなければならない。ここで示された解析手法の2次元的な表は，時間的力学についての仮説に対する議論と，データの空間分布についての仮説に対する議論を分ける手助けとなる。

歴史的な経緯から，数学的に単純で経験的な辞書とトポグラフィから，時として入念に練られた統計的あるいは物理的モデルに基づくより複雑な辞書やトポグラフィへと進む傾向にあることが明白である。

第6章
時間領域の脳波ニューロイメージング

Christoph M. Michel, Thomas Koenig and Daniel Brandeis

背景脳波の空間解析

安静状態と神経認知ネットワーク

「脳機能のデフォルトモード」と題した論文の掲載が，脳の機能的イメージングデータを観察する新たな手法の始まりであった[1]。このPETを用いた検討では，様々な課題遂行の際に，ベースラインと比べ脳の賦活が減少することが一貫して観察されると報告している。この非活性化は，安静時に活動している脳機能のデフォルトモードが課題遂行によって抑制されたためと推察される。すなわち，安静状態のもとでは，いくつかの脳の領域が非常に組織化され，本質的な脳活動を行っている。この検討による示唆が，その後数多くの安静状態における脳のイメージング研究をもたらし，この本質的な脳活動の検討が，脳がいかに機能しているかを理解するために不可欠である，という結論を導き出した[2,3]。

脳が安静時に活動しているという事実は，様々な脳波の記録から以前よりよく知られていた。睡眠―覚醒における脳波の経時的変化において，脳の異なった状態が異なった周波数帯域や脳領域での典型的な自発振動のパターンによって特徴づけられる[4]。最も良い実例は異なった睡眠段階で展開される振動パターンであるが，脳波の振動パターンの覚醒状態における特徴もよく述べられている（詳細は第1章参照）。電気的脳活動によって定義される脳のデフォルト状態についての包括的な総説としてGyörgy Buzsakiによる最近の著書が強く勧められる[5]。その著書の中では，脳のデフォルト状態を脳全体としてのみならず，局所の細胞レベルでどのようにして電気生理学的手法を用いて測定することができるか示されている。また，Helmut Laufsらは，背景脳波の自発振動がどこでなされているかについて，fMRIにより計測された血流反応と背景脳波の相関をみるいくつかの優れた検討を行なっている[6-8]。これらの検討は，MRIのスキャナーの中で脳波を記録し，MRIによって生じる傾斜磁場やパルス信号のアーチファクトを除去する洗練されたアルゴリズムの実用化などによって可能となった（詳細は第10章参照）。それらの手法を用いることによってLaufsら[7,8]は，Raichleらによって示された本質的なデフォルトモードネットワークが，異なった周波数帯域の脳波パワーと相関があるということを示した。それによって，異なった周波数の脳波が，特徴的な反応特性を示すfMRI活動の分布パターンと明瞭な相関を示した。結論として，脳波は他のイメージング手法と同様に脳の安静状態を計測でき，脳波が有するより高い時間解像度により，他のイメージング手法以上に脳の安静状態における短時間の変動を検討することが可能である。

脳は決して休むことはなく，たとえ意識的に想起されることはなくとも自発的な精神活動が絶え間なく続いているということは明らかである。これらの自発的な認知活動や白日夢は，機能的脳機能イメージング研究において観察される安静状態の活動を，少なくとも部分的に表している可能性がある。複雑な精神活動は，個々の機能的な働きを有する脳皮質領域に存在する神経グループを結びつける大規模なネットワークによって行われているということが，繰り返し示されてきた[9-11]。これらの大規模な神経ネットワークは，努力や注意を要する課題遂行時のみならず，自発的な精神活動時，つまり刺激とは独立した意識的な思考においても賦活化されるとみなすのが道理にかなっている。また，これらの大規模な神経ネットワークは，多数の局所的な個々の神経処理活動を物理的に統合し，別個の時間空間的な活動パターンを形成する。また，このことが皮質に分布した一連の神経ニューロンからなる神経的作業スペースに一致すると考えられる[12-16]。この著者らは，神経的作業スペースが意識的な精神活動の基本的な代表であると提唱している。

　しかしながら，そのような大規模な神経認知ネットワークは，その一瞬一瞬の認知・思考に応じて柔軟にそして速やかに変化しなければならない[9]。従って，そのネットワークは1秒未満の時間スケールで，異なった空間パターン配置に再編されることを要求する[17]。そのようなネットワーク機能の1秒未満の変化は，数秒やそれ以上の時間幅で機能する血流や代謝を用いた機能イメージングでは検討することができず，数秒以上の活動を集約する通常の脳波の周波数パワー分析によってもとらえられない。より適した手段は多チャンネル脳波の空間分析で，その理由は，ミリ秒の時間解像度でどの瞬間の大規模な神経ネットワークの活動をも測定することが可能であるからである。

　これまでに広く議論されてきたが，大規模な神経ネットワークの時間的な協調と組織化は，安定性と可塑性を兼ね備えなければならない[18]。その議論の中心は，認知処理過程は一定の単位や期間で行われるのか，それとも神経活動の継続的な流れとして特徴づけられるのか，というものである[19]。特に，神経認知ネットワークが一連のおおむね安定した等位状態を経て展開するという提唱を支持することに対して，数多くの論争がある（この議論に関してはBressler & Tognali[17]を参照）。上記で議論された神経作業スペースモデルでは，首尾一貫した活動が一定の期間続き，急峻な変化によって分割されると提唱される。そして，そのような唯一の作業空間がどの時間においても賦活している[13,15]。このようなモデルは，これ以降の解説で述べられる脳の機能的マイクロステートの観察に適切に当てはまる（Changeux & Michel[20]参照）。

脳の機能的マイクロステート

　自発脳波の一連の頭皮上マップの時間的変化を観察した際の印象的な特徴は，トポグラフィの形態が時間経過とともにランダムに継続的に変化するのではないということである。電位マップの形態はある一定の時間定状を保ち，その後新しい形態に非常に急峻に変化し，その形態を再度一定の時間定状を保つ（図6.1）。すなわち，1つの形状から次の形状へのゆっくりとした変化はなく，急峻な変化によって電気的に安定した個々のセグメントに分けられる。安定した形態を保持する期間内で電場の強さは増減するが，トポグラフィは安定を保つ。この基本的な観察はDietrich Lehmannらによる記述が最初である[21]。彼らはこれらの安定した電場の形態が，情報処理過程の特定の「段階」や「内容」を反映している，つまり，「思考の原子（最小単位）」[22,23]として，意識の内容を形作る基本的なブロックであると提唱し，機能的マイクロステートと命名した。つまり，安定した頭皮上の電位トポグラフィの期間として表現される「**機能的マイクロステート**」は，意識の内容を形成する基本的なブロックの，神経的な実行を反映していると考えらえる。

　換言するならば，機能的マイクロステートは，上記で議論した（詳細な議論はBaars[13]，Fingelkurts[19]，Changeux & Michel[20]，John[24]を参照）全脳規模での包括的な「意識」統合の1過程の電気生理学的な相関とみなすことができる。この仮説を支持するものとして，被験者が合図の

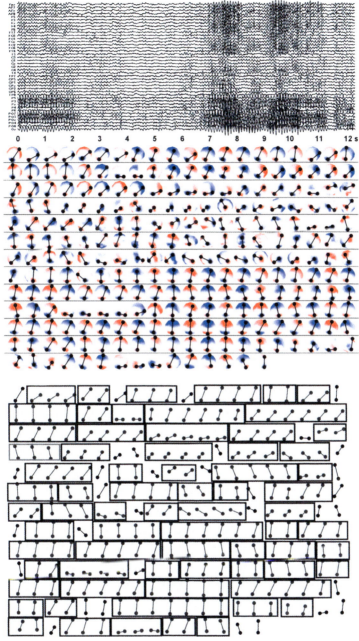

図 6.1 自発脳波における時系列におけるトポグラフィの安定性に関する提示。
　　　上段の図：12 秒間の 42 チャンネルの閉眼時の自発脳波。
　　　中段の図：12 秒間の連続した頭皮上マップ。GFP 頂点のマップのみ（およそ 40-50 ミリ秒間隔）が示
　　　　　　　　されている。マップの陽性領域と陰性領域の最大ポイントが線で結ばれて表示されている。
　　　下段の図：陽性領域と陰性領域の最大ポイントのみが示され，それらの位置の安定した期間，つまりトポ
　　　　　　　　グラフィの安定性を示している。それらの期間は四角のラインで囲われ灰色に塗られている。
　　　　　　　　それらが各々異なった持続時間と素早い変化を示すことに着目。

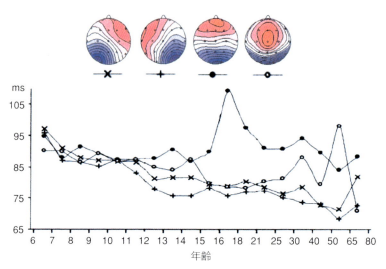

図6.2 496名の異なる年齢における自発脳波のマイクロステート分析。
4つの優位なマイクロステートのマップが上方に図示されている。下方のグラフに，年齢ごとの各々のマイクロステートの持続時間が示されている。マイクロステートの平均持続時間は80-100ミリ秒であった。青年期に1つのマイクロステートの持続時間が優勢となる。(Koenigら[26]の許可のもと掲載)

シグナルの提示の後に自発的な意識体験を想起するように指示された研究がある[25]。被験者の報告はイメージ的なものと抽象的な思考に分類され，合図のすぐ直前のマイクロステートのトポグラフィがその2つの思考の間で有意に異なっていたということが示された。そしてこのことは，マイクロステートがその瞬間の精神活動をよく反映していることを示唆した。

自発脳波の機能的マイクロステートはおよそ100ミリ秒持続する。6歳から80歳までの約500名の包括的な検討では，平均のマイクロステートの持続時間は80-150ミリ秒で[26]，より少人数での初期の検討を裏付けた[25,27]。持続時間は小児でやや長く，青年期に安定化する（図6.2参照）[26]。この約100ミリ秒の持続時間は，意識体験の全体的なエピソードの電気生理学的表現として，改めて良い候補として挙げられる。連続して提示された刺激が80ミリ秒以内に提示された場合には，被験者が別々の刺激として分離して感知することができず[28]，1つの刺激が100ミリ秒より短い潜時で提示されたとき，他の刺激によってマスクされる[29,30]という知見によっても支持される。

機能的マイクロステートのトポグラフィは非常にシンプルで，異なった検討でも全て似通っている。そして，ほんの4から8のクラスの別個のトポグラフィが，大半のデータを説明するのに必要とされるに過ぎない[27,31]。

自発脳波の機能的マイクロステートの構造が，年齢や，薬物や，病理や，特定の心理状態によってどのような影響を受けるかについて，様々な検討がなされてきた。検討されたパラメーターは，マイクロステートの数，持続時間，配列（時間経過によるマイクロステートの配列の規則）などである。統合失調症患者は，マイクロステートの数の減少と，いくつかのクラスのマイクロステートの短縮を認め[32-34]，治療薬の服用により改善した[35]。うつ病患者は，マイクロステートの短縮と繰り返しの増加を示した[36]。アルツハイマー型認知症患者の脳波は，マイクロステートの短縮と前頭部に最大陽性領域を有するトポグラフィの追加による種類の増加で特徴づけられた[37,38]。健常者では，抗うつ薬であるスルピリド（sulpiride）がマイクロステートの延長をもたらした一方，鎮静と抗不安薬であるジアゼパム（diazepam）はマイクロステートの変化をもたらした[39]。Katayamaらは[40]，深催眠により，あるクラスのマイクロステートの短縮と他のクラスのマイクロステートの延長を示した。

最も興味深いのは，近年Lehmannらによって

検討された，統合失調症患者で最初のエピソードの未服薬状態での，連続したマイクロステートの配列の障害を示した報告である[41]。この報告は，マイクロステートの配列が決定的な意味を持ち，整合性のある「心理の地図」と提案するもので，非常に魅力的である。仮に各々のマイクロステートが一定の情報処理のステップを反映しているのであるならば，それらのステップの連続すなわち配列が，正しい言葉の配列が適切な文を形成するために必要とされ，理解可能な物語を作るためにいくつかの正しい文が必要とされるのと同じように，心理過程全体の適切性を規定していると考えられる。以上より，自発的な機能的マイクロステートの配列の検討が，人間の思考を理解するための最も有望なツールである，というのが我々の見解である。

自発脳波のマイクロステートの分析法

自発脳波の連続マップのマイクロステートの時間的配列を決定する様々な手法が過去に用いられてきた。1990年代になされた多くの検討は，その瞬間の頭皮上マップのトポグラフィを表現するために，第2章で述べられた記述子を用いた。すなわち，2次元あるいは3次元の電極空間における陰性・陽性extremeあるいは，陰性・陽性centroidの位置である。そして，それらの頭皮上マップの記述子の時間経過に伴う軌道曲線が観察された。その記述子の周囲に一定の空間windowを規定することにより，記述子の位置が有意に変化する瞬間が同定され，windowの境界として規定された[27,31,42]。

Pascual-Marquiらは，包括的なマップ相違性，すなわちマップ間の空間的相関の計算に基づく統計的アプローチを提唱した（第2章参照）[43]。このパラメーターが，継時的なマップを高い空間的相関に基づいて取りまとめ，データの分散を説明するのに最も適切な，代表的なトポグラフィのクラスターの数を規定するために使われた。さらにそれに引き続くステップとして，反復ネスト法に含まれるk平均法を修正したクラスター分析が提唱された（詳細な説明は文献44も参照）。

まず原データから，最初のプロトタイプ・マップとして予め設定された数のマップを無作為に選択する。次いで，おのおののプロトタイプ・マップがオリジナルのマップ全てと比較され，それぞれの時間ポイントがどのプロトタイプ・マップに属しているかラベルされる（第2章の空間的相関についての段落参照）。同じプロトタイプ・マップとしてラベルされた全てのマップが平均化され，新しい（統合的な）プロトタイプ・マップが形成される。このプロトタイプ・マップの統合的な質は，統合的分散弁明尺度（global explained variance；GEV）を算出することによって規定される。このGEVは，その瞬間のGFP（global field power）によって重みづけされた分散弁明尺度（空間的相関の二乗）の総和である。新たに構成されたプロトタイプ・マップが再度原データに当てはめられ，一連のマップが再ラベルされる。そして，新たな平均化マップが規定され，再度GEVが算出される。再ラベル化はGEVが限界に収束するまで繰り返される。この過程が終了したら，このデータから新たに選択されたマップについて全ての過程が繰り返される。数百回に及ぶ繰り返しとは無関係に，最大のGEVを有するプロトタイプ・マップは維持される。最終的に，プロトタイプ・マップの数の増加に伴ってこの処理が再度行なわれる。この反復処理過程を図6.3に図説する。最終的な問題は，与えられたデータを説明するのに最も適切なプロトタイプ・マップの数に関するものである。Pascual-Marquiらの論文[13]では，GEVと自由度の関係を最適化する交差検証尺度を提唱している。また，適切なクラスター数を規定する他の尺度も使用可能である（例：Murrayらの論文[44]で紹介されているKrzanowski-Lai尺度）。

クラスター分析を用いたいくつかの代替法によっても，一連のマップにおける最も優位な構成要素を規定することが可能である。例えば，凝集型階層クラスタリング法や[44]，主成分分析法や[45-47]，独立成分分析法や[48,49]，我々が以下の単一試行分析の項で議論する混合正規分布アルゴリズムなどが挙げられる。マイクロステートを用いたアプローチ法における決定的な側面は，複数の優位なマップが選択されるのではなく，ある一

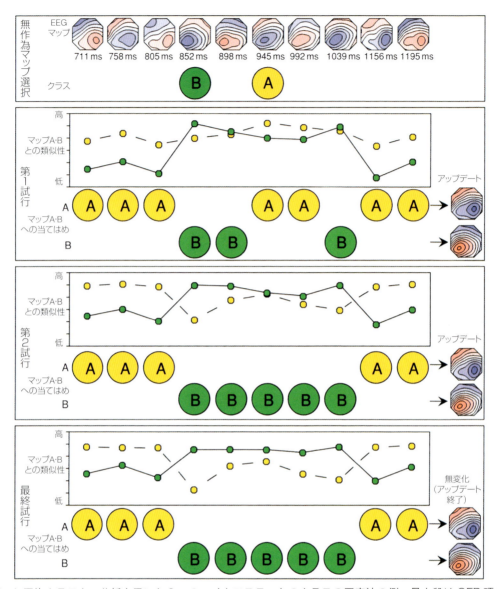

図 6.3 k 平均クラスター分析を用いた 2 つのマイクロステートのクラスの同定法の例。最上段は GFP 頂点で認められた 10 のマップからなる解析データを提示している。この中から，最初のマイクロステートのプロトタイプ・マップとして，無作為に 2 つのマップ A とマップ B が選択される。第 2 段の図に示す最初の解析では，空間的相関の二乗を用いて，全体のデータにおけるプロトタイプ・マップとの類似性を求める。原データの各々のマップは緑色と黄色の○で表される，最も当てはまるマイクロステートのマップに割り当てられる。次いで，各々のマイクロステートに割り当てられたマップ全ての空間的主成分を求めることによって，マイクロステートのプロトタイプ・マップが更新される。マイクロステートのマップの割り当てと再計算が繰り返される（第 2・第 3 の解析）。この解析は，割り当ての変化がもはや認められなくなるまで繰り返される（最下段）。結果は最初の無作為のマップの選択に依存するため，全体の過程が数回繰り返され，全体的に適合する最善の解が確保される（Koenig ら[33] の許可のもと改変）

時点に唯一の形態のマップが仮定され，各々のマイクロステートのコンポーネントが重なり合うことがないというものである。この仮定はラベル化の過程で実行され，各々の時間フレームは，最も相関が高い唯一のプロトタイプ・マップにラベルされる。

この 1 つか無かのラベル化の過程により，きわめて構造化された連続した時間的変化がもたらされるという点に注目することが重要である。すなわち，各々のプロトタイプ・マップが一定の時間

第 6 章　時間領域の脳波ニューロイメージング

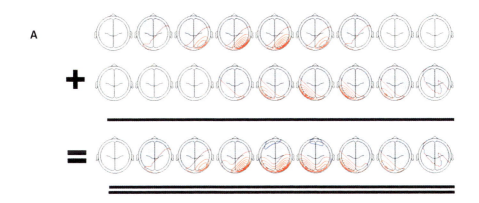

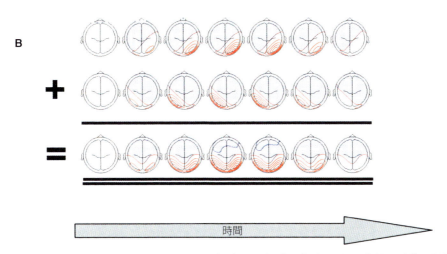

図 6.4　頭皮上分布の時間的安定性における異なった脳領域の（A）非同期性（B）同期性の活動の影響を図示したモデル。
　　AB 両方のモデルにおいて，上段に示す図は一定時間活動する右後頭葉皮質の発生源に関連する頭皮上分布を示し，中段の図は，同じ時間帯に左後頭葉皮質の発生源に関連する頭皮上分布を示す。下段の図は両者の発生源の活動の結果形成される各時点における頭皮上分布，すなわち 2 つの発生源の頭皮上分布の合算を示す。
　　A のモデルでは，左側の発生源の活動に先行して右側の発生源の活動が示されている。両方の発生源から形成されるマップは，右の発生源によって主に形成される頭皮上分布から，両者の発生源の混合を示す頭皮上分布を経て，右の発生源によって主に形成される頭皮上分布に連続的な変化を示す。
　　B のモデルでは，同じ時間に両方の発生源のピークを認める。そのため，両者の発生源の活動の結果形成されるマップは常に両者のマップの混合を示し，時間経過とともに形状の変化をきたさない。脳波の発生源の時間的連合は実際のデータにおけるマイクロステートの観察で導き出される仮定のメカニズムである。このモデルは，双極子シュミレーター・ソフトを用いて作られた。

現れ，プロトタイプ・マップはでたらめに現れることはない。この結果は，個別の機能的な過程を表す，連続した機能的マイクロステートの概念を支持する。また，機能的マイクロステートのモデルは，精神活動の際に，脳の単一の領域がある一時点において活性化されるのではなく，連続した過程によるという点に基づいている，という点に注目することが重要である。与えられたマイクロステートの期間内に多くの異なった脳の領域が賦活化され，多くの脳の領域がいくつかの状態で共通している。しかし，同時に賦活化された脳のすべての神経集団は，与えられたある一時点において頭皮上に唯一の包括的な電位マップを形成する。すなわち，この包括的な電位マップは，同時

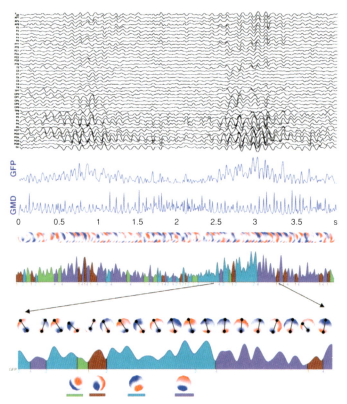

図 6.5 自発脳波の k 平均クラスター分析。上段は，4 秒からなる閉眼時の 42 チャンネルから記録された脳波の各々の波形を示す。その下の 2 つの波形は，GFP（global field power）と GMD（global map dissimilarity）を示す。GFP が高値の際 GMD が低値を示し，GFP が低値の際にはその逆を示すことに注目。その下に示される一連の重なり合ったマップの図は，k 平均クラスター分析の結果である。交差検定によって，この期間を最もよく表す 4 つのクラスター・マップが同定された。その各々のマップは一定の期間持続する。それらの期間には時として 1 つの GFP 頂点しか含まれないが，多くの場合いくつかの GFP 頂点を含む。このことが各々の GFP 頂点におけるマップとそのマップの陽性領域と陰性領域の最大ポイントを併記した拡大図として下段に示されている。各々の GFP 頂点で極性が逆転するが，トポグラフィの形状は変化しない点に注目。優位な脳波の周波数とマイクロステートの境界には明らかな関連性は認められない。

に賦活化された脳のすべての処理過程の表現型である。仮に，2 つかそれ以上の処理過程が同時に，同じ周波数や位相で賦活されるのであれば，これらを独立して行うことは不自然である。それとは反対に，これらの処理過程は，確定した相互作用によるものと考えるのが自然である。従って，相互に作用する異なった情報過程は，単一の頭皮上のトポグラフィによって代表される単一の追加過程としてみなされる。つまり，この議論から推定される点は，分離される処理過程がオーバーラップしないというものである。図 6.4 は，2 つの発生源が時間的に移動したときではなく，同時に賦活化されたときにトポグラフィが安定するという点について図示している。

より一般的な誘発電位に対する適用と比べて，自発脳波にクラスター分析を用いた際にはいくつかの特殊性がある（以下を参照）。最も重要な点は，自発脳波ではマップの極性が無視されるということである。自発脳波の振動は，少なくとも局所の神経ループにおける興奮性・抑制性神経の反復する相互作用に基づき，両方の極性の電場を形成する極性振動をする，双極子の発生源により導き出される。実際，GFP ピークにおける連続したマップは，類似した等電位の形態をとるが極性が逆転する[27,50]。我々は電場のトポグラフィの変化に興味があるので（発生源の形態の変化を含む），それらの極性の振動は関係ないとみなされる。形式上，極性は空間的な相関係数の符号を取

り去ることによって（例：それらを二乗することにより）無視される。マップのクラスターを最もよく代表するマップは，クラスターに属する全てのマップの第一主成分と一致する。自発脳波のマイクロステート分割の結果は図6.5に図示されている。その図では，与えられたマイクロステートが，トポグラフィの形状は類似しているが極性を反転させたものが包含されうるという点が示されている。

もう1つの特殊性として，自発脳波が分割される際には，特にフィルター処理をされていない脳波の場合に，低い信号雑音比（SN比）の数多くのマップが得られてしまうことが挙げられる。これらの2つの問題を解決するために，最大のGFP値をとる時点にだけデータを減らすことが推奨されてきた。そうすることによる2つの利点が挙げられる。第1に，最大のGFPにおけるマップは最も高いSN比を有する。そして，それらは脳波振動の最大の振幅を表している。第2に，マップのトポグラフィは最大のGFPの前後で安定化し，最低のGFPの前後で極性を反転しトポグラフィを変化する傾向にある。この点も図6.5に見て取ることができる。脳波の波形の下に提示されたGFP波形では，GFPが脳波振動の周期性に従っていることが示されている。相違性はGFPと逆相関を示す。相違性は高GFPの際に低値を示し，低GFPの時点にピークを有する。結果的に，k平均クラスター分析を用いたマイクロステートの分割は高GFPの間は安定化し，低GFPの際に変化をするという区分を示す。図6.1における12秒の脳波の分析でなされたように，自発脳波の長い期間のマイクロステート分割のために，GFP頂点にデータを減じることが理に適っている。

誘発電位の空間解析

特異的な外部のイベントに対して時間的に同期する脳波を平均化することで，相対的に固定した潜時と振幅を有する特徴的な電位変動が得られ，誘発電位（evoked potential；EP）や事象関連電位（event-related potential；ERP）と呼ばれる。数多くの包括的な教科書が記録法，解析法，臨床応用[51,52]および心理研究[53,54]について記述している。

事象関連電位は，伝統的に一定の潜時や一定の電極位置における陽性あるいは陰性への偏倚による波形の特徴に従って記述され，それらはコンポーネントと呼ばれる。コンポーネントの機能的意義は，刺激の特徴や課題の要求といった実験の変数に対する感受性から決定される。こうして，事象関連電位の各コンポーネントは，その形状や頭皮上分布や実験変数に対する感受性によって定義される[55]。この分類による定義に基づいて，様々な種類のコンポーネントが提唱され，それには，その潜時と極性に基づくもの（例：P100），その頭皮上の部位によるもの（例：早期の左前頭部の陰性波），その機能的特異性によるもの（ミスマッチ陰性電位）などが挙げられる。

多チャンネル事象関連電位記録が発展し幅広く利用されるようなり，その伝統的な定義に異議が唱えられている。つまり，波形の形状は記録電極の位置のみならず基準電極の位置にも強く依存するためである（第2章参照，Murrayら[44]，Michelら[56]も参照）。同様に，同じ潜時で明瞭な「コンポーネント」を示すのは1つの電極だけではなく，時として実験の変数により独立に変化するので，実際の結果を集約するのは容易ではない。あるコンポーネントは，同じ潜時に同定されるが，対極の極性でかつ異なる電極において最大振幅を呈することが時としてあるために，混乱をもたらすことが予想される。それらのコンポーネントは，脳の異なった2つの領域に発生源を有すると説明することが可能であるが，同様に1つの双極子の容積伝導活動による相対する極を反映しているにすぎないともいえる。

そのような混乱を避けるために，多くの研究では多チャンネル記録から得られる全ての情報を取り入れるのではなく，ある特定の「重要な」電極のみを選択し，関心のある成分を同定するのに最適であるとされている一定の「予期される」潜時での振幅を解析している。この事前選択によるアプローチは，既存の論文との比較を容易にする一方，多チャンネル記録がもたらしうる追加情報の優位性を全て得ることができない。

コンポーネントを一定の電極での波形の頂点と

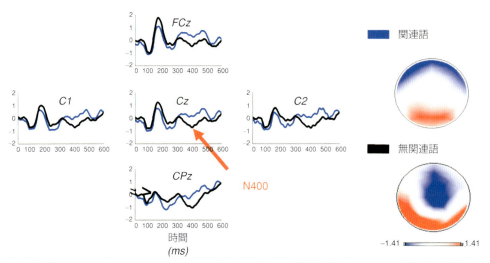

図 6.6　意味的プライミング課題による事象関連電位の通常の波形解析。中心部の4つの電極より得られた事象関連電位波形が提示されている。関連語による波形を青，無関連語による波形を黒で示す。N400 成分である 400 ミリ秒前後の明確な陰性電位が無関連語において認められる。両方の条件におけるこの期間の前後の平均マップでは，N400 成分が同じマップの単なる振幅の増大ではなく全く異なるトポグラフィを示していることが分かる。

して同定する度量の狭い手法の代替法として，連続した誘発電位マップによって事象関連電位を特徴づけ，与えられた時点あるいは一定の期間における電場の特定の分布として同定する手法がある。このアプローチの基本的な裏付けは生物物理学的な事実に基づいている。それによると，頭皮上の電場分布の異なるトポグラフィは，頭蓋内の発生源の異なる分布によってもたらされると考えられる[57,58]。したがって，異なった発生源の分布が，少なくとも脳の部分的に異なった機能状態を反映する。結果として，経時的あるいは条件間のマップの形状の差は，賦活された機能的な処理過程の差を示唆する。

以下の項では，多チャンネル事象関連電位データを解析する際の異なった手法について概説し，それらの優位性と限界について議論する。その最後には，それらの手法を用いて解析した実際のデータを図示する。そのデータは，12 名の被験者に対してコンピュータ画面に 2 組の単語を連続して提示し，それらの単語が異味的に関連しているか否かをボタン押しにて判断する明示的意味判断課題を用い，頭皮上の 41 チャンネルから記録したものである[59,60]。

多チャンネル波形解析

過去の文献によると，意味的に逸脱した単語により，刺激提示から 400 ミリ秒前後に頭頂部の陰性の振れを呈する，いわゆる N400 と呼ばれる事象関連電位の成分が誘発される[61]。通常の波形解析では，中心部の電極部位における 400 ミリ秒前後の時間窓における関連・無関連の単語の事象関連電位間の振幅を比較することによって，我々のデータにおける N400 の出現を検討するであろう。実際この解析では，この潜時幅において平均基準電極をもとに計測した場合，関連性のある単語に対して，無関連性の単語において中心部の電極で有意に陰性の電位を呈する（図 6.6）。

しかし，ある一定の電極と時間窓を限定した分析ではなく，振幅の比較を全ての電極と時間ポイントに展開することが可能である[62-64]。それに関してはパラメトリック（t 検定）あるいはノンパラメトリック（無作為検定）の手法を用いることができる。この包括的な探索的統計解析が図 6.7A に図示されている。それにより 400 ミリ秒前後の長い期間で振幅の有意な差が見られ，N400 の効果が確認される。全ての電極に分析を展開することによって，その効果が中心部の電極のみならず，従来の制限された解析では含まれて

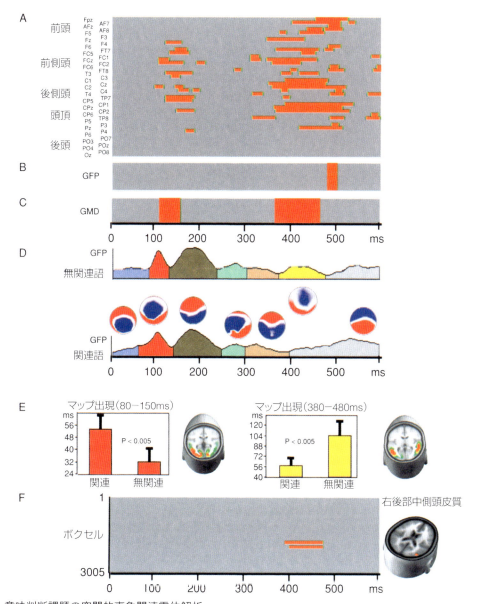

図6.7 意味判断課題の空間的事象関連電位解析。
A. 異味的に関連した単語と無関連の単語により誘発される事象関連電位の間の，41チャンネルの電極および各時間ポイントにおける振幅のt検定の結果。
B. GFP（global field power）による単一のt検定で示されるマップの強度に有意な差がみられる時間帯域。
C. GMD（global map dissimilarity）の2条件間の無作為検定はトポグラフィの形状が有意に異なる期間を示した（N＝12，少なくとも20ミリ秒間にわたってP＜0.05を示す）。
D. 空間的k平均クラスター分析を用いたマイクロステートの分割。安定したトポグラフィが続く期間が2条件のGFP曲線の下に色分けして示されている。同じ色は同じマップを表している。
E. 総加算データで規定されたクラスター・マップを各々の被験者に当てはめ，2条件間のマップの出現の差を検定した結果。単語提示後120-150ミリ秒のP100マップは関連語の事象関連電位において有意に長く出現し，単語提示後380-480ミリ秒のN400マップは無関連語の事象関連電位において有意に長く出現していた。統計結果のグラフの横の脳イメージは，線形逆解法（LAURA）により求められた発生源の分布の最大活動部位を示している。
F. 各ボクセルと各時間ポイントの逆解における統計的パラメトリックマッピング。無関連語における有意に強い活動が右後部中側頭皮質において400-500ミリ秒で認められた。

いなかった他の電極においても見られた。また，全ての時間ポイントへ分析を展開した場合，多くの電極，特に頭頂部と中心部の電極において，120-150ミリ秒のより早期の潜時帯域で関連語と無関連語の間に差を認めた。この効果は，より後期の潜時帯域に限定された解析においては当然分からなかった。また，その差は，解析がコンポーネントの頂点に限定された場合，実際その差が認められるのが2つのコンポーネントの間（P100とN160のコンポーネント間）で有意であるため，認めることができなかった。さらにその差は，Rossellら[65]が提唱する40ミリ秒といった，長い時間幅を採用した場合には，有意差が得られなくなってしまう。実際，それらの著者はこの関連語と無関連語の事象関連電位の早期成分において少数の電極での差を認めたが，その効果がN400の時間の基準に一致しなかったため，それ以上の検討がなされなかった。

この振幅の解析は，データ全体の簡明な要約となるが，いくつかの重大な限界を有している。第1に（第2章で述べられているように），その解析は全面的に基準電極に依存している。そのため，基準電極の変化により結果が著しく変化してしまう[44,56]。第2に，多数の統計処理（41電極×300時間ポイント）が多重検定の補正の問題を提起する。電極数と時間ポイントについてのボンフェローニの補正は非常に極端で，データが空間的にも時間的にも強い相関があるとみなすことができなくなってしまう。それほど厳格でない方法は，限定された時間での効果のみ受け入れるものである[65]。全てのチャンネルの振幅分析の第3の問題は，観察された効果が同一の発生源の包括的な振幅の変化によるものなのか，発生源の脳内での分布の変化によるものなのか，振幅とトポグラフィの差では区別ができないということである。1つのチャンネルでの振幅のテストにおけるもう1つの問題は，発生源が基準電極によって通常陽性と陰性の極を形成するということである。電極を1つの要素とし，実験の条件をもう1つの要素とした振幅の分散分析では，電極による実験条件の交互作用を検討する。従って主効果は，観察された効果を形成する発生源の1つの極か，基準電極に影響を受ける発生源のみを見ることになってしまう。無視できない最終的な問題は，潜時の偏倚が統計的な差をもたらしてしまうことである。例えば，同じ処理に関する過程が別々の条件で賦活された場合，それぞれの条件で潜時が変化してしまい，これにより時間空間的に有意な差が生じてしまう。

電場の強度とトポグラフィの解析

第2章では，Lehmann and Skrandies[66]によって最初に提唱された電位マップの2つの重要な包括的計測法，すなわちGFPとGMD（global map dissimilarity）が紹介されている。この包括的計測法は，各々の時間ポイントにおける2条件間の事象関連電位の電場強度ならびにトポグラフィの差を検討するのに用いることが可能である。GFPの差の検討は簡明で，ちょうど1つのチャンネルの波形に用いるのと同じパラメトリック（t検定）やノンパラメトリックの無作為検定に基づく検討が可能である。しかし，GMDを用いたトポグラフィの差の検討は，GMDが2つのマップ間の単一の距離の計測（各々のマップを代表する2つのベクトル間距離）であるため，各々の条件の別個の計測よりもやや複雑である。またGMDの検討では，各々の条件での平均や標準誤差を求めることができない。この問題を克服する方法は，GMD値に基づくノンパラメトリック無作為検定を行うことである。これは，以下の方法で行われる（Murrayら[44]も参照）。(1) 単一の被験者のマップを無作為に異なった実験条件に当てはめる（例：データの並べ替え），(2) 群平均の事象関連電位を再計算する，(3)「新たな」群平均の事象関連電位のGMD値を再計算して求める。n名の被験者による群平均の事象関連電位を用いてなされる並べ替えの数は，2^nとなる。次に，実際の群平均の事象関連電位からのGMD値が，理論的な分布が実際の群平均の事象関連電位によるGMDよりも高い値を有する可能性を定めるための理論的な分布値と比較される。この手順が各々の時間ポイントで繰り返される。被験者内の実験デザインでは，マップの並べ替えは同一被験者内で行われるが，群間比較においては，その並べ替えが被験者間で行われる。ここで記述された統計解析

は，2条件間の比較あるいは2群間の比較で有効である。また，多数の要素間の分散分析もトポグラフィの比較で行うことが可能である。トポグラフィのより詳細な統計解析についての説明は第8章を参照されたい。

自験データを用いたGFPとGMDの結果を図6.7B・Cに示す。それによると，早期の効果は電場強度の差によらずトポグラフィの差に基づいている一方，後期の効果は電場強度およびトポグラフィの両者の差に基づいていることが認められる。この解析は，前述の波形分析に比べていくつかの利点を有している。第1に，電場の空間的偏差に基づくため，基準電極に依存しないということである。第2に，GFPやGMDは全ての電極に基づく単一の計測値であり，多重検定による第一種過誤や過修正による第二種過誤をきたす傾向が少ないということである。そして第3に，トポグラフィの差，すなわちその背景に存在する発生源の差を区別することが可能で，類似のトポグラフィの電場強度の差を区別することが可能である。

しかしながら，各々の時間ポイントは依然として独立して検討されており，時間に関する多重検定の補正が必要とされる。最も多く用いられるのは，その期間に効果の有意性を保つ時間窓を定義することである。しかしながら，上記の波形分析の項で述べたのと同様の問題が提起される。すなわち，2条件間の潜時の偏倚がGFPとGMDの両者に有意な差を生じさせてしまう。そのため，自験例で両者の時間窓に有意なGMD効果が得られたとしても，それらの期間に無関連語と比較して関連語によって異なる神経処理過程が賦活されたのか，それともそれらの効果を引き起こす同様の処理過程の潜時の偏倚による差をみているのにすぎないのか，結論づけることはできない。

マイクロステート分析

我々はこれまでに，一連の背景脳波マップが短時間の変化で分割される安定したトポグラフィの連続期間，いわゆる機能的マイクロステートによって特徴づけられるということを観察し，進行中の脳波の各々のマイクロステートが情報処理過程の基本的な形成単位を代表しているということを提唱してきた。これらの安定したトポグラフィの連続期間は，加算平均を行った誘発電位でより明らかで，過去15年来数多くの研究で示されてきた[44,56,68]。誘発電位の時間経過をみると，低い包括的相違度と安定したトポグラフィの連続期間によって特徴づけられるということが明白である。安定したトポグラフィの期間中，マップの強度（GFP）が増減するのが典型的である。前述の自発脳波に関しては，トポグラフィはGFPが低値の際に変化するのが通常である（事象関連電位では必ずしもそうではない）。概して事象関連電位の原型のコンポーネント周囲ではマップが安定化する傾向にあるが，事象関連電位のいくつかの後期成分では2つかそれ以上のトポグラフィに分割される（早期と後期のN400マップの実証に関するBrandeisら[69]の例を参照）。

前述の自発脳波のマイクロステートの意義の観点から，誘発電位のおのおののマイクロステートは，知覚から反応へ導く一定の情報処理のステップを反映するということが提唱される。刺激に対する反応では，いくつかのパラレルな賦活が可能で，実際そのようであると考えられるが，異なった複雑さのレベルで情報の統合に関連する一定の情報処理の順に遂行されると考えられる。各々の統合のステップは一定の時間持続し，その結果，安定なトポグラフィの期間が認められる。

この誘発電位の一連のマップにおいて，非常に安定したマイクロステートが観察されるという点に基づいて，誘発電位においても前述の自発脳波の解析で述べられた空間的k平均クラスター分析を用いたマイクロステートの分割が非常に効果的に応用できる。従って，事象関連電位の一定の電極で連続して出現する頂点の代わりに，トポグラフィの観察上，連続して出現する事象関連電位のコンポーネントを定めるマイクロステート分割が推奨される。こうすることにより，波形の形態は頭皮上分布，すなわち，頭皮上の電場の空間的構造にのみ依存するようになるため，コンポーネントの属性を定義する必要はなくなる。つまり，空間的構造の異なりは，異なる頭蓋内の発生源の分布によってもたらされるからである[58]。そして，空間的に全く異なるマップは，もたらされる情報によって賦活される異なる大規模の神経ネッ

トワークを定義するものとして，事象関連電位を特徴づけることとなる。すなわち，事象関連電位のマイクロステート分析により，自発脳波と同様に各々の包括的なネットワークが一定の時間賦活され，次いで新しい安定したネットワークにより置き換えられると提唱される。これらの異なるネットワークは，通常数多くの賦活領域を有するが，各々の賦活領域の寄与は変化し，いくつかの領域は置き換えられ，またある領域はもはや活動せず，新たなトポグラフィが導き出される。

空間的クラスター分析は，与えられた事象関連電位の一連のマップにおいて最も優位なトポグラフィを弁別することを可能にし，空間的相関による適合により，それらのトポグラフィがデータのどの時点に存在するか明らかにすることができる[43,44]。結果的に，それらのトポグラフィの出現と消失，時間的順序，強度および持続時間に対する実験変数の影響を検討することが可能である[70]。

この点について分析した意味的プライミング実験のデータの実例を示す。まず，2つの条件の総加算マップに対してk平均クラスター分析を行なった。Krzanowski-Lai尺度[44]により，データを説明するのに適切なクラスターの数として7つのクラスターが同定され，その結果7つのプロトタイプ・マップが決定された。それらのマップが空間的相関によって原データに当てはめられ，双方の条件の同じ時間セグメントで，1つを除く全てのプロトタイプ・マップが認められた。その例外の1つのマップは，無関連語に対する事象関連電位にのみ認められ，その時間帯域は380-480ミリ秒であった。図6.7Dは，この事象関連電位のセグメントを，各々の条件のGFP曲線の下に色分けした領域として表している。同じ配色は同じプロトタイプ・マップを意味している。これらのセグメントの各々のマップも同図に示されている。この解析により，N400が同じコンポーネントの振幅の増大によるのではなく，独自のトポグラフィを有する独自のマイクロステートを代表しているということが示唆される。そしてこの点は，無関連語が付加的な機能的マイクロステート，すなわち付加的な情報処理過程を誘発したことを示唆している。この付加的な情報処理過程が，関連語と比較して無関連語において有意に長い反応時間をもたらすと仮定するのが，理にかなっている。

全ての電極と時間ポイントの最初の統計解析（図6.7A），ならびにGMD値に基づく無作為検定（図6.7C）は，120-150ミリ秒における条件間の2番目の差を示した。マイクロステート分析ではこの期間を代表するマップに差を認めなかったが，図6.7Dに示されるように，この初期の差は異なるタイプの効果による。つまり，無関連語に比べて関連語による事象関連電位で同じ形状のトポグラフィのマイクロステートが，より長い期間賦活されているということを示唆している。このマイクロステートはP100とN160成分の間の期間をカバーしている。

この総加算データにおけるマイクロステート分析で認められた2つの効果を，統計的に立証する必要がある。その1つの手段は，総加算データで規定されたクラスター・マップを，各々の被験者や各々の条件の単一の事象関連電位データに当てはめ，与えられた期間にどの被験者，あるいはどの条件で，どのマップが優位であるかを検定することである[70,71]。この手法はBrandeisらによりTCR（topographic component recognition）として提唱され[72]，与えられたコンポーネントのマップの潜時を規定するために用いられた。異なるパラメーターがこの当てはめの手続きによって規定され，次に条件間で統計的に比較検定することができる。例えば，得られたクラスター・マップが，ある条件の事象関連電位の変化の多くを説明することができるかどうか，他の条件と比べてより高頻度に出現するかどうか，異なった時間のセグメントあるいは異なった潜時の頂点に及ぶかどうかを決定することができる。多条件の実験デザインにおいては，これらのパラメーターを通常の分散分析を用いて検討することが可能である。

自験例においては，実際の統計解析によって2つの有意な変化を認めた。すなわち，マップ#2が無関連語に比べて関連語の事象関連電位データにおいて有意に長い時間存在し，マップ#6は関連語に比べて無関連語の事象関連電位データにおいてより長い時間存在していた。この結果は，総加算データで推察された知見を立証し，2つの

はっきりと異なる結論を導き出す．すなわち，単語提示後120-150ミリ秒の早期には，関連語は神経ネットワークの活動の延長をもたらし，それは単語の意味への視覚的アクセスと関連し，後期においては無関連語に附随した過程を誘発し，それは恐らく記憶の想起と附随した認知分析に関連していると考えられる．

上記に示すように，早期の変化は予め規定された電極でのコンポーネントの頂点に限定した解析では，見出されてこなかった．図6.4の波形上，この変化は「幅広い」コンポーネントとして観察され，その結果その後のコンポーネントの開始が遅延していることが観察される．

発生源の解析

空間的事象関連電位解析の最終ステップは，各々の異なったトポグラフィの発生源の推定である．以前の検討では，この発生源の解析が異なったレベルで行われてきた．第一のそして最も直接的な解析法は，異なった機能的マイクロステートを特徴づける各々のプロトタイプ・マップに発生源の局在を決定するアルゴリズムを適応することである（例としてMichelら[68]を参照）．ただし，プロトタイプ・マップが一定期間持続するマップを平均した「合成の」マップであるということに注意しなければならない．実際のデータにはこのトポグラフィと全く同じものは存在せず，このマップから推定された発生源は必ずしも実際のデータで賦活されたものと同一ではない．より慎重な方法は，マイクロステートが出現する期間において各被験者の逆問題解の空間分布を計算し，被験者ごとの逆問題解を平均化することである．この解析の結果は，有意な差を示した先行解析の2つのマイクロステート，すなわちP100とN400マイクロステートとして図6.7Eに示されている．最初のマップに関しては，この解析によって左半球に比べて右半球でより強く，下後頭回（Brodmann 19野）に活動を認めた．この領域は視覚性単語形状領野として報告されている[73]．次のN400マップは，中側頭回（Brodmann 22野）の両側性の強い活動を示した．これらの領域はN400成分の重要な発生源として繰り返し報告されている[65,74]．

別の方略は，逆空間において直接的な統計解析を行うことである．すなわち，各々の被験者に関し，各条件・各時間ポイントの逆問題解の空間分布を計算し，条件間の各々のポイントの逆問題解の発生源の波形を統計的に比較するのである．しかし，逆問題解の発生源は通常，何千という「仮想電極」からなるため，多重検定の補正が重要となる．この問題を回避する手段は，一定の関心領域のみを観察することや，一定の関心領域の活動を平均することである[75,76]．図6.7Fではそのようなデータ量の削減は行なわず，2条件間の各時間ポイントにおける各ボクセルの活動の統計的比較の結果を示している．N400成分の前後の期間でのみ2条件間の活動に有意な差があるボクセルを認めた．そのボクセルは右中側頭回に位置していた．N400成分自体はこのパラダイムでは両側性に活動を認めたが，この遅い時間潜時の時間帯では関連語に比べて無関連語で右半球に有意に強い活動を認めることが示唆された．このことは，意味課題では右後側頭領域の賦活を示すとする数多くの報告と一致している[65,77-80]．しかし，我々の結果はN400成分が右後側頭葉で発生することを反映するものではない．あくまで，我々の実験パラダイムにおける関連語と無関連語により賦活された活動の差を見ているにすぎない．文章読み課題などの他のパラダイムでは，同様の期間において左前頭領域など他の領域における活動の差を認めた[81]．

空間的事象関連電位解析法の適用

ここで述べられた空間解析の方略は，多数の異なった事象関連電位の検討で用いられ，情報処理過程の時間的空間的なダイナミクスについての新しい知見をもたらしてきた．長年にわたり，基本的なトポグラフィ解析法（GFP，GMD，マイクロステート分割法など）が用いられてきた[82-85]が，より多くの統計的アプローチやフィッティング法，更には発生源解析の方略といったものが，近年提唱されてきた[44,47,56,68,71]．その最近の適用例として，感覚の知覚や統合[86-96]，運動機能[97-99]，注意[100,101]，記憶[102-104]，言

語[59,105-110], 情動[111,112], 表情認知[113,114], 心的イメージ[70,115-118] などがある。

　この分析の方略の1つの重要な側面は（全ての電極配列に基づいているという事実に加えて），関心のある成分（すなわち期間）の理論的な定義によらないことである。時間的に解放されているために，上記に挙げられた多くの検討では，相対的に複雑な刺激の特徴に関して，非常に早期の（100ミリ秒よりも早期においてさえ）異なる活動パターンを認めた。そのような差異のある早期の反応は，新奇な顔と繰り返されたなじみのある顔の間[60,119]，意味的に関連性のある単語と関連性のない単語の間[60]（図6.7参照），名詞と動詞の間[120]，感情語と中立語の間[110]，聴覚の合図により組にされた視覚刺激[104]，先行して提示された怒りの顔と同じ側に位置する視覚刺激[111]，強度を減らした顔[90]，前もって音が附随する繰り返されるイメージ[104]，効率の良いものと効率の悪い視覚探索の間[88] に認められた。（異なった形状のトポグラフィで表される）早期に差がある同様の神経反応は，聴覚領域においても認められた[93,121]。それらの検討の全ては，早期の事象関連電位成分が純粋な「外因性」成分とは考えられず，認知的な要求に依存しているという結論に達すると述べている。その結果は逆に，その反応が脳の高次の認知機能によって早期から非常に強い制御を受けていて，視覚の皮質活動に影響を与えるトップダウンの機構が存在するという概念を支持する[122-124]（総説はMichelら[60] 参照）。

状態依存の情報処理過程と刺激前のベースライン

　伝統的に事象関連電位解析は，観察された全ての活動が刺激によって誘発され，反復される刺激ごとに一定で類似しているとみなす。また，刺激を受ける前の活動は無秩序で，刺激の処理過程に関係がないとみなす。したがって，多くの場合，刺激後の脳波と刺激前の脳波の差分をとる刺激前のベースライン補正が行われる。つまり，事象関連電位は通常，平均化された差分波形，あるいは刺激前後の活動の差分マップである（第2章参照）。

　しかしながら，自発脳波に関して前述したように，神経活動はミリ秒の単位で変化し，安静時の脳の瞬間瞬間の機能状態を反映する。瞬間瞬間の脳の状態の変動が与えられた課題を遂行し，内因性や外因性の信号を受容，処理，反応する能力に影響を及ぼすという，十分な知見がある。すなわち，知覚や認知の処理過程はその時の状態に高度に依存する。例えば動物実験では，知覚刺激開始前のベースラインにおける早期の視覚皮質活動の特異的なパターンと，来たるべき刺激に対する神経反応の大きさや潜時[125-127]，刺激が意識に達するかどうか[128-130] との間に，関連性を認めた。ヒトの検討では，視覚の情報処理ネットワークの中で，刺激前のベースラインにおける自発的な変動が起こり，視覚刺激と同時に他と異なる行動あるいは神経反応をもたらすことが脳波・脳磁図を用いた検討[131-136] や機能的MRIによる検討[137,138] で報告されてきた。これらの状態依存の効果は，顆題試行の最中の全般的な覚醒レベルの変化で説明するのは不自然で，予期的な脳の活動パターンは行動学的な課題を用いた検討でのトポグラフィにおいて様々に変化し，これらの結果の背景にある異なる神経ネットワークの賦活を示している。従って，神経活動の時間的な変動は，機能的な有意性はなくてもノイズであるとはみなさず，脳機能の探索において無視することはできない。

　上記で議論したように，自発脳波の機能的マイクロステートがその瞬間における脳の精神状態を代表するものとして提唱され，状態依存の情報処理過程を規定するのに理想的である。この検討はLehmannら[139]，Kondakorら[140,141] により行われてきた。彼らは，刺激提示の瞬間のマイクロステートの異なるクラスごとに分けて平均したときに，物理的に同等の刺激に対する事象関連電位成分のトポグラフィ形態が異なってくることを示した。マイクロステート分析は，Müllerら[142] によって錯覚による多重安定運動知覚を検討するために用いられた。彼らは，運動の変化の方向が示された刺激提示の前に，特定のマイクロステートのクラスがより多く有意に存在することを見出した。加えて，包括的な複雑性がこの刺激前の期間に増大しており，脳における相関関係のない情報処理過程の増大を示唆した（第9章参照）。彼ら

が認めた知見は，以前報告された知覚の変化の前における脳波のスペクトル変化[143]の結果と併せて，知覚に影響を及ぼす覚醒度と注意の微小変動の証拠として説明された。

これらの先鞭となった研究は，刺激の処理過程が刺激の提示を受けた際の脳の瞬間的なマイクロステートに依存して変化するということを示唆したが，それがパフォーマンスの差を呈するかどうかについては示されなかった。最近行なわれた2つの研究は，そのような行動学的な結果について直接的に示して見せた。第1の検討では，22名（うち女性11名）の健常者が感情語，中立語，非語の非常に短い提示による両側語彙性判断課題を行った。従来の検討では，感情語の認識の優位性を明確に認め，その優位性は，単語が左視野に提示されたときに特に重要であった[110,145]。被験者がこの課題を行っている間，128チャンネルの脳波が連続的に記録された。各々の試行において，刺激が提示される直前の最終のGFP頂点におけるマップが決定され，それぞれのマップがk平均クラスター分析と交差検定を用いて分類された。その結果，12の異なるマップ形態が同定された。これらのマップはさらに，それぞれの最大と最小の振幅の部位に基づき，2つのクラスのマップにまとめられた。相対するクラスの先行マップの試行ごとの感情語の優位性を比較すると，この優位性は1つのクラスのマップの後でより有意であることが明らかになったが，この優位性は男性のみに認められ，女性では明らかでなかった。

第2の検討[146]ではこの方法論により，物理的に特有だが知覚的に曖昧な刺激がどのように受容されるか，刺激提示前の瞬間的なマイクロステートで示すことが可能か検定するために用いられた。そのような刺激の使用は，上記のMüllerら[142,143]の検討から着想を得たもので，Neckerの立方体の間欠的な提示が用いられた。12名の被験者から256チャンネルの脳波が記録された。被験者は，従前の提示と比較して立方体の知覚が変化したかどうかをボタン押しにて判断した。状態が変化する前の全てのマップのk平均クラスター分析と，個々の試行に対するそのクラスター・マップの適合によって，知覚の安定性から二重に解離した反転を示す2つのマップを認めた。2つのマップのうち，どちらか一方のマップに分類された全ての施行について逆解の空間分布を求め，被験者ごとに統計的に比較を行った。その結果，知覚の反転の前により強く活動する皮質領域として，右下頭頂葉皮質の領域が特定された。この検討の結果の要約は図6.8に示されている。

まとめとして，上記に示された検討は，刺激提示を受ける直前の脳の瞬間的な状態が，刺激を処理する脳の構造の点においても，またその刺激に対する被験者の反応の仕方の点においても，その後の刺激の運命を規定するということを明確に示している。これらの結果は，試行全体の脳波を平均化することによる妥当性と刺激前のベースラインの補正について，疑問を強く投げかけるものである。またそれらの点は，次の話題で触れる単一試行の誘発電位の分析を可能とする手法の発展により，大きな論争を提起する。

単一試行の事象関連電位の空間解析

刺激への反応性が安定していると仮定した誘発電位の加算平均に代わる方略として，単一試行のデータ解析に焦点が当てられてきた[101,147-149]。単一試行の事象関連電位の解析により，数多くの重要な問題に言及することが可能となる。第一に，上記に述べたように，その瞬間の脳の状態に応じて，脳によって異なった情報処理の方略が用いられるとする可能性を検討することができる。また，学習や，覚醒度や，注意への効果を検討することも可能である[150-152]。第二に，単一試行のエポックにおいて誘発されたコンポーネントを同定することが，知覚や，ワーキングメモリーや，感覚運動の統合に関する脳領域間の連絡に関する同期メカニズムの可能性についての検討を可能にする[9,153-155]。単一試行解析による基本的な優位性として，複雑な脳波に内包している継続的な刺激関連の活動を明らかにする方法についていくつかの提案がなされてきた。

最も一般的な（そして議論されてきた）アプローチ法は，恐らく独立成分分析（independent component analysis；ICA）[156,157]に基づくものであろ

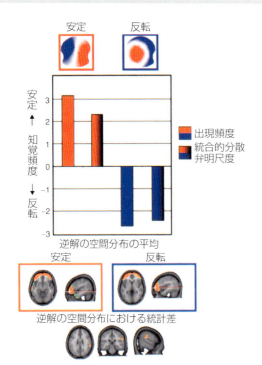

図 6.8 Necker の立方体の反転を示した直前の期間と安定した知覚を示した直前の期間の 256 チャンネルの脳波のマイクロステート分析。出現頻度と統合的分散弁明尺度（global explained variance；GEV）の両者について，2 つの条件で有意に 2 重に解離する 2 つのマップが認められた。その 2 つのマップを上段に示す。下段に 2 つの条件での被験者全体の逆問題解の平均を示す（最小ノルム）。最下段に統計的パラメトリックマッピングの結果を示す。知覚の反転の前により強く活動する皮質領域として，右下頭頂葉皮質の領域が特定された。

う。この手法は，脳の活動が，一定の組の空間的係数によって重みづけられたいくつかの独立した活動の重畳の結果であるとする仮説に基づいている。ICA は電極の数より少ないか同等の数のコンポーネントを推定することができ，原則として正規分布を呈する発生源を持つ独立した活動を明らかにすることができる。この手法がうまく使われている主な領域は，瞬目や心電図や筋電図によるアーチファクトなどの脳波や脳磁図におけるアーチファクトの検出や除去に関するものである[158-161]。ICA の重要な適応法は MRI 装置の中における脳波記録の際の心拍のアーチファクトの除去である（第 10 章も参照）[162-164]。それらのケースの全てにおいて，それ以外の脳の活動からアーチファクトの成分が独立しているという仮説が非常によく保たれ，いくつかの検討では ICA がアーチファクトの検出において最も強力な手段であるということを示唆している。

しかしながら，脳活動の様々な成分を解きほぐすための ICA は，脳活動の独立性についての仮説を受け入れることが難しいため，多くの問題をはらんでいる。実際，個々の脳部位の間の対話と神経ネットワーク内の対話が，脳の組織化の主な原則の 1 つであることは明確で，神経間の干渉を形成し精神状態を機能的に統合する基本的なメカニズムである[165]。しかしながら，ICA は，単一試行の事象関連電位データの解析の際に，多チャンネルデータを独立した活動の合計として分離する目的のために用いられてきた[48,49]。それらの主成分の各々は，各々の頭皮上の電極における容積導体の主成分の活動の強度と，各単一試行における主成分の活動の時間経過を代表する電位マップにより表される。それらの分離された主成分のマップの生理学的意義は，頭皮上マップと単一ダイポール推定との関係性と類似した問題として議論される[49,166,167]。しかしながら，ICA の主な限界は，ICA が力学的に対になった主成分や並列した情報処理が行われていると考えられる状況や，脳内に広く分布している活動を明らかにすることができないことで，その結果，特別な実験的な環境においてのみ有用であると思われる。

事象関連電位に代表される誘発・活性化された神経活動についての討論の際に，ICA の適用に関する重要な議論がなされた。やって来る刺激が，各々の試行の間継続している脳波の「位相のリセット」を引き起こし，それらの位相の干渉リズムの平均加算が事象関連電位を形成し[168,169]，ICA がその位相リセット機構にかかわる主成分を同定することが可能であると提唱されてきた。しかし，覚醒時におけるサルの行動実験で頭蓋内の活動の単一試行の際の直接記録を行い，異なる大脳皮質の細胞層での電流源密度の輪郭の計算を行うことによって，この位相リセット理論に対する疑念がもたらされた。これらの検討では，やってくる刺激が各々の試行において追加の神経集団の反応を誘発し，その刺激で誘発された活動が誘発電位に主として寄与しているということを示し

た[170]。

単一試行解析のために数多くの他の手法が考案されてきたが，それらの手法には，ブラインド信号分離アルゴリズム[171,172]，差変数成分分析[149]，カルマン・フィルタ法[173]，ウェーブレット分解と時間–周波数に基づくもの[148,174]がある。それらの手法は，オンラインで単一の電極での反応を弁別することを目的とする，ブレイン・コンピュータ・インターフェースに関連して主に発展してきた[175,176]。それら全ての手法では，単一の反応解析は，時間的あるいは周波数的な領域での脳活動の特徴に基づいている。そのため，頭皮上で計測される全体的な電場の空間的特徴によって伝えられる情報がしばしば見落とされる。

De Luciaらは近年，純粋に多チャンネルデータのトポグラフィの特徴に基づく脳波解析の単一試行解析法を提唱した[177,178]。その解析法は，自発脳波と誘発電位が時間的に安定したトポグラフィにより明確に定められた構造を有し（マイクロステート），継続する脳波において，それらのトポグラフィの安定性を同定することが容易であるとする，前述の項で議論された事実に基づいている。この手法はマイクロステート分析と同様の原理に基づいている。すなわち，単一試行における誘発反応の活動を，時間的ふるまいの明示的な仮定のない一連のトポグラフィのクラスターとしてとらえるモデルと考えられる。しかしながら，単一試行における低いSN比のために，加算平均した誘発電位について前述した，単純なk平均クラスター分析では，自発的なマイクロステートの中から誘発された成分を弁別することができない。そこでDe Luciaら[177]は，事象関連や連続する活動を含む包括的な電気反応を正規分布の混合したものとするモデルを提唱した。すなわち，そのモデルではN次元の空間における正規分布を有する一連のクラスターからなり，このNは電極配置における電極の数を意味する。その計算においては，尤度がプラトーに達するまで平均や分散やQガウスの先駆的確率を改善することを繰り返す，k平均アルゴリズムによる初期化が必要とされる。次に，各時間ポイントと各施行において，各々のクラスターのトポグラフィに関連するQガウス条件の確率を求める。最終的に各時間ポイントと各施行は，最も高いQガウス条件確率を有するクラスターにラベルされる。この解析の結果は図6.9に図示されている。

この解析は，脳波シグナルの時間的ふるまいについていかなる仮定をすることなく，ベースラインの活動との比較による信号反応の有意な変化を，時間と試行における脳波活動の変化のないトポグラフィ・パターンとして明らかにすることができる。またこの手法は，前提的な制約が最小限で済み，条件ごとに異なった有意なマップの出現と期間を識別することができる。

発作間欠期のてんかん活動の時間空間解析

前述した時間空間解析の特別な応用として，てんかん原性の活動の解析が挙げられるが，その主な目的はてんかんの発生源の中心を同定し，伝播による二次性の発作焦点から区別することである。発作活動の伝播のみならず発作間欠期における発作波活動についてもよく知られている[179]。頭蓋内記録により，てんかんの発生源と神経線維束によって非常に結びつきが強い皮質領域に二次性の発作焦点がみられることが示され[180,181]，例えば，側頭葉の内側から外側あるいは前方から後方への伝播[182]，側頭葉から前頭眼窩領域への伝播[183]などが挙げられる。頭皮上の脳波スパイクの双極子推定モデルにおいても，側頭葉内あるいは左右の側頭葉の間における発作間欠期の活動の伝播について繰り返し報告されてきた[184-186]。極徐波複合が持続する100–200ミリ秒以内の非常に早い伝播が，てんかん焦点の同定のために行われた脳波連関fMRIで，BOLD反応の領域がなぜ複数認められるかの主な理由の1つである[187,188]。fMRIに基づく検討では，脳波の情報との組み合わせでのみ，発生源そのものを同定することが可能である。他の手法の1つには，高い時間的解像度を有する，固有の電気的神経画像法がある[185,189-199]（総説としてMichelら[67]参照）。しかし，それらの手法はてんかん活動の始まりを同定することが必要とされる。

Lantzらは，マイクロステート分割法の際に説

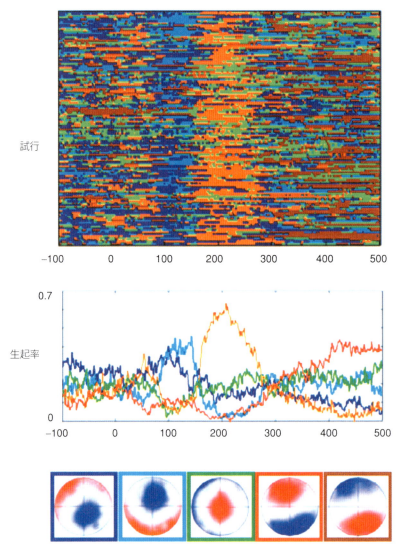

図 6.9 聴覚の事象関連電位の空間的単一試行解析。
　　　上段の図：各々の時間ポイントと試行が，最も高い条件確率を有するクラスターにラベルされ，市松模様に似たパターンを呈する。各々の試行にわたって，同一で1つのマップにラベルされた安定した期間があることに注意。
　　　下段の図：最下段のトポグラフィに示される5つのクラスター各々の条件確率の平均を各時間ポイントにプロットした曲線。
　　　（De Lucia ら[177] の許可のもと改変）

明した空間 k 平均クラスター分析法を，間欠期の発作波活動の始まりと伝播を同定するのに使用することを提唱した[191]。この検討では，薬剤治療抵抗性の部分てんかんに罹患した 16 名の患者から，128 チャンネルの間欠期の発作波が記録された。全ての患者は MRI 上明らかな病変を有し，てんかん手術後発作が消失した。このことにより，てんかん焦点の明確な部位を確定することができた。各々の患者において，いくつかの発作波が視覚的に同定され平均化された。次いで，発作波の頂点の前後 60 ミリ秒の区間に対して前述の空間 k 平均クラスター分析が行われた。このクラスター分析により，この期間における異なる優勢なマップとそれらの優勢なマップが認められる時間分節が明らかとなった。次いで，EPIFOCUS[190,200] と名付けられた線形逆問題解法が各々の分節マップに用いられた。逆問題解には，解剖学的に制限された球形頭部モデル（SMAC[201]）が用

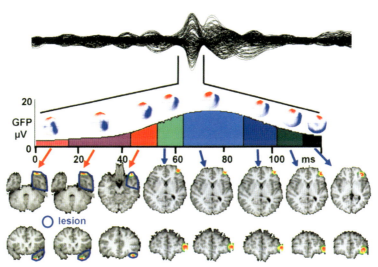

図 6.10 128チャンネル記録による平均化された発作波に対する空間 k 平均クラスター分析法。異なる形状のトポグラフィを有する 7 つのクラスターが同定された。それらのマップの発生源の局在推定では，発作波の立ち上がりにおいてはてんかんの焦点で後に切除された部位の中に最大活動を認めたが，発作波の頂点においては認められなかった。（Lantz ら[191] の許可のもと図を改変）

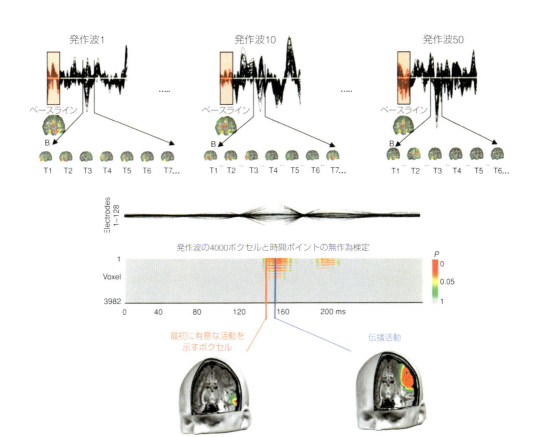

図 6.11 発作間欠期のてんかん活動の統計的パラメトリックマッピング。個々の発作波の頂点の前後の期間と，発作波の前のベースラインの期間の各々の時間ポイントについて，逆問題解の空間分布が求められた。各々の時間ポイントにおいて，各ボクセルにおけるベースラインと発作波の差が，対応のある t 検定を用いて求められた。最初に有意な活動を示すボクセルを認めた時間ポイントが，発作の第 1 次焦点における活動の開始点を代表するとみなされる（この例の場合，左外側側頭葉）。追加された有意な賦活ボクセルは伝播活動とみなされる（この例の場合，頭頂葉）。

いられ，各々の患者自身の MRI によって規定された解法空間に当てはめられた。発生源の中心部が各々の分節マップにおいて求められ，切除された病変部の中心との距離が求められた（図6.10）。16名の全患者の解析の結果，8名の患者のみが，そのピークを含め発作波の立ち上がりの全段階において病変内に発生源を認めた。残りの患者においては，発生源は発作波の極めて早い時期のみならず後期の段階においても病変の外側に同定された。銘記すべき重要な点は，そのうちの5名において，発作波のピークにおける発生源が病変の外側に認められたことである。発作波の約50%の立ち上がり時間においてのみ，全ての患者で病変内に発生源を認めた。このことは，発作のピークでは伝播した活動も含んでいる可能性があるとする初期の報告を立証し[184]，非常に良好な SN 比であったとしても，発作波のピーク時における解析は，てんかんの発生源の同定における最善の候補とはならないといえる。

発作間欠期の活動の開始領域を同定する別の方略も提唱されている。それは，解法空間におけるノンパラメトリック（無作為検定）あるいはパラメトリック（t 検定）な統計マッピングに基づいている。Zumsteg ら[197]により LORETA 解析が，Sperli ら[194]により LAURA アルゴリズムが用いられてきた。その手法の1例が図6.11に図示されている。まず，発作波の前の十分に長い期間を含む，各々の単一の発作波の発作波の前後の各々の時間ポイントについて逆解を求める。この発作波の前の期間の活動がベースラインとみなされる。次に，発作波の間の活動とベースラインの間の活動の差が，各逆問題解のポイントと時間ポイントにおいて求められる。このことにより，最初に有意な活動が出現する時間ポイントと，この最初の時間ポイントにおける有意な逆問題解のポイントの部位の同定が可能となる。また，それに続く時間ポイントを観察することにより，伝播のパターンの検討が可能となり，発作波の出現の最中に賦活される他の逆問題解のポイントを同定することが可能となる。上記で議論された知見を裏付けるように，最初の有意な活動は，両者の検討[194,197]とも発作波の立ち上がりの期間に認められ，その時点における第一の有意な逆問題解の活動ポイントが，非常に正確にてんかん焦点に一致した。

まとめ

この章では，自発的な，また誘発された，あるいは病的な脳の機能の検討における多チャンネル脳波や事象関連電位の時間-空間解析の優位性について，例を挙げて説明した。脳の電気活動の時間的進行が，安定したトポグラフィの形状を有する一連のマイクロステートとして記述することが可能であるという事実は，マイクロステートが自発的あるいは誘発された精神機能の基本的な構成ブロックの神経生理学的な表現であるとみなすのが理にかなっていることの裏付けとなる。パターン認識を採用した空間的な分割手法は，時間的に，あるいは実験の条件間において，そのマイクロステートを数学的に記述し能率的に弁別することを可能にする。有力な発生源の分布解析法と併用することによって，マイクロステート分析は脳の活動している大規模な神経ネットワークの1秒以内の記述を可能にする。

自発脳波に関しては，機能的マイクロステートが後に続く意識全体の神経作業スペースの活動のブロックを記述できる可能性を示唆している。事象関連電位の解析においては（平均加算したものでも単一試行でも），マイクロステートが刺激によって誘発される異なった成分を記述する代替の手段となる。発作間欠期の発作波などの臨床的な電気活動の解析においては，マイクロステート分析は最初の病理的活動の開始部位を的確に同定し，伝播活動を弁別することを可能にする。

我々はまた，発生源の空間における時間的解析を直接的に行える可能性を実例を挙げて説明した。実際に記録したデータに可能な限り近似するためには，その手法は依然としてより慎重さを要するが，発生源の局在決定法がもたらす潜在能力は無視することができない。発生源の分布の局在決定アルゴリズムは，改良され生理学的により妥当な発生源モデルの使用や，より良い実形状の頭部モデルの使用や，言うまでもなくより多数の電極を使用することにより，ますます信頼できるよ

うになってきている。今後，マイクロステート分割アルゴリズムを逆問題解の空間に適応し，大規模な神経ネットワークの分布の時間的に安定したパターンを直接観察することが，最も興味深い点になるであろう。

第7章
多誘導周波数解析と時間-周波数解析

Thomas Koenig and Roberto D. Pascual-Marqui

はじめに

　頭皮上電位の経時的変化は，通常種々の周波数における振幅の変化から構成される。これらの振幅や空間的分布は経時的に変動するが，生理学的に興味深い変化に応じて周波数や空間的分布が定量化される。いくつかの例に触れると，脳波周波数解析結果は年齢[1]，覚醒度[2]，神経学的あるいは精神医学的障害[3]，薬剤[4,5]，タスクに応じて[6,7]正常からの偏位としてうまく分類されてきた。

　本章では，多誘導脳波記録の定量化によってもたらされる可能性を解説する。まず，方法論に関する基礎的な記述として，振幅，位相，モンタージュの相互的な関係を概略する。続いて，頭皮上から得られる振動がどのような信号として得られるかを解説する。それから，古典的な解析法から空間的関係を考慮に入れた手法まで，すでに用いられている解析法を解説する。これらの知識は脳内電源やその分布に関する結果を考察する際に必須である。最後に，カスタマイズされた多誘導周波数解析による電源推定法についても概説する。

　脳波の振る舞いはしばしば持続的ではなく一過性である。その出現や振幅，空間的分布はさまざまな事象に応じて変動する。そのような変化は秒未満の単位で生じ，典型的なFFT解析では評価困難である。そういう変化を評価し得る解析は，信号を限りある時間の中で表現できるよう再構成するウェーブレット解析である[8]。第5章で論じたように，我々は，正弦波で定義された周波数を最適な時間解像度で定義するウェーブレットを最良のものと考えている。本章の目的は，Gabor変換に従って系統的に，多誘導脳波記録から意味のある情報を得る方法を学ぶことである。

　FFT解析はGabor関数とコンピュータ処理的な観点において似通っている。Gaussの包絡線を伴ったGabor変換から得られた結果は，FFTによって振幅を調整され得られた結果と同等とみなされる。コンピュータ処理において融通がきかない側面もあることから，FFT処理された脳波データをGabor変換がなされたデータと同等に扱うことに関しては議論を呼ぶところである。それゆえ本稿では，まずFFT処理された脳波データの扱いに関して述べ，その後にGabor変換で処理を受けた脳波データについて言及したい。

周波数ドメイン脳波解析

単極誘導からの周波数・振幅・パワー・位相

　Fourie変換によるスペクトル解析は，信号を異

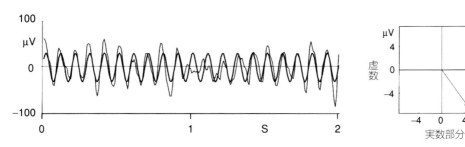

図 7.1 単一の電極からの α 波（細い線）と，FFT によって得られた，10 Hz での変化を説明するための 10 Hz の複素指数関数。極座標は右に示されている。

なる周波数と振幅において三角関数の加重和に展開する手法である。この連続的な関数が，FFT スペクトル解析の"最小"単位を形成するのである。われわれは第 5 章において，任意の周波数において，サイン・コサイン成分の値は複素指数関数の実数および虚数部分であり，サイン-コサイン座標上に点として表現できることを確認した（図 7.1）。

直交直線座標を極座標に変換することで，その点は半径と角度によって表されるようになる。極座標系においては，座標原点からの距離は信号の振幅となり，偏角は位相角となる。その位相角は，関心周波数における初回振動の最大値の潜時と直接的に比例する。

reference の変化はどのようにして異なる電極のスペクトル振幅や位相に影響を与えるのだろうか？ 定義では reference は電位を持たない。それゆえ座標の原点と位置付けられている。もし 1 つの reference を用いて複数の異なる電極から脳波が測定された場合，電極間の振幅および位相の関連は，サイン値とコサイン値を極座標プロットに入力することで可視化し得る。

定義によると reference は座標系の原点と同義であるため，reference を変更することは座標系の原点を変更することになる。図 7.2 では，10 Hz での 3 つの電極におけるサイン値とコサイン値が座標上に示されている。3 電極それぞれを reference として reference 以外の 2 電極に関して求められたスペクトル振幅と位相角が極座標に描かれている（図 7.2）。

図 7.2 の極座標上における灰色の三角形から，電極間の位相および振幅の関係性は reference に影響されないことがわかる。三角形は reference が変わっても大きさや形状は同一で，ただその位置のみが変化している。しかし，図 7.2 の棒グラフに示されるように，絶対振幅と位相は reference によって明らかに変化する。周波数ごとの脳波記録において，reference の違いは絶対振幅と位相に変化をもたらすが，異なる電極間での振幅と位相の関係性には影響を与えないという結果は，経時的脳波記録において reference の変更は電位値に影響を与えるが，電極間の電位差には影響しないという現象と相通じる。周波数ごとの脳波記録と経時的脳波記録との間のデータ変換と，reference を変えることは共に線形動作であることから，周波数ごとの脳波記録および経時的脳波記録における reference の変更は数学的に類似のものである。

したがって，第 2 章で reference に関してなされた議論とその結論は，同様に周波数ごとの脳波データにも適用される。すなわち，

(1) スペクトル振幅は，図 7.2 に示すように reference の選択に強く影響される。
(2) 頭皮上もしくはその他のどの部位も，電気的に不活性であると証明することは一般的に不可能である。そのため，reference はどの部位であろうとも脳波スペクトル解析においては"適切な"ものとみなされる。

全頭皮上における脳波データの実数成分（コサイン値）と虚数成分（サイン値）の積分値が，常にゼロとなることが望ましい[9]。これは確認不能であるが，もし頭皮上の電極の大部分が等間隔に配置されていれば，そうなることが見込まれる。これは，共通平均基準をとること，あるいは複素平面上に全ての電極の平均値を集めることと同様

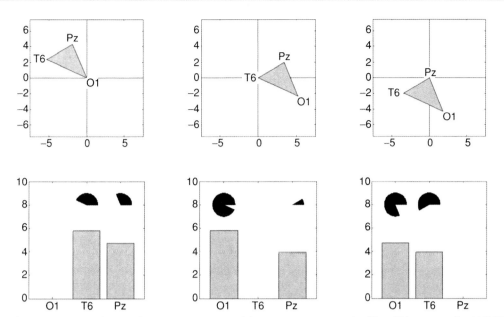

図7.2 上段の図は，3電極の脳波のサイン-コサイン座標を示している。それぞれの電極は1回ずつ基準電極となっている（左 O1；中 T6；右 Pz）。この三角形は電極間の位相と振幅の関係を表している。下段の図は，基準電極への，サイン-コサイン座標に対応する振幅と位相を示す。

である。電極間の位相と振幅の関連に基づいてはいるが振幅と位相の絶対値との関連はない周波数領域での脳波記録の解析において，設定が正しくなされていれば reference には依存しない。このことは逆問題解の場合においても同様である。

単一脳内電源の振幅・パワー・位相

第3章において，点電源は即座に頭皮全体に広がる電位を生み出すことが示された。頭皮上の部位の点電源において電位を得る目的で，電源を増幅するための要素が存在するが，それを算出することは可能である。これらの要素が分布したものを点電源の誘導場と呼ぶ（第3章参照）。電位の振幅は頭皮上の部位や点電源の強さ，位置によって変化するが，この誘導場は常に双極子である（常に電極列でカバーされているわけではないが，陰性の電位と陽性の電位をともに有する）。電極列における誘導場の算出は順問題解と呼ばれる（第3章参照）

1つの電極での単一の電源の信号強度はその電源自体の活動性に正確に比例するという事実は，もし1つの電源さえ活動していれば全ての電極における電源活動の変化は同時に比例して起こるということを示唆する。

1つのある一定の周波数で振動する脳内点電源があると仮定して欲しい。複素空間において，異なる電極における振幅や位相角はどのように見えるのだろうか。電源活動の変動は頭皮上の電位場の変動と同時に起きるという事実は，頭皮上でみられる振動は時間的に固定されていることを示す。頭皮上に2つの電極が存在すれば，それらの電極は，共に頭部の同側の半球の活動を拾うか，それぞれ反対側の半球の活動を拾うかのいずれかである。それゆえ，それら2電極の振動は，前者の場合同時に最高電位に到達し，後者の場合はそれぞれ交代で最高電位と最低電位をとる。より正確に言えば，我々はどのような場合でも，2電極間での位相角の差異については0°か180°でしか見出すことができない。最後に，頭皮上の電位の振幅は頭皮上の位置によって左右され，異なる電極は異なる振幅を示す。このことは，複素平面において，任意の2電極は常に同一もしくは正反対の位相角を持ち，2電極は reference を通る直線で結ばれるということを示す。この線上における電極の位置は相互の電位差で決まる。エポックが無作為に抽出されていればそれは無作為である（図7.3）。

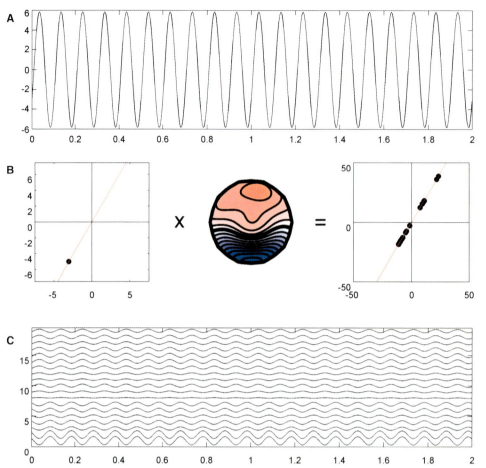

図 7.3 単一の常に振動している脳内電源から得られる脳波のシミュレーションを示す。経時的に連なる電源の振動である。Bのうち左のグラフは，Aに示される振動のサイン-コサイン座標である。Bの中央のマップは推定された電源による脳電場構造である。結果として生じる脳波電位はBの右のサイン-コサイン座標に，脳波波形はCに示される。

複数の脳内電源の振幅・パワー・位相

第3章で学んだように，頭皮上の脳電位場は加算的な性質を持つ。すなわち，複数の脳内電源が同時に活動する場合，結果として，脳電位場は各電源が生み出す活動の和をもって表現される。したがって，得られる脳波信号は脳内の全ての電源の活動の和と言える（順問題解）。このことは，周波数ごとに変換された脳波にもあてはまる。もし脳内の複数の電源が同じ周波数で振動すれば，FFT変換から得られたサイン値とコサイン値はそれぞれの振動する電源から得られたサイン値とコサイン値の和となる（図7.4）。

実際の脳波データの振幅・パワー

安静時脳波においては，通常，その振幅は興味の対象となるが位相は多くの場合無視される。このことは，各電極における安静時脳波の位相の時間的な動態が無作為となっている事実による（各脳内電源の形態や相互関係によって決定されるため，電極間での位相の関係は無作為ではない）。それゆえ，そのような脳波データを扱う手法としては，平均化されたスペクトル振幅やパワーをマッピングして，比較されてきた。この手法は，年齢に伴う脳波変化，覚醒度の変化や睡眠，薬効，神経学的・精神医学的障害の評価には非常に敏感で有用であった[5,10-15]。例として，図7.5にアルツハイマー型認知症患者と健常者のスペクトル振幅

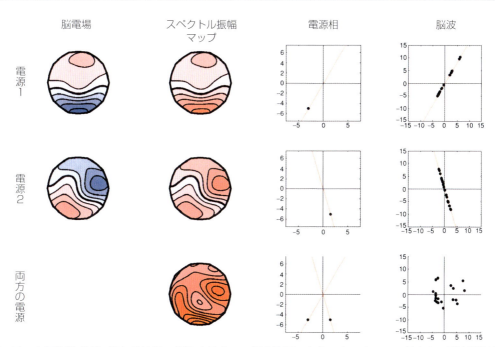

図 7.4 同一の周波数だが，異なる位相で振動する 2 つの仮定電源のシミュレーション。最も左の列が電源から求められた頭皮上脳電場で，次の列は 2 つの電源の同時の活動から推定されるスペクトル振幅である。右の 2 列は電源と脳波のサイン-コサイン座標である。2 つの電源から得られたスペクトル振幅マップ（左から 2 列目の最下段）は 2 つの電源から得られたスペクトル振幅の和ではないことに注意されたい。

の差異を示す。

電極間の位相の関連性は失われているため，スペクトル振幅とパワーは reference に左右され，電源推定のための逆問題解は適用できない。この点は本手法の主要な欠点である。スペクトルパワーに対する reference の影響に関する最近の議論については Yuvant–Greenberg et al. の著作を参照されたい[16]。

実際の脳波データの位相と位相の同期の測定

時々刻々と変化する脳波において，各周波数もしくは各電極における位相はさまざまな事柄の影響を受けるが，古典的には解析に供する脳波データのエポックは無作為に抽出されていた。位相には電極間および周波数間で強い相互関係が存在する。電極間の位相の相互関係は，脳の volume conduction や脳内での振動の同期に起因するかもしれない。volume conduction による影響は比較的一定であるため，測定対象の脳機能状態としての脳内での振動の同期は，位相の相互関係に変化を与えている可能性がある。よって，電極間の位相の相互関係を定量化し比較することは，脳部位間での活動の同期を測定するためには便利な方法である。

図 7.6 は，2 組（健常者とアルツハイマー型認知症患者）の α 波および GFP の波形（左側）と α 帯域における全電極のサイン-コサイン座標である。健常者においては，サイン-コサイン座標上の点の塊は長細い形状を形作っており，振幅（原点からの距離）は大きい。脳波データは無作為に抽出されたものであるため，点の塊の位置には意味はない。しかし，各電極間の位相角の関係は脳内の同期する電源の関係に影響されている。優勢な位相が存在することから，下記の 2 つの解釈が成り立つ。

(1) 脳内には活動の大部分を説明できる 1 つの電源が存在する。各電極の位相はこの 1 つの電源によって決められる（図 7.3 参照）。残りの信号は雑音と考えられる。したがって，点の塊はその電源から得られた脳波の S/N 比に影響される。S/N 比が大きければ点の塊は長細くな

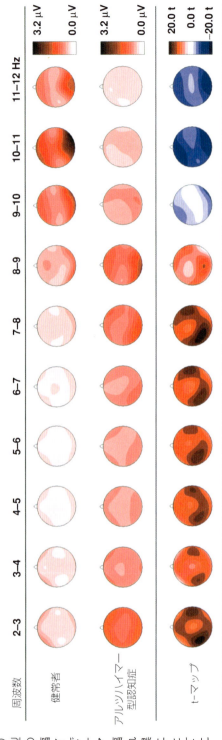

図 7.5 健常者（上段）とアルツハイマー型認知症患者（下段）の平均スペクトル振幅マップ。アルツハイマー型認知症患者ではシータ帯域、デルタ帯域、そして低域アルファ帯域の高振幅が広い範囲にみられる。この両者の差異は、両者の単一のエボックス内での平均値と標準偏差に基づいて算出されたtーマップにより表現されている。

り，小さければ球状に近づく。この説明は，1つの主要な電源があると考えた場合適切である。この場合実例として考えられるのは，てんかんや腫瘍性病変の存在もしくは限局性の高周波刺激が与えられた場合である。しかし，多くの電源が同時に活動するような場合は適さない。

(2) 位相が概ね固定された複数の電源が存在し，それらは，各電極に共通な位相をもたらす複数の電源が1つにまとまったものとみなされる。

各電極共通に優勢な位相が存在するという解釈は，複数の脳波電源が異なる働きをするという考え方とは相容れない。もし，優勢な位相が存在するがそれは単一の電源によるものではないと考えると，このことは脳の活動は複数の電源にまたがって脳波を同期させるといえるかもしれない[17-19,20]。

図7.6の認知症患者での図を見ると，振幅はかなり小さく，位相の同期がより少なくなっている。これはサイン-コサイン座標でより明瞭であり，電極共通の位相の存在について否定的な所見である。この所見から脳波活動の統一性が低くなっていることが推察され，振幅が小さくなっていることは脳の活動がキャンセルされていることが原因の1つと考えられる。

サイン-コサイン座標の健常者と認知症患者との差異は，大局的には2次元主成分分析を用いて定量化することができる。固有値の和は点の塊の大きさ，もしくはスペクトル振幅を示す簡便な指標となる。点の塊の形状は2つの固有値の差を見ることで知ることができる。もし第一主成分の固有値が第二主成分のそれを大いに上回っていれば，優勢な位相の存在が示唆され，もし第一主成分の固有値と第二主成分の固有値の差が小さければ，各電極にまたがる優勢な位相が存在しないと推測できる。固有値を比較する際に振幅によって混乱が生じることを避けるために，固有値間の差を振幅で標準化する（割る）この標準化された固有値の差を global field synchronization (GFS[18,19]) と呼ぶ。GFSは下記のように定義される。

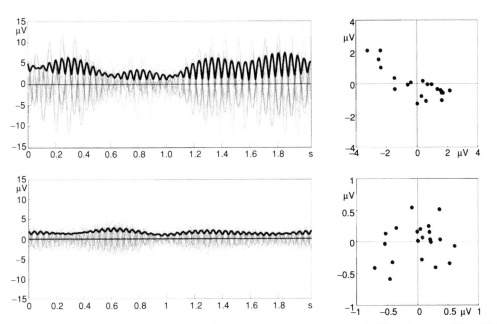

図 7.6 アルファ帯域フィルターで処理された健常者（上段）とアルツハイマー型認知症患者（下段）の脳波。左のグラフは脳波と GFP を重ね合わせたものであり，右のグラフはサイン-コサイン座標である。GFP の曲線は健常者においてより変動が強く，最大値を示す時間も電極間で統一されている。患者においてはそうではない。更に，サイン-コサイン座標では，健常者において各電極にわたって優勢な位相がみられたが，患者ではみられなかった。

$$GFS = (|V1 - V2|/(V1 + V2))$$

global field synchronization は 0 から 1 の範囲の値をとる。GFS の高値は単一の優勢な位相の存在を，低値はそのような位相が存在しないことを示す。GFP はパワー値や reference から独立した指標である。その算出において頭皮上の信号の分布は関係しない。GFS は，電源の分布に関して明らかな仮定が存在せず，単一かつ非限局性の脳機能の同期があると仮定される場合，その同期性を評価するのに有用な指標である。得られた GFS の例が図 7.7 に示されている。

周波数ごとに振幅を測定することと GFS を算出することは，概念として，かつ数学的にも非常に似通っており，この点については第 9 章で紹介する。振幅情報は sigma という指標に，GFS は omega という指標に対応する。サイン-コサイン座標上の点の塊の形状は reference から独立した指標であり，周波数ごとの振幅と GFS も reference とは関連しない指標であるため，両指標でサイン-コサイン座標上の点の塊の形状を評価することが可能である。

その程度は別にして，脳内で 2 つの機能が一定の時間差で進行している場合，2 つの機能の間には情報の流れが存在する。これを検討することがコヒーレンスを測定することにつながり，それについては以下に論述する。

周波数ごとの脳波データの平均化

1 つもしくは複数の電源から脳波活動が発生している場合，複数の電極間の位相と振幅の関係性は，電源の振幅，位置，位相によって決定されることを，我々は学んだ。多くの解析法，とりわけ電源の評価や電源間の位相の関係性を知るための解析では，そのような情報は極めて重要である。一方，我々は，位相という指標は無作為なものであると推定している。このことは，解析に供するデータを無作為に選ぶ自発脳波の解析において特に顕著であり，事象関連電位を測定する際においてもあてはまる。もし，事象関連電位を測定する際に位相が固定されていれば，我々は事象関連電位の標準的な状態を予め知っておくことができ，それを用いて第 6 章で示した方法で標準的に平均

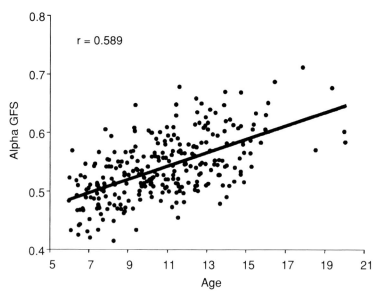

図7.7 健常な子供のアルファ帯域における global field synchronization（GFS）。アルファ帯域の同期性と年齢との間に強い正の相関があり，これは脳内の部位間の同期性が高まっていることを示す。

化された結果を導くことができる。その無作為性により，我々が用いる解析法は電極間の位相の違いを抱えている。そのため，多くの場合周波数ごとの脳波データを平均化すると信号の多くが相殺されてしまう。

それゆえ，電極間の位相と振幅の情報を持った周波数ごとの脳波データを描写するために必要な条件は，全ての電極において位相が変わらないことである。そのような描写を，いわゆる相互スペクトル行列と呼ぶ。これは，電極-電極-周波数の三次元の行列であり，経時的脳波データにおける分散共分散行列に対応する。相互スペクトル行列は，2つの電極の組み合わせごとに存在する。複素平面上に2つの周波数変換された信号とそれらの相互スペクトルが2次元ベクトルとして存在するとすれば，以下のような特徴が浮かび上がる。

(1) 複素平面における相互スペクトルのベクトルの長さは2つの信号を表現するベクトルの長さによって生み出されたものである。
(2) このベクトルの位置は2つのベクトルの差異を表す。
(3) 電極の相互スペクトルそれ自体は，電極のパワーと等価であり虚数成分を含まない。

上記の説明は，2つの信号に同様に生じる無作為の位相の変化は相互スペクトルに変化を与えないことを示唆する。両信号の振幅は，位相の変化にも相互スペクトルのベクトルの長さにも影響されない。そして，相互スペクトルのベクトルの位置が2つの信号のベクトルの位置と異なるため，両ベクトルの変位は同一の角度の下に生じる。それゆえ，相互スペクトル行列は電極間の位相の違いの情報のみを有する。相互スペクトル行列をエポック間で平均すると，持続的な信号は保持され無作為に発生するノイズは消失するであろう。

相互スペクトル行列を平均することは，いくつかの目的に応用し得る。まず，そうすることで全ての電極間の位相および振幅の関係性が明らかにされることから，周波数ごとの逆問題解に用いることができる。この手法で逆問題解を求めることは，各々の瞬間，各々のエポックで逆問題解を算出することと同じである。

もう1つの応用分野としては，位相の差異の恒常性に関する評価である。2信号間の位相の違いが無作為でないとすれば，2信号の相互スペクトルは変化しない。このような比較がコヒーレンスの算出につながる[21-24]。コヒーレンスは，安静時脳波[25,26]やタスク下で異なる脳部位の相互作用の変化が見込まれる場合の評価に用いられてき

た[24,27-30]。

コヒーレンスの応用における主要な問題として，適した信号の選択が挙げられる。第3章で，異なる電極で導出された信号の間には固有の強い関係性があると述べた。この関係性は，脳によるvolume conduction, reference の選択[31]，電源の形状などに起因すると考えられる[32]。脳の部位間の機能的関連の指標としてのコヒーレンスを解釈するにあたり，脳内の機能関連の過程を推測しておくことは非常に重要なことである[33]。この問題を解決する手段として，スペクトルフィルターの使用[22,32]，逆問題解による局所脳内電流密度の推定が挙げられるが[34,35]，この点について触れた文献は少ない。

周波数ドメイン電源モデル（単位相と多重位相）

異なる電源から発生する脳波データの加算性は異なる周波数間においてもあてはまるため，電源局在や逆問題解の原理は周波数ドメインデータにも応用できる。広範囲での逆問題解は，順問題解が頭皮上の電極から得られた複雑なFFT値と相性が良いのと同様に，複雑な三次元ベクトルの分布に沿って算出することができる。この手法は，ダイポールの散らばり，smoothnessといった特殊な逆問題解にも応用可能である[36-48]。

それゆえ，経時的脳波における場合と同じく，逆問題解の有用性および限界は周波数ドメインの脳波データにもあてはまる。しかし，周波数ドメイン脳波における逆問題解は導入が複雑である。その例を図7.8に示す。

上記のごとく，大量の周波数ドメイン脳波データの逆問題解の概算を求めることは，平均化された相互スペクトル行列を高速で算出する場合と比べても効率的である。相互スペククトル行列に基づく逆問題解に関する技術的詳細についてはFreiらの著作を参照されたい[36]。

周波数ドメインデータの逆問題解には，経時的データを扱う場合における規則に合致しない特殊な例が存在する。それはダイポールの適合である。上記のように，単一のダイポールは電極間の位相差を認識することができない。よって，周波数ドメイン脳波データを単一のダイポールに適合させる場合，1つの共通の位相を定めておくか，位相差を認識できるようにダイポールを設定しておく必要がある。単一のダイポールを適用するべく共通の位相を求めるためには，FFT概算と呼ばれる手法が用いられる。本手法は，全ての電極から得られた情報を第一主成分に投入するものである[49-52,74]。別の方法としては，同じ位置に存在する2つのダイポールを採用するという手段がある。この場合，1つのダイポールは実際のデータに，もう1つはデータの複雑な部分に適合している。この位置と結果として生じる複雑三次元ベクトル行列は，頭皮上の複雑な周波数ドメインデータを最適な形で表現する。

経時的に変動する振動（ウェーブレット）

周波数ドメイン解析との相関

脳波データにFFTを適用する場合，全データのうち関心の対象となる部分の割合は一定であるという想定のもとに行なわれている。例えば，データの振幅と分散はいずれも経時的に変化しないということが仮定されている。厳密に言えば，定常性という言葉は，関心の対象となるデータの統計的性質が時間の変化によって変化しないことを意味する。これは，脳波において一時的な振動がしばしば生じるという場合はあてはまらず，持続的もしくは何らかの事象に誘発される場合に一般的とされることである。FFTを解析に用いるデータ全てに適用した場合，このような振動の平均の概算が得られる。しかし，振動の分散に関する経時的情報は得ることができず，結果として，得られたデータは関心のある事象によってもたらされたものの平均値か，異なる事象によるものが混合したものか判断がつかない。

この観点から，上記の方法論的概念を，経時的に変化する脳波活動の解析にまで広げて検討することは有用と考えられる。これは，脳波をFFT処理する前に，窓関数を用いて調整することにより

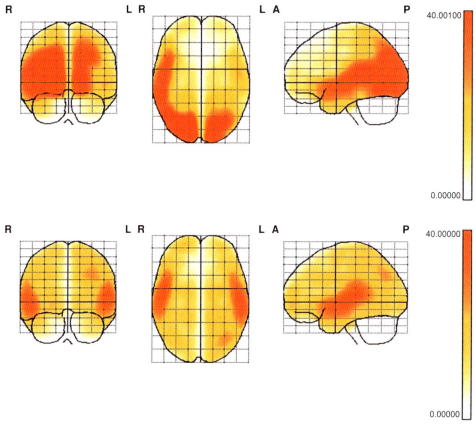

図7.8 図7.5および7.6に示された健常者(上)とアルツハイマー型認知症患者(下)の11 Hzにおける逆問題解の結果である。患者群では典型的な後頭部でのα活動低下を認める。本図では各格子におけるスペクトル電位が色で示されている。

可能となる。解析範囲において系統的に窓を移動させた後にFFTを行なうと、周波数ごとに分解された経時的脳波が得られる。

理論的には、窓が脳波に適用されても複素指数関数に適用されてもFFTを算出するにあたって差異はない。コンピュータ的には複素指数関数の調節を行なう方が効率的である。第5章で紹介したように、このタイプの解析に適した窓関数はGaussian関数である。Gaussの包絡線によって調節される複素指数関数をGabor関数と呼び、Gabor関数に基づく時系列解析をGabor分解と呼ぶ。それゆえ、多誘導周波数ドメイン脳波を論じる時、我々はGabor関数に基づくGabor分解に触れざるを得ないだろう。複雑Gabor関数を用いることで、電源を概算することや経時的に変化する同期性を評価するために重要な位相情報を保つことが可能である。Gabor変換を電極に適用することで、データの分散のあり得る範囲での最大値を表す各々のGabor要素に対してどのように重みづけするかがわかる。その重みづけの結果は、ウェーブレットのデータの共分散に対して、陽性にも陰性にも等価にもなり得る。

単極誘導からの時系列データの表示

脳波もしくは事象関連電位の時間-周波数分解を適用することは、それぞれのウェーブレット(小波)がデータの中にどの程度の重みで表現されているのかを教えてくれる。時間や周波数に関する情報はなおウェーブレットの中に含まれているので、これらの重み自体はさほどの情報を持たない。人々が見たいのは、時間・周波数の関数としての振幅である。

ある周波数において経時的に変化する信号の振幅を得るためにウェーブレット解析から得られた

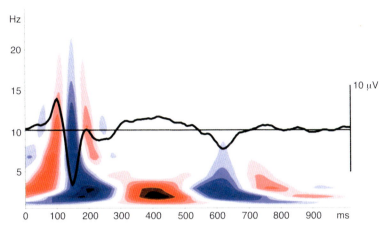

図7.9　単一の電極における平均誘発電位の時間・周波数波形。青色は陰性，赤色は陽性電位である。曲線は電位変化を示す（電位のスケールは右）。

重みは，関心を持たれる周波数を基に求められたウェーブレットを使うことによってのみ逆変換され得る。この事実は時々，ウェーブレット層状エクストラクションと呼ばれ，帯域通過フィルターを使用することと同等である。時間-周波数データを完璧に表現するためには，ウェーブレット層状エクストラクションをウェーブレットを構成する全ての周波数帯域において行なう必要がある。

求められた時間-周波数の二次元の描写は，水平の時間軸と垂直の周波数軸を持つ強度プロット状に表される（図7.9）。周波数の解像度は周波数が高まるほど小さくなるため，縦軸には指数スケールが用いられることもある。

時に人々は信号の強度には関心を示さず振動の位相を無視したがる[53]。このような場合，ウェーブレットの包絡線を用いてウェーブレットを置換するのではなく，すでに得られた重みを用いてデータを逆変換することが有用である。その結果得られた時間-周波数分解は，高速の振動を無視しているため常に明確で経時的にも滑らかである（図7.10）。

事象関連脳活動の異なるモデルにおける時間-周波数解析

FFT解析は振動の位相に関してのみ時間解像度が高く，信号の包絡線の一時的なゆらぎは表現しないが，時間-周波数解析は振動の位相と包絡線の両方を明らかにできる。従って，時間-周波数分解は固有の2種類の時間の尺度を持っている。速い方は振動の周波数と位相であり，遅い方はこれらの振動の調節を表す。多誘導時間-周波数分解を脳波および事象関連電位に適用する際に用いられる異なる解析の手法は，これらの2つの時間尺度の仮定と無作為さによって分類される。図7.11にシェーマを示す。電極間の位相の関係性は，活動している電源の順問題解によって決められており，無作為ではないことを銘記して欲しい。我々は，外界の事象に関して無作為性をならしているに過ぎない。

このセクションの残りで，我々はこれらの2つの時間尺度の力動に関する4種類の考え得る組み合わせについて論じ，その典型的な適応の例を紹介する（Friston et al. も参照のこと[54]）。

■包絡線と位相が事象に固定されている場合

これは，時間-周波数分解を用いて誘発電位が計測，解析された際において典型的な条件である。関連のある信号は位相を有していると仮定され，包絡線は関連する事象によっても変化しない。これらの基準に合致しない信号はノイズと考えられる。位相と包絡線はともに固定していると考えられるため，平均化の際にも信号のキャンセルは生じない。時間-周波数ドメインへの変換も平均化も共に線形の演算であるため，データが時

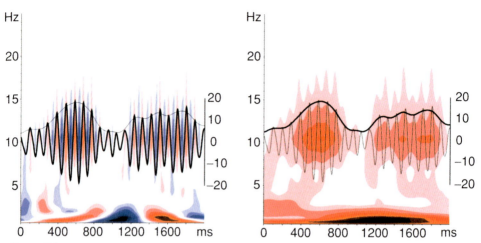

図7.10 単一の電極におけるアルファスピンドルが優勢な安静時脳波波形。左図はウェーブレットによる図で，速い振動と極性の反転が明らかに見てとれる。右図は同じデータを示しているが，ウェーブレットの包絡線によって作成されたものである。結果は常に陽性であり，速い振動は表現できない。

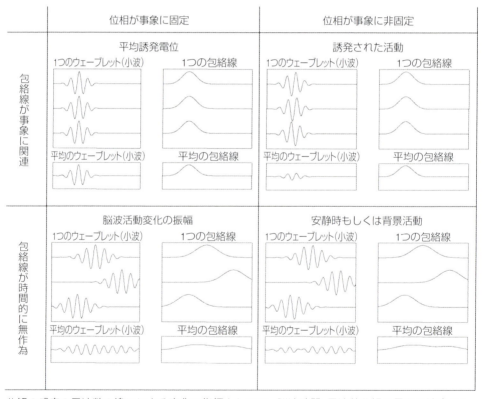

図7.11 分解の感度の周波数の違いによる変化の指標としての，脳波時間–周波数分解の異なる適応のシェーマ。

間–周波数ドメインに変換されてから平均化されても，あるいはその逆の順番で処理されても，違いは生じない。信号の位相が固定されているのにもかかわらず，ノイズの位相が無作為であると仮定した場合，信号の平均はゼロから離れているがノイズの平均はゼロであるという現象が示される[8,55,56]。従って誘発電位モデルにおいては，S/N比を算出することが可能で，ベースラインなくして統計値を導くことができる。刺激下における脳波の位相と振幅の関係には，平均化された事象関連電位が脳波の位相の再設定と関係があるか否か，関係があればどのような関係かを明らかにす

るべく注目が集まっている[57-61]。

■包絡線は事象に固定されているが位相が無作為である場合

これは，誘発電位もしくは事象関連同期（event-related synchronization：ERS）/脱同期（event-related desynchronization：ERD）において典型的なモデルである[53]。事象の前もしくは後に存在する明確な時間窓において，脳波の振動が強調もしくは抑制されているものと考えられる。しかし，これらの位相は事象に固定されておらず，信号の平均化は大規模なキャンセルにつながるであろう。このようなキャンセルを避けるためには，信号ではなく包絡線を平均化すると良い。しかし，包絡線は常に陽性であるため，事象関連活動の有無に関わらず，その平均は常にゼロより大きい値をとる。統計においては，関心のあるコンディションと対象となるコンディションとの包絡線の差異を算出できるように，事象を含まない，もしくは何らかのコントロールとなる事象を含んだ対象コンディションを測定しておくことが必要となる。そうすることで，しばしば事象関連同期（厳密に言えば同期ではないのだが）と呼ばれる事象に関連する活動の増加，もしくは，事象関連脱同期と呼ばれる事象に関連する活動の低下を確認することができる。この手法の典型的な適応としては，自発運動の前後の運動領域のミュー活動やベータ活動の振幅の変化，または，刺激に対する知覚[62-68]によってもたらされるスペクトル変化のベースラインとの比較が挙げられる。

■包絡線は無作為で位相は事象に固定されている場合

短いインターバルの刺激が連続した場合，脳波の振動が刺激に同期した駆動現象が時にみられる。ただしこの振動の振幅は変動する。これは，位相は事象に固定されているが包絡線は無作為であるというモデルに該当する。この例はまれであり，ここでは完全を期するために触れているが，今後更に検討する価値はある。このモデルが正しく，包絡線の変動が関心の対象でないとすれば，概ね定常な信号を生み出す事象関連平均を求めるか，刺激にロックした区間FFTを計算してそれを平均することになる。

■包絡線も位相も無作為である場合

異なる周波数の振動が経時的に変化する自発脳波においては包絡線も位相も無作為である。特別な脳波の事象を判別する外的要因はないので，そのようなデータを解析するには2つの可能性がある。それは，位相を無視してある周波数における活動の平均を推定するか，自発的に起きている事象を同定するか，のいずれかである。

活動の平均を見積もることは，通常，絶対スペクトル振幅の平均値もしくはFFT処理後の平均値（パワーマップ）を算出することによってなされる。これは方法論的に単純で，価値ある再現性の高い結果や関連文献を生み出してきた。しかしこのような方法は，複数の周波数スペクトルにまたがる異なる電源やことなる働きをするいくつかの振動が存在するという，もっともらしい仮定に注意を払っていない。

自発的に生じる脳波の事象を同定して個別に定量するためには，パターン認識や認識アルゴリズムを採用することが必要と考えられる。これらの方法については次のセクションで述べる。

時間-周波数ドメイン脳波データの次元の減少

マップ学習を基礎とした次元の減少

時間-周波数ドメイン脳波データと同様に，多誘導時間-周波数脳波データは複数の電極にわたって本質的に過剰な部分を有している。これは，多くの電極においてみられる脳実質における伝導の影響や，複数の電源が脳内で同期して似た時間的力動を示すことによる。データの過剰な部分を少なくして，単純で完璧で説明しやすいデータを得るためには，データを，機能的にはっきりと理解できる脳内活動の指標の候補として，頭皮上に配分された脳波の連続とみなす必要がある。この問題は，経時的脳波を分解する場合にも同様で，多くの手法が論じられている。

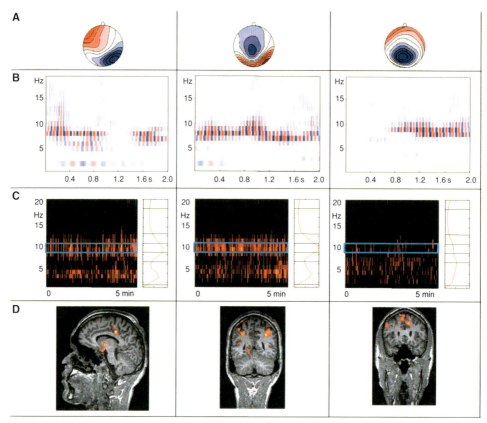

図 7.12 アルファ活動に関する fMRI 所見との一致を確認するための，時間-周波数分解された脳波データへの K-means クラスタリングの適用例．A．fMRI スキャナー内で測定された安静時脳波のウェーブレットトポグラフィーから得られた原型のマップ．B．A に示されたマップの時間-周波数プロットの代表的なデータ．これは異なるクラスターにおいて複数の変化するデータとして現れる．C．全解析範囲内におけるアルファ活動の経時的変化．グラフは各エポック内で平均化された信号の絶対振幅．青い四角形は，fMRI データのレグレッサーを作成するための窓を示す．D．血流力学的に変化があった後の，C で示されたレグレッサーの BOLD 相関．

どのようにしてそのような意味深い脳波過程は明らかにされるのだろうか．異なる脳波過程を区別するクライテリアへの強い要求を満たすためには，電極間の時間差に基づくものを作成することが考えやすいと思われる．なぜなら，脳実質が伝導に及ぼす影響は即座に生じてくるものだからである．単一の脳内電源に起因する頭皮全体での脳波活動は，電極間で全く遅滞なく広がる．同様に，もし複数の脳内電源が同時に活動している場合においても，電極間での遅滞はみられないという前提が成り立つ．脳波活動が単一の電源から生じているにしても，あるいは同期する複数のネットワークから生じているにしても，電極間での時間的ずれが生じることはなく，単純な電位マップで表現することが可能である．

周波数ドメイン脳波と時間-周波数ドメイン脳波の分解に，頭皮上に広がる単純な脳波データが用いられるべきだという議論は，現実的である．しかし，それだけではユニークな分解手法には不十分であり，さらに進んだ方針も紹介する必要がある．そのような方法の 1 つとして，種々の脳機能過程の独立性に重きを置いたものがある．もし，2 つ以上の脳機能過程が同時に同一の周波数において同じ位相で存在するとすれば，それらの過程が独立性をもって進むことは考えにくく，それらの過程間の確定した相互作用が現れることが予想される．その各々の相互作用の過程は，単一の頭皮上のトポグラフィーで表される 1 つのメタ過程と考えられる．従って，この議論から推測される方針は，それらの過程は重なることなく分離

第7章 多誘導周波数解析と時間-周波数解析

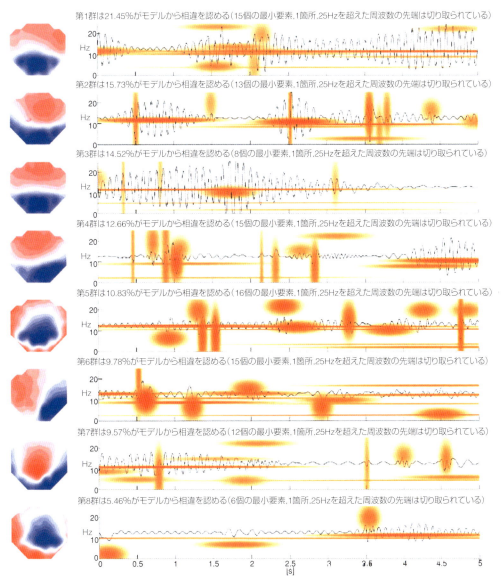

図7.13 多誘導安静時脳波の探索分解結果．左列は，最適化されたGabor関数によって得られた時間-周波数平面上のプロットである．白色の領域は低エネルギー，赤い領域は高エネルギーを示す．グラフには対応する代表的な波形が重なっている．左の列はGabor関数によって得られた空間的クラスタリングによって得られたトポグラフィーである．

したものであるということである．例えば，周波数ドメインデータにおいては，それらは同じ周波数・位相に現れることはない．また，時間-周波数ドメイン脳波においては，同じ周波数・位相・時間において現れることはない．一方，1つの過程は複数の周波数や時間に重なる（例：複数のウェーブレット）．

データをそのようなモデルに適用する古典的手法に，各々の測定を最適基準によって正確にクラス分類するK-means clusteringがある[69]．我々

のケースでは，その測定とは，単一の複雑でないウェーブレットもしくは正弦関数の振動によって説明される，空間的に広がる頭皮上電位である．その結果は，頭皮上電場構造のプロトタイプであり，それは，ウェーブレットの数によって決められたクラスター次元数を伴った重み行列である[70,71]．その重み行列は，それぞれの頭皮上電場での振動の情報を含んでいる．このクラスタリング手法によれば，それぞれの振動（うち1つはゼロ）において，ゼロでないものは頭皮電場に対

してデータを適応するためにどのような処理が必要か指摘することが可能である。

　脳波活動の時間-周波数パターンを単一のクラスとして表現する手段として、1つの電極の活動として表現する手法はどれも似通っているが、そうではなくクラスター分析によって求められたクラスの重みを用いて表す手法が使われる。単一電極の描写のように、ウェーブレットや包絡線を用いた再構築を選ぶことができる。図7.12に例を示す。

辞書学習による辞書サイズの縮小

　時間-周波数解析に用いられる辞書は、通常完全過ぎる面があり、1つのイベントが複数のウェーブレットで計算される。辞書の目的の1つが、イベントと言葉の1対1対応を求めることだとすれば、アルゴリズムを学習した適切な辞書が採用されるべきである。これらのアルゴリズムは1つのウェーブレット（例：振動の周波数と位相および包絡線の潜時と範囲）がデータに最大限適合するように典型的な最適化を行なう[72,73]。最適化されたウェーブレットにより説明され得る全ての変数はデータから除去され、続いて次のウェーブレットが適応される。この適応と除去の工程は予め定められた停止クライテリアが働くまで、例えば、一定量の変数が説明されるまで続く。脳波解析においては、適合度のクライテリアは、よく知られた多誘導脳波の独立性がウェーブレットとして表現されるまでの範囲まで広がり[71]、その例を図7.13に例を示す。

おわりに

　この章では、時間ドメインデータを解析する際、また、時間ドメインデータを周波数ドメインおよび時間-周波数ドメインデータに変換する際に必要な多くの基本的注意事項を紹介した。周波数ドメインデータにおいて同一の電源もしくは同期した電源から発生した電位は必ず同じもしくは180°逆の位相を持つという、頭皮上で測定された電位の脳内での活動の影響の即時性を考慮に入れることは重要である。全ての電極における位相の関係性を考慮に入れることによって、周波数ドメインの逆問題解や電源の位相固定の測定が可能になる。多誘導の時間-周波数分解が用いられた場合、複数の振動が計算できるようになり、時間ドメインのマイクロステート分析に似た手法が、定義された空間上の分布における脳波振動のクラスを同定する目的で用いられることが可能になる。そのため、多誘導の時間-周波数解析は、時間ドメインの事象関連電位解析による知見と、同様によく知られた周波数ドメインの異なる脳内情報処理過程の知見とを結びつける方法となり得る。

第8章
多チャンネル頭皮上電位分布データの統計解析

Thomas Koenig and Lester Melie-García

はじめに

高密度の空間および時間サンプリングのEEG (electroencephalography) データは電気生理学的実験で良質な結果をもたらす[1-3]。EEGの発生源は通常広範囲の電場をもたらし（第3章参照），サンプリング間隔を下回る周波数で作用するので，電極数やサンプリング数を増やしても観測される処理数が増えるものではないが，主にこれらの処理精度を上げることになる。とりわけ，逆問題が計算されるときがそのケースである。

結果として，空間および時間サンプリングの増加は余剰データを増やすことになるが（空間においては，体積伝導により電極数が関わってくる。時間においては，隣り合う点の間隔が関わってくる），データの自由度は少ししか変化しない。データから統計学的推論をする場合，このことが説明されなければならないが，多くのERP (event-related potential) 研究において，データの内的な相関構造が無視されてきた。よく起こることとして，ある電極あるいは電極グループは分析単位としてアプリオリに選ばれ，それらは標準的な一変量の統計を用いて分析される（被験者内の）繰り返し測度として考えられる。より多くの電極でデータを得ることで空間解像度が増しても統計結果にはほとんど反映されない。さらに，EEGデータの特性について何を知るかによっては，立てられた仮説（すなわち，何が繰り返し測度となるかという点において）に対応しない。

物理学の観点から（第3章を参照），EEGやERPデータについて神経の"原子的"分析単位は頭皮上電場である。それは単一の発生源あるいは同時に活動する一群の発生源が頭皮上にもたらした電位差である。（「原始的」単位がボクセルの活動である場合，逆問題解に基づく統計に対してもこの見解は保たれうる。それぞれのボクセルは頭皮上電場という明確な前方解があるので，最初にボクセルに関して考えることは電場に関して考えることに等しい。）

頭皮上で皮質内の発生源の影響は単純に増えていくので，統計学的推論に対して付加的なモデルも使用されうる。例えば，2つの実験条件における活動発生源の違いがそれらの2条件で誘発される電場間の違いとして直接反映される[4,5]。すなわち，マップが異なっているということは発生源の違いと同じであるが，実際に発生源の違いを示すには，その違いが小さく，現在用いられている逆問題解の解像度以下であるかもしれない。それにもかかわらず，条件間での発生源の違いを示すのに条件間の電場の違いを用いることは妥当性がある。

電場上で観察された実験効果について統計学的な有意性を証明するために，多変量分散分析

（MANOVA：multivariate analysis of variance）のような標準的な多変量統計アプローチが適用される[6]。しかし，MANOVAを計算するためには，変数（電極数）より多くの標本数を持つことが必要不可欠であり，それは多数の電極数で実験した場合には現実的なオプションでない。こういった問題についての別のアプローチ方法が多変量ランダマイゼーション統計の使用であり[7-13]，多チャンネルEEG解析で次第に使われるようになってきた。

ランダマイゼーション統計では，わずかな仮説しか要求されないが，コンピュータ計算上高価なものであり，高い検定力と興味のある特定の問題に対してオーダーメードの検定を構成することができる。この章では，はじめに一般的な導入を，そしてランダマイゼーション統計の「（実例ではない）トイ（toy）」例題を示す。そこで，ERPデータを解析する間，ERPの特性を概念的に仕分ける一連のランダマイゼーション検定について順次紹介していく。この分析では，被験者間で一致するトポグラフィに対する検定，多要因デザインでの電場の違いに対する検定，部分最小二乗法，連続的行動変数とERPデータとの相関に対する検定，時間を通じて起こる効果の及ぶ区間についての有意性に対する検定，そしてマイクロステート・アサインメント（microstate assignment）の違いについての有意性検定を含むだろう。その目的はERPデータの分析で生じる典型的な問題を扱うのに利用できる可能性のあるストラテジーを概説し，新しい問題が生じた時に読み手の想像力を刺激することであり，この章では，データ分析を網羅的に述べることを意図していない。

ランダマイゼーション統計の基本原理とその「（実例ではない）トイ」例題

多くの統計手法と同様に，ランダマイゼーション統計は帰無仮説とよばれる「もっともらしさ」を検定するものである。帰無仮説はデータにおける分散がデータでの仮定された構造と相関がないことを仮定している。統計検定の目的はその帰無仮説の確率を評価することである。もしこの確率が十分低いならば，帰無仮説は棄却され，別の仮説が適用される。すなわち，それは，データの分散が仮定された構造におそらく関連があるだろうと想定し，その仮定された構造がデータにおいて有意な効果があると述べる。

この統計の一般的な方法は2つのステップからなる。まず，データの分散と仮定された構造が関連しているのはどの範囲までかを測定する検定統計量がはじめに示されなければならない。言いかえれば，統計検定量はデータにおいて仮定された構造の効果についての強度（これを効果量と呼ぶ）をもたらす。次のステップでは，観測された効果量がどのくらい偶然生じたかを評価する。古典的な統計はこのステップを帰無仮説下での効果量の理論的分布に基づかせており，そのことはそのような理論分布が存在し，評価されうることを示している。

ランダマイゼーション統計では系統的にデータの仮定された構造を壊し（無作為化し），効果量を再計算することによって帰無仮説下の効果量の分布を構成する[14,15]。したがって，ランダムにされたデータは帰無仮説で作られうる標本セットの一例になる。そして，ランダムデータから生じる効果量は明らかに帰無仮説で生じる効果量の1つの例である。データのランダマイゼーションとその無作為化されたデータから効果量の計算を何回も繰り返すことによって，効果量の実験上の分布を獲得し，それが帰無仮説と一致するのは明らかである。その時，実際に観測データにおいて得られた観測効果量が帰無仮説での効果量の実験分布と比較される。帰無仮説が真実であった時に観測効果量が得られた尤度がこの比較によってもたらされる[15]。この尤度が十分に低い場合，別の仮説を採用し，仮定された構造がそのデータに関して有意な効果があったと述べる。

そのような説明にあまりなじみがない人のために，ここではその2つのアプローチを説明するために"トイ"例題を示す。「Fortune favors fools（幸運は愚者に味方する）」という諺があるが，ドイツでそれは少々視覚的に表現されていて，「もっとも愚かな農民は最も大きいジャガイモを収穫する」と言われている。この仮説をテストす

第8章 多チャンネル頭皮上電位分布データの統計解析

るため，最も愚かな農民にジャガイモ一袋をもってくることを依頼し，平均的なIQをもつ1人の農民にも同じことを要求する．上述のように，愚か者の方のジャガイモが普通の知能の農民のものよりどの程度大きいかを測る統計検定量を選ぶことになる．例えば，統計検定量を袋の中にある全てのジャガイモの平均重量を選択できる．愚か者のジャガイモの平均重量が仲間のものよりも実際に大きいと仮定してみよう．古典的な統計においては，ジャガイモの量の理論的分布を2つの袋にあるジャガイモのサンプルに基づいて見つけるよう処理するだろう．ジャガイモの量は普通のGaussian（ガウス）分布をもつことが必要とされ，2つの袋にあるジャガイモの量の分散値に基づいてこの正規分布の広さを評価するだろう．2人の農民のジャガイモについてその平均量の違いを知り，そしてジャガイモの量がどのように分布しているか理論的モデルをもつことで，ジャガイモの量の違いが偶然観察されたのはどのくらい起こりえるか（仮定された正規分布に基づいて）決定することができうる（この場合には，結果として対応のないt検定となる）．もしこれが十分に起こり得ないならば，差が偶然に得られたという仮説を棄却し，その諺を支持する証拠を見つけてきたと論じる．もしジャガイモの大きさの差が偶然観察されてきたようであれば，その仮説を支持する証拠を見つけることができず，それは取り下げられなければならないのかもしれない，と結論づける．

ランダマイゼーション検定において，この方法の初めのステップは同じである．すなわち，2人の農民のジャガイモを比較するために統計検定量を設定する．上述のように，平均ジャガイモ量の違いを使用することを選ぶことができ，それを観測差と呼ぶ．一方，分析の二番目のステップでは古典的統計と異なる．すなわち，平均ジャガイモ量の観測差が1人の農民の愚かさによるものであるかそれとも偶然かを判断するために，偶然によってのみ依存する平均ジャガイモ量の違いを人工的に生み出す．したがって，それは帰無仮説の例となる．我々の例において，両方の農民のジャガイモを全て取り，それを混ぜ合わせ，2つの袋にそれらをランダムに再配分し，2つの袋の平均ジャガイモ量の差を再測定する．再び平均量に違いがみられるだろう．そして，この違いが偶然によるもののみであったことがわかる．もし観測効果量（ランダマイゼーション前に得られた平均量の違い）が混ぜ合わせた後に得られた効果量に類似しているのであれば，これは観測効果量も偶然に現れたと示唆するかもしれない．

観測効果量が偶然によって起こるのはどのくらい生じやすいのかをより正確に知るためには，一回のランダマイゼーションでは十分ではない．ランダマイゼーションと再測定の手続きを何回も繰り返さなければならない．これによって帰無仮説下，すなわちジャガイモの大きさに関してIQの効果がないという仮説下において，得られた効果量の集積（分布）が与えられる．一旦ランダムに作られた効果量の集積をもてば，観測効果量が偶然によるものという確率を評価できる．観測効果量より大きいか，あるいは等しいランダム効果量の数をランダマイゼーションの総数で割ることによってこの確率は定義される．今回のケースでは，もしランダムに100回ジャガイモを再配分し，43ケースで観測効果量より大きい，あるいは等しいランダム効果量が得られたならば，観測効果量が帰無仮説と一致する確率は43％で，それは大きい．この場合，概して帰無仮説を受け入れ，もう一方の仮説（すなわち諺）が統計的な証拠を欠いていると結論付けられるだろう．

ランダマイゼーション検定は概念的にかなりシンプルで，直観的で，ほとんど理論を必要としないが，その引き換えに多くの再測定があるということが以上の例で示されている．パラメトリック統計を用いるのに適用する条件が満たされるならば，ランダマイゼーション検定はパラメトリック統計と同じように一般的に機能すること（実際に間違っていたときには帰無仮説を棄却するのに類似した検定力を持つ）が示されてきた[16]．そのような条件が満たされていないときにはよりよく機能する傾向がある（より高い検定力を持つ）[17]．ランダマイゼーションで信頼ある結果を得るために，P値の臨界値が5％ならば少なくとも1000回のランダマイゼーションが計算され，1％ならば5000回のランダマイゼーションが必要となる[15]．このようなコンピュータによる計算力がランダマイゼーション統計の汎用アプリケーショ

ンにとって大きな障害となってきた。しかし，手頃なパーソナルコンピュータの計算力が急速に上がってきており，その障害はなくなりつつある。

頭皮上電場データへの応用

サンプルデータ

ここでランダマイゼーション統計検定に投入するデータはSteinらによって記録された10名の健常者のERPデータである[18]。被験者はスイスに1年間住んでいる英語を話す交換留学生であった。彼らはこの期間に自然とドイツ語を学習してきた。被験者は二度記録され，一回目は滞在初期（day 1），すなわち基本的なドイツ語を習熟していた時期，そして滞在中期（day 2）でドイツ語の熟達度が向上した時に記録された。被験者はN400と呼ばれる実験を遂行し，そこではドイツ語のセンテンスが視覚的に1語1語呈示された。センテンスの終末部は意味的一致の単語（車輪は**丸い**），あるいは意味的不一致の単語（庭は**恥ずかしがる**）であった。センテンスの初めの部分（"庭は"）で生じる意味的な予期の妨害が終末部の単語（"恥ずかしがる"）においてN400と呼ばれるERP成分を惹起することはよく知られており，被験者の意味的な予測の妨害の程度に比例する[19]。

ここで示されるデータは被験者ごとに4つのERPからなる。すなわち，day 1での正文および誤文を算出すること，そしてday 2での正文および誤文を算出することである。ERPは250 Hzのサンプリング間隔で74の頭皮上部位より記録され，刺激オンセットから刺激後1000ミリ秒までの区間で8 Hzのローパスフィルタ処理が施された。4条件における総加算平均ERPマップを図8.1に示す。ERPデータに加えて，全ての被験者にday 1とday 2で言語テストを実施し，言語熟達度の全体値はday 1からday 2で上昇していた。

分析の概要

以下に示す分析において，ランダマイゼーション統計についての以下のような疑問が明らかとなるだろう。

- **分析ウィンドウの定義**。少なくとも被験者間で類似した発生源の活動がみられるのはどの時間帯かを知りたい。類似した発生源は類似したトポグラフィを示すので，ERPのそれぞれの時点において被験者間で一致したトポグラフィがあるかどうかで検定をかけていく。したがって，検定に必要な帰無仮説は被験者間の平均トポグラフィが偶然に観察されたかどうかである。

- **時間を通じた条件間のトポグラフィ差に対する検定**。条件間のERPで異なる部分が実験のデザインによるものか，すなわち，正文あるいは誤文を呈示した効果によるものか，day 1とday 2でのERPを記録した日の効果によるものか，あるいは両方の要因の交互作用か，が知りたいであろう。ここで帰無仮説はこのような違いが偶然生じたのか否かということである。時々刻々と時点ごとにこの検定を適用し，次の段階では時間を超えて多重検定の問題を扱う。

- **有意効果の頻度と持続時間に対する検定**。ここまでの分析で条件間の有意なトポグラフィが違う時間帯が生じた場合，有意な時点数や有意な区間の持続時間は偶然起こるよりも大きいだろうか？　すなわち，有意効果の数や持続時間がランダムにされたデータで得られた結果と一致することが帰無仮説である。

- **部分最小二乗法**。実験デザインに関連するデータにおける要因を明らかにできるか？　このような要因は時間や電極，そして条件間でどのように分布をしているか？　そして，偶然によって類似した強度で要因を観察するのはどのくらい起こりえるか？

- **言語習熟度の上昇との相関のための検定**。計測されたERPにおいて個人内の分散が言語習熟度の上昇における分散によって説明しうるかどうかを知りたいだろう。このように習熟度の増加によって説明しうるERPの分散が偶然観察されたのかもしれないということが帰無仮説である。

- **条件間でのマイクロステート・アサインメントにおける差の検定**。総加算平均データのマイクロステート分析では条件間のマイクロステート・アサインメントの違いがあることを示唆す

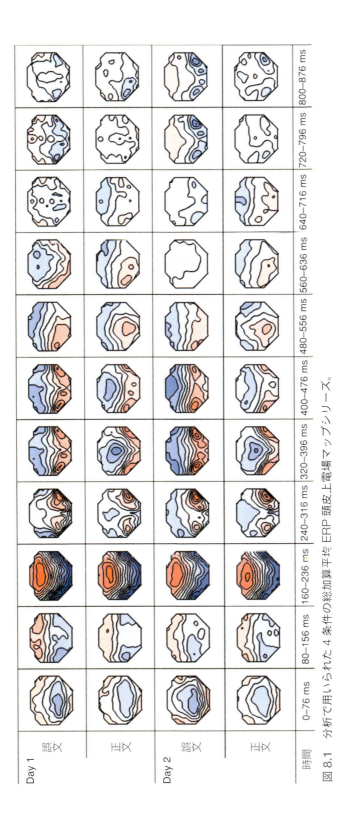

図 8.1　分析で用いられた 4 条件の総加算平均 ERP 頭皮上電場マップシリーズ。

るならば，このような違いが偶然起こりうるのだろうか？

この章のねらいは多チャンネルERPデータの分析のために使われる可能性のある統計検定を概観することであり，データセットの完全な探求ではない。したがって，データの完全な理解のために必要な全ての検定を行わないが，そのような検定がどのように適用され，そしてそれらの結果はどのような意味をもつのかについてのみ説明していく。

被験者間のトポグラフィの一貫性（コンシステンシー）検定

被験者間でのトポグラフィ一貫性のための検定は以下の点に基づくことができる。すなわち，ある時点における被験者間の総加算平均ERPのグローバル・フィールド・パワー（GFP：global field power）はとても単純であり，個々人のERPのGFPや被験者間のトポグラフィの一貫性に依存している。もし被験者間の総加算平均のGFPが被験者間の平均GFPよりもかなり低いならば，これは被験者間のトポグラフィの分散がかなり大きく，加算中に個々の信号のいくつかがキャンセルされていることを示している。一方で，総加算平均のGFPが個々のGFP値の平均よりわずかに低いだけならば被験者間の分散によるキャンセルはほとんどなく，個々人のトポグラフィは類似しているということを示している。このように効果量を測定するために総加算平均のGFPを使うことができる。

さらに，観測された効果量（総加算平均のGFP）が偶然により観察されたかどうかを検定するために，データの仮定された構造，すなわち，被験者間で一致していると仮定される電場の空間形状を壊さなければならない。これはそれぞれ個々人のERPマップにおける電極で測定された電位をシャッフルすることで成し遂げられる。これは個々人のERPのGFP値は保全されるが，被験者間のトポグラフィの一貫性は壊される。帰無仮説では，シャッフルする前の総加算平均のGFPがシャッフルした後に比べてほぼ等しい大きさになる。チャンネルがランダム順の時に対して正しい順である時に総加算平均ERPのGFPが一貫してより大きいならば，被験者間でERPトポグラフィの一貫性がないという帰無仮説を棄却することができる。より正確にいえば，帰無仮説の確率は，正しいチャンネル順で得られたGFPよりも大きいあるいは等しいGFPを生成するランダマイゼーション数として定義される。

アルゴリズムとして，方法は以下のようになる。与えられたタイムポイントに対して

(1) 被験者間の総加算平均を計算する
(2) 総加算平均のGFPを計算する
(3) それぞれの被験者に対して個別に，チャンネル間の測定値をランダムにシャッフルする
(4) 個々人のランダムにシャッフルされたデータを使って総加算平均を計算する
(5) そのランダムにした総加算平均のGFPを計算し，帰無仮説下でのGFPの一例としてそれを保持する
(6) 3から5までのステップを十分な回数（5000）繰り返す
(7) ランダマイゼーションの後に得られたGFPが観測データにおいて観察されたGFPよりも等しいか，あるいはより大きい場合，そのケースの比率を計算する。これは帰無仮説の確率である。

図8.2はマップの一貫性についての時点ごとの検定結果を示している。600ミリ秒から800ミリ秒を除いて，刺激オンセットの始まりから分析区間の終わりまで被験者間の共通の活性化に対する証拠が続いているのは明らかである。さらに，検定の有意レベルはERPのGFPと逆の関係にあることも明らかである。総加算平均のGFPは無作為の仮定と対照して検定してきた効果量測度であるから，このことはある程度までは大したことではない。マイクロステートのクラスター分析を適用する時に，ここで得られた情報は活用されるだろう。その際，トポグラフィの一貫性に対する証拠がない場合には，分析からその期間を除いて行われる。

条件間のマップ差比較

トポグラフィの違いに対するランダマイゼー

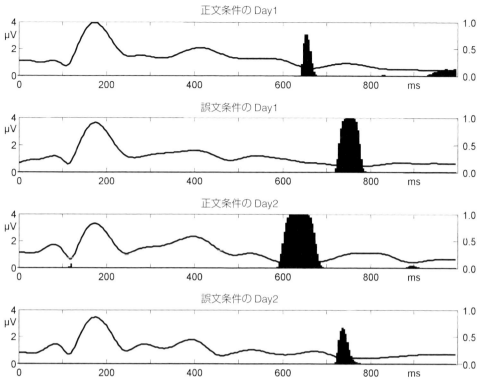

図 8.2　4条件での総加算平均の事象関連電位のグローバル・フィールド電位とトポグラフィの一貫性についての検定結果（黒く塗りつぶされた領域の高さはP値を示している，右側はスケール，範囲は0から1）。

ション検定を説明するために，はじめに2条件を単純に比較する最もシンプルなケースを概観する[13,20]。次に，条件間の主効果や要因間の交互作用を検定するための一般的なスキーマを展開していく。条件間のマップ差の比較をするための検定はこれまでTANOVA（topographic analysis of variance）と呼ばれてきた[13,21]。

2条件を比較するための方法は以下のとおりである。すなわち，はじめに電場マップが両条件で別々に加算され，2つの条件ごとに総加算平均マップを生成して差分マップが計算される。この差分マップのGFPは差の強度を示しており，効果量の測度として役立つ。もし2つの条件ごとの総加算平均マップを標準化するならば，差分マップのGFPは第2章で述べたグローバル・マップ・ディスシミラリティ（global map dissimilarity）であるのに気づくだろう。次に，帰無仮説下での効果量のサンプルが作られる。すなわち，2つの条件間でランダムに個々人のERPがシャッフルされる（対比較のデザインでは被験者内，対比較で

ないデザインでは被験者間で）。その時，2条件の総加算平均が再計算され，2つの総加算平均間の差分マップのGFPを再び計算する。ランダムにした後に得られた差分マップのGFPは，すなわち帰無仮説と互換性のあるGFPの一例となる。差分マップで観測されたGFPが帰無仮説と一致していることがどのくらい起こりえるのかを評価するために，帰無仮説下でのGFP値の計算が何回も繰り返される。観測されたGFPの差が偶然起こりえる確率は，このGFPがランダムに得られた差分マップのGFPよりも小さいか等しい場合に観測率として定義される[13,20]。

そのような検定は時々刻々，あるいはある時間範囲で平均化されたマップに関して適用されうる。本例において，この検定は興味のある条件を比較するために用いられるだろう。例えば，day 1とday 2の間で正文の処理の間の違いがあるかどうか，そして違いがある時には，正文と誤文の違いはday 1とday 2の間でも違うかどうかが求められるだろう。しかし，気軽に対検定をすると，

計算しそれを解釈するための検定数がかなり増加するので，より複雑なデザインでは理解することが難しくなる。

もしデザインが2つ以上の条件であるならば，しかし全条件間で単一の検定で始めたいならば，差分マップのGFPよりも一般的な統計検定量を必要とするだろう。そのような統計検定は，全ての条件間での総加算平均マップを差し引いた後に，条件ごとの総加算平均マップの分散を求めることによって得ることができる[21]。ある平均マップの差分後に得られたマップを残余マップと呼び，全て条件が類似したように見えるならば，それらは全ての条件間での総加算平均もかなり似ている。すなわち，残余マップは低振幅でその分散は小さい。もし条件によってかなり異なっているならば，条件間の総加算平均は低振幅なだけで，残余マップのGFPの合計は大きくなるだろう。したがって，トポグラフィの違いを計測する一般的な効果量を以下のように定義できる。

$$s = \sum_{i=1}^{c} \sqrt{\frac{\sum_{j=1}^{n} (\bar{v}_{ij} - \bar{v}_j)^2}{n}} \quad (1)$$

Cが条件の数である場合，nは電極数，$\bar{v}_{ij}$は電極jで条件iの電圧の被験者間の総加算平均，そして$\bar{v}_j$は電極jの電圧の全被験者と条件の総加算平均であり，全てのデータは平均基準（average reference）である（この公式は2条件のみのケースを含んでいることに注意。その際，差分マップのGFPはある特別なケースとして効果量を評価するのに使用されてきた）。この測度は「一般化されたディスシミラリティ（generalized dissimilarity）」と呼ばれている。このような一般的な効果量を，2条件でのケースで行った時と同じような方法で，有意性検定を処理することができる。

アルゴリズムとして，方法は以下のようになる。
(1) 全ての条件で総加算平均を計算する。
(2) 個々の残余マップを得るために，全ての被験者でかつ全ての条件（もしくは全ての群）でのERPから，この全条件での総加算平均を差し引く。
(3) 被験者内要因については，それぞれの条件に対する残余マップの総加算平均を計算する。群間要因については，それぞれの群で残余マップの総加算平均を計算する。
(4) 条件あるいは群ごとの総加算平均に基づいて「一般化されたディスシミラリティ」として観測効果量を計算する。
(5) 被験者内要因に対して，それぞれの被験者において条件間の残余マップをランダムにシャッフルする。群間要因については，群間で残余マップをランダムにシャッフルする。
(6) ランダマイゼーション後に残余マップの条件あるいは群ごとの総加算平均を再計算する。
(7) これらの計算された総加算平均を使用し，ステップ(4)において観測データに対して行われたように帰無仮説下での効果量を一例として保持する。
(8) ステップ(5)から(7)を十分な回数(5000)で繰り返す。
(9) ランダマイゼーション後に得られた効果量が観測データで得られた効果量と等しい，あるいは大きい場合にはケースのパーセンテージを計算する。これは帰無仮説の確率である。

本ケースにおいて，ある時間帯で，4つの条件のERPが有意に異なっているかどうかを検定するためにこの方法を用いるだろう。しかし，呈示する正文と誤文とで一貫してERPの違いが生じることは分かっているので，有意な結果は限定的に有益なものであろう。すなわち，検定結果が有意となったとしても，センテンスの結語が正しいという効果があるか，あるいは記録日の効果があるかどうかが，我々の知りたいところではあるが，それは未だ知りえないであろう。古典的な分散分析（analysis of variance：ANOVA）のように，(a) センテンスが正しいか間違っているかどうかは無視される記録日の効果（日にちの主効果），(b) 記録日とは独立した呈示される正文と誤文の効果（正しさの主効果），(c) その2つの交互作用，すなわち，記録した日とセンテンスの結語の正しさの両方に依存した効果であり，主効果だけでは説明することができないもの（日にちと正しさの交互作用），これらについてデータを検定できれば便利であろう。このようなタイプの問題を説明するために，系列的アプローチを用いることができる。そこでは1つの要因（例えば，記

録した日）の効果量を計算し，差分による検定でデータからこの効果を取り除く。次の要因（例えば，センテンスの正しさの効果）の効果を検定するための処理に移り，この要因の効果を取り除く。そして，興味のある全ての要因の効果量を評価するまでこの方法を続ける[21]。2要因の交互作用を評価するために，効果量は条件として要因の全ての可能性のある組み合わせを使って評価される。要因が統計学的に関連のないように実験デザインがあるならば（よくあるケースであるが），主効果の評価が交互作用の評価より先に生じる限りにおいて，この方法は評価される要因の系列と独立している。

かくして，そのような分析を実行するためのアルゴリズムはこれまでに述べたアルゴリズムの延長である。

(1) 全ての条件で総加算平均を計算する。
(2) 個々の残余マップを得るために，全ての被験者でかつ全ての条件（もしくは全ての群）のERPから，この全条件での総加算平均を差し引く。
(3) 関心のあるそれぞれの要因に対して，
　a．それぞれの群あるいは条件に対する残余マップの総加算平均を計算する。
　b．要因について観測効果量を計算する。
　c．個々のデータからaにおいて得られた残余マップの総加算平均を取り除く。
(4) (2)で得られたデータにおいて，それぞれの被験者内で条件（あるいは群）の残余マップをランダムにシャッフルする。
(5) 無作為化されたデータにステップ(3)を適用する。そして帰無仮説下で得られた効果量の一例としてこれを保持する。
(6) ステップ(4)から(5)を十分な回数（5000）で繰り返す。
(7) ランダマイゼーション後に得られた効果量が観測データで得られた効果量と等しい，あるいは大きい場合にはケースのパーセンテージを計算する。これらは異なる要因の帰無仮説の確率である。

日にちの要因の主効果（day 1 対 day 2），正しさの要因の主効果（センテンスの終わりの正しさ対誤り），そして交互作用（2要因の全ての4つの組み合わせ）のあるデータについて時点ごとの分析結果が図8.3に示されている。

デザインの効果の頻度と持続時間に対する検定

図8.3に示された結果は特定の条件を比較し続けることができるのはどの時間範囲かを示すのに有効であるが，多重検定の問題がまだ存在し，未だ適切な統計的証拠とはいえない。有意な結果を示したもののいくつかは単に750回のテストを計算したので生じたのかもしれない。一方，750という要因でボンフェローニ（Bonferroni）の修正を行うことは過度に保守的のように思える。多くのテストが同じ効果を示したかもしれないので，750という補正要因はかなり大きすぎるように思える。この問題の解決には，以上で計算されたランダマイゼーション統計での結果をさらに分析することで可能となる。図8.3で示された結果の有意性についての全体的記述に対して，偶然に図8.3に示された有意な結果の数を得てきたのはどのくらい起こりえるかを求めることができる。そして，偶然に観測されたデータよりも等しいか，あるいはそれより長い時間で有意性がみられる区間を得るのはどのくらい起こりえるかを求めることができる。

図8.3を作成するにあたって分析で用いられた観測効果量と無作為化された効果量は帰無仮説下で有意な結果を示した数や持続時間に関する情報を含んでいる。特定のP値で帰無仮説下の有意な結果を示した数の一例を得るために，はじめのランダマイゼーションは実際の観測データであったとみなし，「疑似有意（すなわち，初めにランダマイゼーションした効果量に比べてそれ以外の効果量が大きいあるいは等しい割合）」を各時点で計算する。（帰無仮説の定義部分によるのでそれを疑似有意と呼ぶ。）次に，有意レベル（例えば，5%）での疑似有意の結果を数えることができる。そして，どのくらい長く疑似有意の区間があるかも記録することができる。全てのランダマイゼーションに対してこれをすることによって，選択された有意レベルに対する帰無仮説下での疑似有意を示した結果の数についてその分布を獲得し，帰

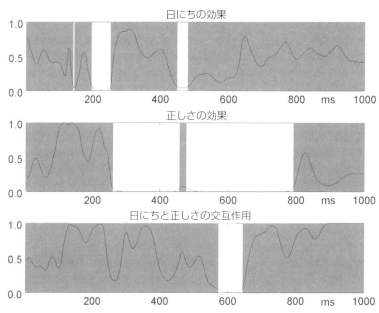

図 8.3 時間（X 軸）を関数とする日にち（上段のグラフ），正しさ（中段のグラフ）の主効果およびにその交互作用（下段のグラフ）の有意性。白い領域は P＜0.05 の時間帯を示す。

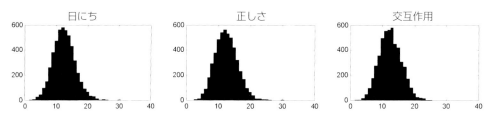

図 8.4 日にち（左），正しさ（中央），その交互作用（右）のための疑似有意結果のカウント数（横軸）を関数とする観測値（縦軸）の数。

無仮説下での疑似有意を示した持続時間の分布も得られる。こういった分布を得たなら，当初テストの有意結果の数と比べて，疑似優位の結果の数が等しいかそれとも上回るのがどのくらいの頻度で観察されるかを知ることができる。さらに，当初テストにおける有意効果の持続時間よりも等しいあるいはそれより長い疑似有意結果を観察するのはどのくらいの頻度かも知ることができる。

2 つの主効果とその交互作用についての疑似有意数の分布をヒストグラムにしたものを図 8.4 に示す。3 つのグラフはかなり類似しているように見え，約 12.5 の値でピークがある。P 値の 5％で疑似有意であるヒストグラムにおいて全部で 250 回のテストの 5％を想定しているので，それは理論的に予想できた数である。日にちの効果に対しては，実際有意な結果は 35 点観察されてきた。

そしてそれはランダマイゼーションによって得られるいずれのカウント数と比べてもかなり大きい。つまり，偶然によって 35 点における有意性が得られる確率は，5000 回のランダマイゼーションであり，1/5000 あるいは 0.0002 よりも小さい。正しさの効果に対しては 160 点の有意効果がカウントされており，上記と同じことがいえる。一方，交互作用に対しては，有意効果は 15 点のみカウントされ，それと等しいかより大きくなるには 1387 回のランダマイゼーションで生じる。1387 を 5000 で割ると 0.277 となり，この場合，日にちや正しさの交互作用の分析において偶然で予想されるものよりも多くの有意効果が観察されないとする帰無仮説を受け入れなければならない。

交互作用については省略するが，その前に，効果の持続時間を見てみよう。ランダマイゼーショ

第 8 章　多チャンネル頭皮上電位分布データの統計解析

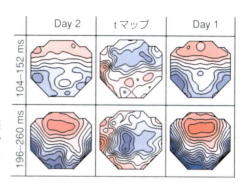

図 8.5　グローバルテストによって日にちの主効果が示された際の初期（上段）および後期（下段）の時間帯に対する day 2（左）と day 1（右）の ERP 平均マップ。中央の列は day 2 を day 1 と比較した t マップを示している。

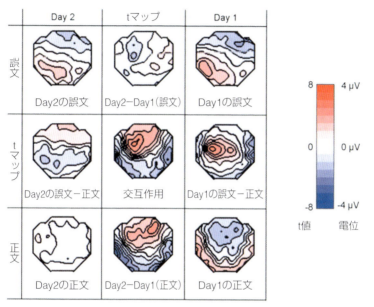

図 8.6　左右列，上下段：608 から 628 ミリ秒までの時間帯における 4 条件の平均マップ。中央列および段：平均マップ間を比較した t マップ。

ンにおいて疑似有意の全区間は 99%が 4～8 ミリ秒（サンプリング数で 1～2 点）続いた。しかし，観測データにおける有意性は最も短い持続時間でも 24 ミリ秒（6 点）はあった。その見解から，観測された持続時間の有意効果は偶然によって引き起こされたとする帰無仮説を棄却できる。

多重比較（post-hoc test）

以上で行ったランダマイゼーション検定では単一効果量測定によるかなり多量のデータ間での効果を包含するような効果量の包括的測度（global measure）を使ってきた。これは実行するテスト数を減少できるという大きな利点があり，多重比較に対する統計結果の修正を効果的に避けることができる。包括的測度の欠点は，当然帰無仮説を棄却するのだが，効果量の非特異的測度は単に違いがあることをもたらすだけであり，違いの範囲に関する情報を提供するわけではないということである。帰無仮説を棄却することができた場合，次に多重比較テストが行われるのが典型的な方法である。そして，厳密には統計学的な証拠というよりもむしろ S/N 比の分布の指標としてこのような多重比較の結果を使用するのである。包括的テストは既にこのような統計学的証拠をもたらしており，繰り返す必要はない。本例においては，包括的テストが有意であった時間帯で興味のある条件を比較することで，特定の時間間隔での平均マップについて電極ごとに t 検定を計算することを選択してきた。

初期の時間間隔において日にちの主効果があったので，興味のある時間間隔や両条件間での平均振幅を計算し，電極ごとにペアt検定で被験者間の平均マップを比較してきた．その結果を図8.5に示す．

　さらに，後期の時間帯において，記録日と正しさの交互作用があったため，正文と誤文でそれぞれ分けて記録日の効果を，day 1 と day 2 で分けて正しさの効果を表わすt–mapを計算した．そして正文条件における day 2 と day 1 の差を誤文条件における day 2 と day 1 の差と比較した t–map を計算した．その結果を図8.6に示す．図8.6をみると，誤文の反応は day 1 から day 2 への変化がほとんどない．一方で，正文の反応は変化が見られたと示唆される．この変化は交互作用を説明するのにも同じであるように思える．

部分最小二乗法（partial least square）

　これまでの項では全ての電極に同時に，しかし時点ごとに行われるテストで分析をはじめてきた．その際，電極ごとのt検定を用いることでさらにデータを細かく見てきた．しかし，別の手段をとることを選択することもできるかもしれない．そして，時間と電極の間で混ぜ合わせたデータにおいて，実験デザインに関連する要因の見極めを求められるかもしれない．このように要因の見極めによく記述されるのが部分最小二乗法（PLS）と呼ばれる方法である[11,22]．部分最小二乗法は被験者，条件，時点，電極についての全ての測度を一般的に含んだデータマトリックス，そして実験デザインを含むデザインマトリックスに基づいている．このようなマトリックスは行列積であり，単一の共分散マトリックスを得たようなもので，それは全体のデザインがどのくらい全体のデータを表象しているかという情報を含んでいる．この共分散マトリックスはある要因セットに分解される．あるいはいわゆる潜在変数（latent variable）と呼ばれるものであり，特異値分解（singular–value–decomposition；SVD）を使用している（SVDは頻繁に使われる因子分解法である）．このような潜在変数はそれぞれ3つの要素を含んでいる．

- いわゆる電極特性：潜在変数によって説明される電圧値が時間や頭皮の間でどのように分布されているかに関する情報を含んでいる．潜在変数を抽出するためにSVDを適用してきたということは，異なる潜在変数である電極特性が定義上は直交している（相関のない）ことを意味している．
- デザイン特性：潜在変数によって説明される測定値が異なる条件間でどのように分布しているのかについての情報を含んでいる．潜在変数を抽出するためにSVDを適用してきたということは，異なる潜在変数であるデザイン特性が定義上は直交している（相関のない）ことを意味している．
- 特異値：どのくらいの分散がそれぞれの潜在変数によって説明されるかに関する情報を含んでいる．

　結果である潜在変数の統計的有意性を検定するには再びランダマイゼーションに基づいて行われる．個々の潜在変数によって説明される分散量を直接明らかにできるので，効果量の測度として特異値が使用されている．つまり，目的は帰無仮説下での特異値のサンプルを得ることであり，それはそれぞれの被験者に対してデザインマトリックスの無作為置換し，PLSを再計算することによって達成される．それぞれの潜在変数の有意性は，ランダマイゼーション後に得られた潜在変数の特異値が元の正しいデザインで得られた特異値よりも大きいかあるいは等しいケース数によって定義される．ERPデータにおけるPLSの計算に関する詳細は，Lobaughら[11]を参照のこと．そこではPLSについてMatlabで実行するための役に立つリンクが挙げられている．直交性に関する議論は第5章を参照のこと．

　その方法を説明するために，すでに上記で分析したデータをPLS分析した．ランダマイゼーション検定では最初の2つの獲得された潜在変数が有意であったことを明らかにした（潜在変数1はP＜0.0002，潜在変数2はP＜0.016，いずれも5000回のランダマイゼーション）．さらに，潜在変数の電極特性が0でなかった時間帯で指標を得るために，全てのチャンネルおよび電極に対する潜在変

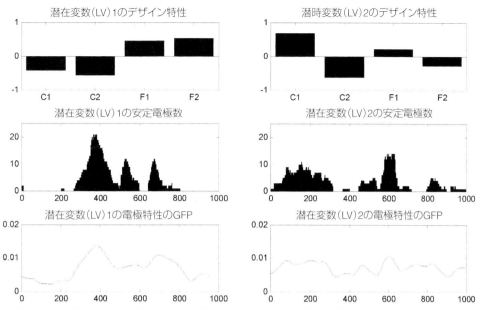

図 8.7 PLS による条件（上段のグラフ）および時間（中段および下段）の潜在変数分布（左：潜在変数 1，右：潜在変数 2）。中段のグラフは電極間の有意差が現れた数の総計が示されている。下のグラフは時間（横軸で単位はミリ秒）を関数とする潜在変数の GFP を示している（縦軸で単位は μV）。
C1：Day 1（正文），C2：Day 2（正文），F1：Day 1（誤文），F2：Day 2（誤文）

数の電極特性についてその標準誤差が検定で評価された（詳しくは Lobaugh ら[11]を参照）。PLS 分析の結果を図 8.7 と図 8.8 に示す。

　誤文および正文条件のデザイン特性は day 1 と day 2 間でほとんど対立せず，異なっていないので，潜在変数 1 がセンテンスの結語の正しさについて明らかに関連することが PLS によって同定されたという結果が示された。電極特性で S/N 比のよい潜時帯は N400 の時間帯であり，TANOVA での正しさの主効果が観察された時間範囲とほとんど一致している。潜在変数 2 は day 1 と day 2 の違いを反映している。その違いのほとんどは正文においてであり，誤文条件ではわずかであった。電極特性で S/N 比のよい時間帯は初期の時間窓（記録日の主効果が以前に観察されたところ）と後期での効果（交互作用が観察されたところ）の両方をカバーしている。潜在変数 2 の電極特性のトポグラフィ分布は初期の時間帯における日にちの主効果がみられた TANOVA の多重比較 t マップと後期の時間帯における交互作用がみられた TANOVA の多重比較 t マップに類似しているように見える。したがって，第 2 潜在変数は TANOVA で観察された日にちの主効果と交互作用が混合したものと思われる。

言語熟達度の上昇との相関に対する検定

　これまで全被験者が単にドイツ語を学習してきたかのようにデータを取り扱ってきた。しかし，day 1 から day 2 へと言語熟達度が変容した時，被験者間でかなり異なっていた。ここでは，day 1 での ERP が day 1 から day 2 への言語熟達度の上昇に対する予測価があるかを検討していく。この目的のために，外的予測に関わる ERP を得ることが可能であり，このような相関が有意であるかを検定することができる TANCOVA（topographic analysis of covariance）と呼ばれる方法を用いる[10]。ERP の電場は相加性があるので，外的変数に比例して活性化する発生源が存在すれば結果として外的変数に比例して ERP に付加された単一トポグラフィを形成するというのが TANCOVA の理論的根拠である。外的変数に比例したトポグラフィを取り出すために，被験者間で，それぞれの電極での電位と外的変数の共分散を計算することができる（これは PLS を使用するのと同

じアイデアである。そして TANCOVA は PLS の特殊ケースであるといえる）。得られた共分散マップは外的変数に比例して活性化する発生源に対応するマップを表している。以上で行われた統計と類似して，この共分散マップの GFP は便利で基準となる効果量の独立測度である。観測された効果量の有意性を得るために，被験者間で個々の ERP トポグラフィを繰り返しシャッフルし，ランダマイゼーション後に得られた共分散マップの GFP を再計算できる。その時，観測された効果量より大きいあるいは等しかった無作為に得られた効果量の比率によって，効果の有意性が再び決定される。図 8.9 は言語熟達度の上昇とともに ERP の時点ごとの TANCOVA を計算した結果を示している。Day 1 での正文条件の ERP は生徒の学習が成功するのを予見する可能性が最もあることがわかる。

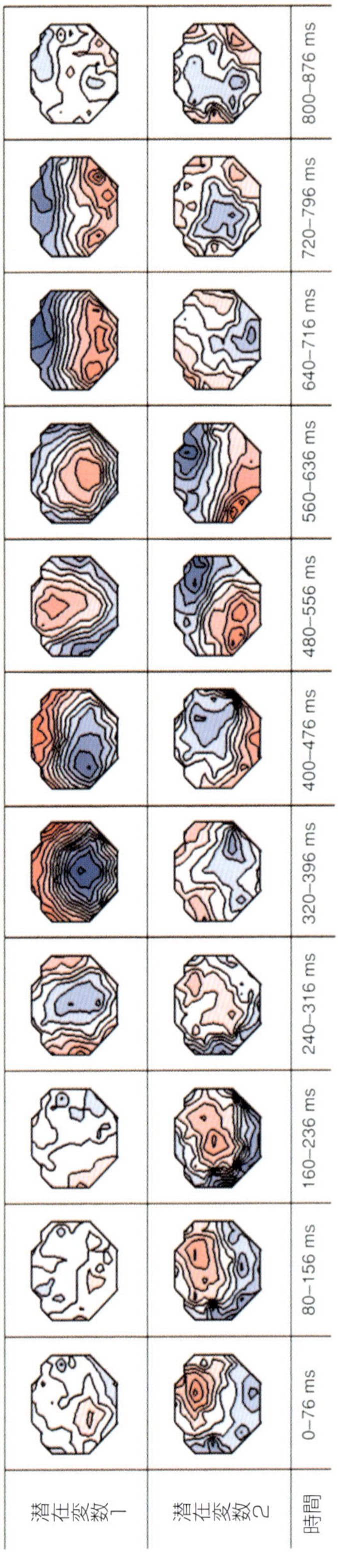

マイクロステート・アサインメントに関するランダマイゼーション検定

データをさらに理解するために，4 条件の総加算平均に関してマイクロステートのクラスタリングを適用していこう。被験者間で不一致のトポグラフィのある時間帯を無視した 10 のクラスターを用いて，その結果が図 8.10 に示されている。

予想したように，センテンスの結語の正しさや記録日に依存して，総加算平均 ERP において異なるマイクロステートのクラスが観察された。このようなマイクロステートの振り分け（マイクロステート・アサインメント）が 2 条件間で有意に異なっているかはどのように検定することができるのだろうか？ 1 つの可能性としては，第 6 章で述べたフィッティングテストを使うことである。あるいは，再びランダマイゼーション検定を使うこともできる[23]。さらに，そのようなマイクロステート・アサインメントのためのランダマイゼーション検定がどのように構成されているか概説していく。これまで述べてきたように，2 つのステップで行っていく。すなわち，まずデータのどこかに偶然では起こり得ない条件間でのマイクロステート・アサインメントにおける差があるという証拠を見つけるために単一かつ包括的な検定

図 8.8 2 つの潜在変数（LV）の空間分布とその時間的推移。

第8章　多チャンネル頭皮上電位分布データの統計解析

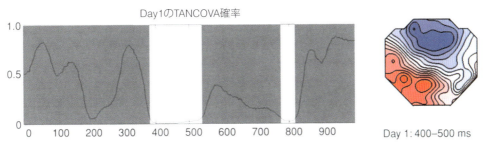

図8.9　Day 1のセンテンス正文条件でのERPと言語熟達度の上昇についてのTANCOVAによる有意差。縦軸はP値を示しており，横軸はミリ秒での時間を示している。マップは400～500ミリ秒の時間帯における平均共分散を示している。

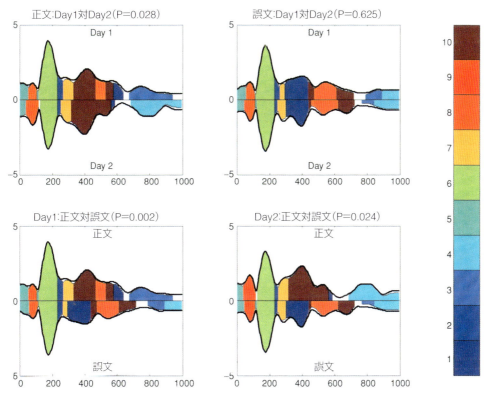

図8.10　4条件のマイクロステート・アサインメントの比較。縦軸はGFP（単位はμV）を示している。横軸は時間（単位はミリ秒）を示している。色は異なるマイクロステートのクラスを表している。P値はマイクロステート・アサインメントにおける違いに対してグローバルテストの有意性を示している。

が適用されるだろう。もし差がある場合には，統計的に正しい解釈を得るためにより特異的なテストに移っていく。

マイクロステート・アサインメントのための単一かつ包括的な効果量測度は，マイクロステート・アサインメントが異なる条件での総加算平均と一致しなかった総時点数である。これまでと同様に，観測効果量が異なる条件での実際の総加算平均ERPに基づいてはじめに計算される。帰無仮説下での効果量を測定するためのサンプルを得るために，被験者内の異なる条件のERPをランダムに交換し，帰無仮説下での異なる条件の総加算平均ERPを得るために被験者間でそれぞれの条件を加算平均する[23]。効果量測定のための無作為サンプルは，結果として，無作為条件の総加算平均へのマイクロステート・アサインメントを作ることによって，そしてこのアサインメントが条件間で一致していない場合には時点数をカウントすることによって得られる。同じ方法は群比較に対しても用いることができることがわかる。し

かし，この場合においては，ランダマイゼーションが異なる群に対するERPを無作為に再アサインメントされたものでなければならない。検定の有意性は無作為に得られた効果量が観測効果量よりも大きいかあるいは等しい数をカウントすることで得られる。

　より特異的な仮説を検定するために以上の方法を採用するには，特別なニーズに合う効果量の測度を簡単に修正することができる。例えば，ある特定の分析窓内でのある特定のマイクロステートクラスの出現潜時の違い（すなわち，あるマイクロステートクラスが分析窓においてはじめて観察された時点の時間差）として効果量を定義することができる。その場合，マイクロステートの潜時の違いを明らかにするための検定となる。あるいは，ある特定のマイクロステートクラスがある時間帯で観察されてきた時点数をカウントすることも可能で，効果量として2条件間で生じるこのカウント数の違いを使用することもできる。このことは特定のマイクロステートクラスが生じるのは特別な条件と関わっているかどうかを検定することを可能にする。効果量の速度が一度設定されたならば，上述と同じランダマイゼーション法を適用することができる。

　今回の例では，正文および誤文条件ごとにday 1とday 2のERPの比較，day 1とday 2ごとに正文および誤文条件のERPの比較，といったように4つのグローバルテストを計算してきた。このようなグローバルテストは両記録日の正文と誤文間の比較で有意差が見られた（P＜0.05）。そして正文でのday 1とday 2での比較でも有意差が見られたが（P＜0.05），誤文では差が見られなかった。多重比較の一例として，day 2のERPに関して，マイクロステートクラス1が正文ではなく誤文と明らかに関連しているという結果を検定してきた（図8.10参照）。そこで，効果量の測度として，256〜500ミリ秒までの時間窓において，正文と誤文の条件でマイクロステートクラス1が観察された時点数を比較した。観測された効果量は35点（140ミリ秒）であり，5000回のランダマイゼーションの52個が等しいかより大きい無作為効果量に達していた。したがって，帰無仮説での確率は1％であり，マイクロステートのクラス1がday 2での誤文処理に関わっているということが明らかな証拠があると結論づけられる。他の時間帯や条件での差に対して続けて検定するかもしれないが，この章の目的はEEGの特異的な統計的問題への解決可能性についてその概要を述べることであるので，ここでは網羅的にデータを分析するのを省略する。

結語

　上記の統計の全ては頭皮上測定に基づかれており，ボクセルベースの逆問題解に対応していないが，これが最も良い選択であるということを意味しているのではない。ボクセルベースの統計よりも広範囲に記述され論じられていないので，電極レベルでの統計を説明することにした。そして，その問題は含まれる数や表示する結果の量という点でより小さいことが問題である。ボクセルベースの逆問題解に使用される統計はPET（positron emission tomography）やfMRI（functional magnetic resonance imaging）のような他のボクセルベースの神経イメージング法で使われるものと本質的に共通である。そして，この目的のための文献やソフトウェアは豊富にある[24-26]。

　電極，そしてボクセルベースの分析は概念的に異なっており，統計結果を選び，論じ，比較する際，考慮される必要がある。電極ベースの比較ではボクセルごとの逆問題解に基づかれた比較とは異なったデータの特徴であることを強調しておく。また，電極ベースの比較では異なる仮定をおいている。すなわち，電極レベルで観察される頭皮上の電位の違いは発生源の位置の違いと発生源の向きの違いの両方が反映されている。しかし，発生源の向きはボクセルごとの逆問題解の統計処理に考慮されないのが一般的である。この点はほとんど議論されていないが，発生源の向きはERPデータの特徴をかなり強く反映するように思える。すなわち，平均化された頭皮上電位によって平均した誘発電位を計算するときには，常に誘発された電位を形成する発生源の振幅が一定であるだけでなく，その方向も一定であることを想定している。しかし，向きの違いについての解釈はい

まだ明らかになっていない。一方で，ニューロンは向きを変えることはできない。したがって，発生源の向きが変わることは異なるニューロンが活性化されていることを必然的に意味することとなり，それは我々が一般的に示したいものである。しかし，苦心して作り上げた個々人の頭部モデルを使わない限り，発生源の向きの違いを発生源の位置の違いに変換することはほとんど不可能なことであり，向きの違いの解釈は捉えどころのないままとなっているように思える。さらに，頭皮上電場の違いという測度は発生源の向きの違いを含んだ発生源の変化を強調しすぎるようであり，向きの変化によって引き起こされる頭皮上電場の変化は位置変化よりも大きいことが多い。

一方，逆問題解に基づく統計処理は逆問題モデルについての仮説の正しさに明らかに依存している。例えば，よいS/N比があること，実際の（そしてわかっていない）電流密度分布はモデルによって想定されたものと一致していること，そして実際の電流密度分布は逆問題解の解法空間の部分であるということである。実際の電流密度分布がわからないので，データが仮説を満たしていると論じることが難しい場合が多い。

したがって，以下のような選択をする。すなわち，(a) 統計処理のために頭皮上データを使うことであり，それは多くの仮説をさほど必要としないが，おそらくは発生源の位置ではなく，その向きが過度に強調されているだろう。あるいは，(b) 逆問題解を使用することであり，それは仮説にかなり依存して，向きの影響を無視するであろう。与えられたデータセットの詳細な分析のために，結論に達する前に両方の可能性を探ることがおそらく最適である。

統計処理をする際に行われる必要がある別の選択肢としては標準化すべきかどうかということである。電極レベルでの標準化は，頭皮上電場の全ての電圧が分析を進める前にGFP（あるいは何らかの等価値なもの）によって除法されることを意味している。ボクセルレベルでの標準化とはボクセルごとの電流密度評価が全体の電流密度によって除法されることを意味している。統計処理をする前に標準化を用いることで，結果の解釈が変わってくる。すなわち，ある効果が主に類似した発生源が異なる振幅をもつために観察されたのであれば，標準化なしに行われた検定では部分的に有意になるだろうが，統計前にデータの標準化をすることでこのような差は除去され，有意差がないという結果が得られるだろう。前もって標準化を実施することなく計算された検定は発生源の向き，分布，そして強さの違いに対して行われるが，統計処理前にデータを標準化することは発生源の向き，そして（あるいは）分布における差のみにセンシティブなテストとなるだろう。標準化したデータで行われた検定はGFPのような包括的な振幅の検定によって一般的には補足される。

標準化を使用する利点は発生源の振幅効果から発生源の分布と向きをそれぞれ分離することにある。それによって，データの解釈が容易になり，鋭くなる。標準化を使用することの欠点は，ノイズが膨張されて，ほとんど振幅のないマップや低いS/N比のマップが誇張されることである。電極ベースあるいはボクセルベースの統計を使用すべきかという問題のように，選択はデータの様々な（知られていない）特性に依存しており，研究での仮説との相互関係に依存していると思われる。したがって，一般的に推奨できる方法を示すことはできない。

実験的な神経生理学データに関する統計処理は個々のレベルあるいはグループレベルで実施されるかもしれない（この章で与えられた例のように）。個々人の統計結果が数名の被験者から利用できるのならば，それらのデータを第2レベルのグループ解析をもたらすために結合することができる。そのような分析のタイプは階層性と呼ばれている。もしランダマイゼーション検定が階層分析に用いられるのならば，結果の般化に影響するので，データがどのように組織化され，どのようにランダマイゼーションが行われるのか考慮することは重要である。デザインの独立変数が全ての被験者に対して等しいかどうか（固定効果と呼ばれる），あるいは，一般人口における推定連続分布があるかどうか（ランダム効果と呼ばれる）を考えることもここでは重要である。この問題に関する詳細な議論はFristonら（2005）[27]を参照のこと。

第9章
脳電位活動の脳全体の記述子による状態空間描写

Jiří Wackermann and Carsten Allefeld

　この章では，少数の"脳全体の (global)"定量的記述子で脳機能状態を包括的に評価する方法を紹介する。前章までに提示された研究手法と異なり，この脳全体を対象とした研究手法の目的は，現実の（物理的）3次元空間に描かれる脳機能の地図作製 (mapping) ではなく，抽象的（数学的）多次元空間に様々な脳機能状態を mapping することである。この脳全体を対象とした方法は，脳電位場の空間形状に焦点をあてる他の方法，なかでもマイクロステート分析と密接に関係しており，従って機能的脳形態学 (topography) や電気的神経画像 (electrical neuroimaging) の一手法である。

状態空間描写

状態空間の概念

　任意の系の状態，ある一時的状況は，観測により記述でき，通常さまざまな測定値をもって表わされる。例えば，ある場所のある時間における気象状況は，温度 θ，相対湿度 h，気圧 p を測定することで判断できる。瞬時の状態は3つの数量で記述することができ，座標 (θ, h, p) に配置された3次元の状態空間内の単一の点である。状態空間描写法は，ある系のあらゆる状態を一括して表現できるため，多くの場合に有用である。また，状態の経時的変化は，この空間内の位置移動であり，時間情報を無視すれば，連続する状態の位置の軌跡，すなわち**状態空間軌道**として現わすことができる。

　同じ系のある状態は，測定値の種類や数を選ぶことで，精密度の違いなど，さまざまな方法で表わすことができる。2つの状態の記述間の関係については，1つの記述の状態が，第2の状態空間内の拡張した領域に対応するような場合，そのそれぞれをマクロステート，マイクロステートと言うことができる。精密度の違いは，概して用いる時間尺度の違いと呼応する。つまり，あまり精密に規定されていない状態はより長時間持続するものだからである[1]。例えば，晴天は数日から数週間続くが，気温の実測値は分単位で変化する。

　空間的に広範囲の系の事例では，その状態はいっせいに系内の異なった場所で取られた同じ質の多数の測定を用いて評価されるだろう。例えば，3つの都市で測定された気温のように（図9.1A）。気温の3つ組 $(\theta_A, \theta_B, \theta_C)$ は，その地域での天候の状況の概略，あるいはその"瞬時の温度計上の状態"を与える。これらの測定は，異なった場所で別々に特徴づけられた状況として見られるし，この場合，その場所の形態学的地図上にグラフを用いて提示されるだろう。あるいは，その組み合わされた測定 $\theta \equiv (\theta_A, \theta_B, \theta_C)$ は，全体

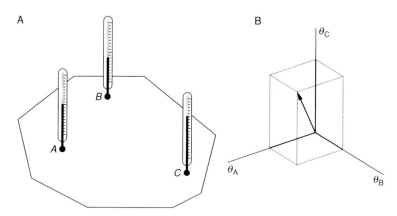

図9.1 同じ量の同時測定—例えば，3地点での温度—（A）。温度計上の状態空間における単一の点を決定する（B）。

に拡張された系を定義された状態として表現されるだろう。それは，状態空間内の単一の点として再描写される（図9.1B）。

連続的に展開する量は，ある時間数 N 個すなわち瞬時瞬時の t_n（ここで，$n=0, 1, \cdots, N-1$）においてのみ実際に測定される。それは，時間について"サンプリング"され，このように1つの"時間の連続"すなわち同じ量の測定値の連続（数列）を算出する。通常，定数のサンプリングの手段として Δt が用いられる。$t_n = n\Delta t$ のように。以下，我々は，"軌道"という言葉を，連続する進路だけでなくサンプルの連続という意味にも用いることにする。測定の時間の順序が役割を演じない場合，我々は状態空間における点の集合を単に"データ雲"と言及する。

これらの概念は，多誘導脳波から得られた脳電位活動の評価に直接適用される。それは m 個の要素からなる集合 $u \equiv (u_1, \cdots, u_m)$ の時系列 $u_n \equiv u(t_n)$ であり，m 個の空間に分配された場所—例えば，頭皮表面に配置された電極，あるいは頭蓋内電極格子の構成要素—で測定された電位から成る（以下，m は常に脳波のチャンネル数を意味する）。全く同様に，我々はそれぞれの m 個の集合を m 次元空間 $\mathbb{R}^m$ の点の座標として考えることができる。すなわち，この状態空間の個々の点は瞬時の電位場分布を示しており，その瞬時の脳の状態を特徴づける。後に，我々は，脳全体を記述する要素（Σ, Φ, Ω）からなる低次元の状態空間を，その時の脳の状態を包括的に説明するものとして続けて紹介するつもりである。そして，これ

らの量は，脳波による状態空間の軌道の短時間の切片の特性に基づいて決定されるだろう。

我々が脳波のデータから状態空間の軌道を"構成している"と時々言われるが，この表現は多少誤解を招きやすい。本稿の研究手法では，我々は状態空間の軌道は研究に基づいた系によって生み出されると想定する。すなわち，それは与えられるもので，系の測定から得られた脳波データの結果である。測定場所（脳波電極部位）の空間分布が，座標系における1つの特別な選択を決定する。それゆえ，特別な測定条件下では不変であるというデータの特性が強調されるのである。

脳波による状態空間の構造

ベクトル空間の構造

測定の基本原理として定義された状態空間の要素は，実数 m 個の要素からなる集合によって通常規定される。しかしながら，この数字の描写は，精通した算術の操作が重要な定義をされることを必ずしも意味しない。

脳波による状態空間を，我々は線形ベクトル空間の代数構造と想定できる。それは，以下の理由，すなわち，脳波の測定値は電位であり，電位の分布の違いが脳によって生み出されることによる（第1章を参照）。いくつかの独立した領域の電源が組み合わさって発生した電位は加算され，一方，同じ領域の電源のそれぞれの強さの活性化は

普通の要因によって電位の掛け算にいたる。これらの物理的な過程は，（要素に関連した）データベクトルの加算と実数による掛け算といったベクトル空間の操作により獲得される。

M 次元のベクトル空間の要素 u は，一連の線形に独立した基礎ベクトル $e_1, e_2, \cdots, e_m$ を用いて，m 個の実数の要素からなる集合 $(u_1, u_2, \cdots, u_m)$ により，$u = u_1 e_1 + u_2 e_2 + \cdots + u_m e_m$ のように描写される。脳波については，原データベクトルがすでにこの形を持っており，標準的な基礎ベクトル $e_1 = (1, 0, \cdots, 0)$，$e_2 = (0, 1, \cdots, 0)$ などにおけるそれらの描写として解釈される。

測定用の構造

脳波による状態空間の構造は，ベクトル間の2成分の操作を導入することで，さらに詳細になる。これは内積と呼ばれ，結果として実数を生じ，我々はこれをデータベクトル（スカルプマップ）の"ドット積（内積）"（下記(1)）として選択する。

$$u \cdot v := \sum_{i=1}^{m} u_i v_i \qquad (1)$$

これに基づき，ベクトルの大きさの測定は，通常ノルムと呼ばれるが，下記(2)と定義される。

$$\|u\| := \sqrt{u \cdot u} \qquad (2)$$

2つのベクトル間の差のノルム，または同義に，状態空間の点 u と v の間の距離は，それゆえ

$$\|u - v\| = \sqrt{\sum_{i=1}^{m} (u_i - v_i)^2} \qquad (3)$$

である。
状態空間の距離は，このように自然に，データベクトル u, v によって描写される瞬時の電気生理学的な脳の全体的状態の違いを単一の数値で測定する方法を与えるのである。

1つの与えられたベクトル u は状態空間における方向を定め，その全ての倍数 au（ここで，$a > 0$）の集合は u の方向における1点から伸びる直線に相当する。ベクトルの大きさが方向に対して重要ではないので，その大きさが単位元である標準化（ノルム＝1）されたベクトル（下記(4)）により方向を描写することは意義深い。

$$\tilde{u} := \frac{u}{\|u\|}, \ (u \neq 0) \qquad (4)$$

それゆえ，2つのゼロでないベクトル u, v の内積（下記(5)）は，-1 から $+1$ の間の値をとる。

$$\tilde{u} \cdot \tilde{v} = \frac{u \cdot v}{\|u\| \|v\|} \qquad (5)$$

0 から π の範囲を要素にもつ数値 ϕ は，$\cos\phi = \tilde{u} \cdot \tilde{v}$ のように表され，ベクトル u, v 間の角度である（あるいは，一般的に言うと，それぞれの方向の間の角度である）。お互いに直角をなす方向に向いている2つのベクトルについては，その内積は $u \cdot v = 0$ となり，それらのベクトルは直交していると呼ばれる。

脳波測定の物理学的特性によってただちに説明される脳波データのベクトル空間の構造と比べて，内積によって導入された距離関数の構造は，さらなる解析とデータの評価のためのその有用性により証明される発見的な選択として見られなければならない。特に，標準化（等式(4)）は形状や電位場の分布の強さを考慮に入れないことを容認し，一方，角度と距離の明確化は異なった分布の形状の比較を容易にする。

この選択の重要な側面は，脳波のデータベクトルのドット積（内積）からのノルムや角度の決定が，電位測定の際，基準電極に左右されるという事実である。それぞれの単一の領域での分布の"地形"は，測定場所（脳波電極部位）間の相対的違いによって決定され，1つの付加的な条件により基準電極が変わっても変化を受けないのは真実であるが，内積に関する一連のデータ全ての形状はその変換により変化を受ける。今後，我々は，脳波データは平均基準電極に変換して取り扱う（第2章）。

形態学的解析との関係

上で紹介された代数幾何学的概念の中には1対1対応があり，それは形態学的解析の標準的な専

門用語である（第2章を参照）。1つの電位場のマップから得られる脳全体の電位場のパワー値"global field power"（GFP）[2,3]は，データベクトルのノルムに比例する。

$$\mathrm{gfp}(u) = \frac{1}{\sqrt{m}} \|u\| \qquad (6)$$

したがって，gfp$(u)=1$となるようなデータの変換は，定数の乗法因子$\sqrt{m}$を除けば，単位元への標準化（ノルム＝1）と同義である。

それゆえに，頭皮上の電位場の形態は状態空間内の方向によって同定され，その結果，脳全体の形態測定は標準化されたデータベクトルの関数に委ねられる。2つの電位場のマップの形態学的相違[2,3]は距離により定義される（下記（7））。

$$\mathrm{diss}(u, v) = \|\tilde{u} - \tilde{v}\| \qquad (7)$$

一方，形態学的相関[4]は標準化されたベクトルの内積により定義される（下記（8））。

$$\mathrm{cor}(u, v) = \tilde{u} \cdot \tilde{v} = \frac{u \cdot v}{\|u\| \|v\|} \qquad (8)$$

ある初等関数の計算が2つの測定が次の関係にあることを示す（下記（9））。

$$\frac{1}{2}(\mathrm{diss}(u, v))^2 = 1 - \mathrm{cor}(u, v) \qquad (9)$$

相違の測定（等式（7））は，必然的な"美しい欠陥"，すなわち電位場の極性の変化についての非対称性を持っている。2つのベクトルuとvを考えてみると，diss(u, v)はそれぞれ最も低い値0（このとき$v=u$（同一の形態））から最も高い値2（このとき$v=-u$（反対の極性））までの範囲にあることがわかる。しかし，もしベクトルvがベクトルuと直交しているなら，それは2つの最低・最高値の間でほぼ間違いなく"ちょうどまん中の場合"であり，diss$(u, v)=1$ではなく$\sqrt{2}$という値をとる。この不便は，相違に対して類似性（相関係数）の測定（等式（8））を用いることで避けられ，直観的に理解できるcor$(u, -v)$が$-$cor(u, v)と同一であるということを満たし，直交するベクトルにはcor$(u, v)=0$を与えるなどして，-1から$+1$の範囲の値を算出する。

線形変換

ベクトル空間のそれぞれの要素を変換する関数Aは，$x \in \mathbb{R}^m$（xはm次元ベクトル$\mathbb{R}^m$に含まれる）を，別の要素$y \in \mathbb{R}^m$に変換する。すなわち，$y=A(x)$で，以下の条件（（10）・（11））を満たす。

$$A(u+v) = A(u) + A(v) \qquad (10)$$
$$A(cu) = cA(u) \quad (c \in \mathbb{R}) \qquad (11)$$

この関数Aは線形変換と呼ばれる。ベクトル成分の観点から，その変換は線形の組合せの型（下記（12））を得る。

$$y_i = \sum_{j=1}^{m} a_{ij} x_j \qquad (12)$$

それは行列の表記を用いて$y=\mathbf{A}x$（ここで，$\mathbf{A} \equiv [a_{ij}]_{i,j=1,\cdots,m}$）のようにより短い型に書かれることが可能である。もし$\mathbf{A}$の列が標準化され，互いに直交するベクトルであったら，同じこと（列が標準化され，直行するベクトルであること）が転置行列（列と行を入れ換えた行列）$\mathbf{A}^T \equiv [a_{ji}]$の列についても保持されるだろう。そして，その変換は直交と呼ばれる。そのような変換は，厳密な回転に相当する。すなわち，長さと角度が保存される。脳波測定の用語では，線形変換は，元々計測されたデータの経路（各チャンネルのデータ）を人工的に定義された測定法の新しい配列あるいは"仮想の電極部位"の中に再結合させることである。

投影

この先の項で，我々はたびたびデータ雲あるいは軌道の"投影"について話す。通常，我々は$\mathbb{R}^m$から$\mathbb{R}^k$への線形投影に言及する。ここで$k<m$であり，m次元の対象のk次元の"影"への平行な投影として直観的に理解される（図9.2A）。線形投影の平易な例は，脳波のi番目のチャンネル（電極部位）の選択，すなわち，元々のm次元のデータを1次元の時系列（単チャンネル脳波）データに簡略化することである。線形投影の別の例は，脳波のデータを平均基準電極波形に変換すること

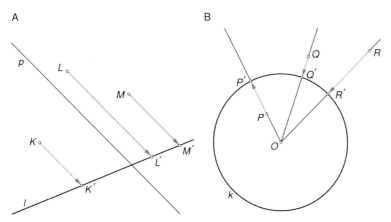

図9.2 A．2次元ベクトルR^2の要素である点K，L，Mの，線pから線l上への方向に平行な投影．B．2次元ベクトルR^2の要素である点P，Q，Rの，単位円（半径$r=1$）k上への中心の投影．

である．それは，脳波データ雲が条件$\sum_{i=1}^{m} u_i = 0$によって定義された$m-1$次元のサブ空間上に投影される（そのとき1つの次元は失われる）ことによる．代数学的には，線形投影$\mathbb{R}^m \to \mathbb{R}^k$は，$k \times m$の行列による掛け算として表現される．

より広範な概念として，"冪等"，すなわち，どのxについても$P(P(x)) = P(x)$が成り立つような変換Pは，投影と呼ばれる．そのような変換は一般に非線形かもしれない．非線形変換の1つの例は，等式（4）によって与えられる単位元への標準化（ノルム＝1）である．幾何学的には，これはデータの単位球体（半径$r=1$）面への投影に相当する（図9.2B）．

前項の目的は，脳波による状態空間の構造を明記する必要があることについて，主要な代数学的概念を紹介することであった．さらなる詳細は，種々の標準的な線形代数学の教科書を参照されたい．

主成分分析

主成分

N個の脳波データの点$u_0, u_1, ..., u_{N-1} \in \mathbb{R}^m$（$m$次元ベクトル$\mathbb{R}^m$に含まれる）の集まりを考えてみよう．$u_{i,n}$をベクトル$u_n$の$i$番目の成分とすると，$u_i \equiv (u_{i,0}, u_{i,1}, ..., u_{i,N-1})$は，$i$番目のチャンネル（電極部位）で記録された時系列である．次に，我々は，時間がたつとデータが中心に集められる，すなわち，すべてのiについて$\langle u_i \rangle = 0$，ここで$\langle \cdot \rangle$は観測されたn個のエポック（$n=0, \cdots, N-1$）の算術平均が0になることを示すと想定する．

厳密に言えば，データベクトルのノルムとデータベクトル間の角度を微妙に変化させることで，時間平均の差が脳波の状態空間に偏移をもたらす．しかし，脳波のデータは本質的に振動し，通常記録中にすでに"直流補正されている"ため，このことにより引き起こされた変化は実際には無視できるものである．

電気信号u_iの電力（の相違）—幾何学的にみた，i番目の座標軸の方向におけるデータ雲の分散—は，

$$V_i = \mathrm{var}\, u_i := \langle u_{i,n}^2 \rangle \tag{13}$$

となり，そして，

$$W = \sum_{i=1}^{m} V_i \tag{14}$$

は，全てのチャンネル（電極部位）にわたって合計された全分散である．等式（14）に等式（13）を代入し，合計の順番を交換することで，下記（15）が与えられる．

$$W = \langle \|u_n\|^2 \rangle \tag{15}$$

さらにつけ加えると，一連のデータの全分散は，測定のエポックについてのGFPの積分に比例す

る。

　脳波のチャンネル（電極部位）の新しいデータチャンネル（電極部位）への線形変換 $x_n = \mathbf{F} u_n$ は，通常新しいチャンネル（電極部位）の分散をもたらす。しかし，もし $\mathbf{F}$ が直行変換であれば，その合計 $\sum_{i=1}^{m} \text{var } x_i = W$ は維持される。言い換えれば，そのような変換は，チャンネル（電極部位）の間でのデータの分散のまさに再分配を誘導する。そのとき，トータルパワーは不変のままである。

　転置された変換行列の列ベクトル $\mathbf{F}^T = (f_1, f_2, \ldots, f_m)$ を用いると，直行変換の結果として生じる新しいチャンネル（電極部位）は，$x_i = f_i \cdot u$ と表記される。ある一連のデータに対して，少なくとも1つ，ほとんどの場合，まさしく1つの変換が下記の極値の特性を持つことが示される。分散 x_1 は，$x_1 = f_1 \cdot u$ であり，f_1 の起こりうる全ての選択肢の中で最大値に達し，分散 x_2 は，$x_2 = f_2 \cdot u$ だが，f_1 と直交する f_2 の起こりうる全ての選択肢の中で最大値に達するというように。ベクトル f_i の方向は，状態空間におけるデータ雲のいわゆる"主要な座標軸"となり，新しいデータのチャンネル（電極部位）x_i は"主成分"と呼ばれる。実際には，**主成分分析**（principal component analysis：PCA）[5] は，共分散行列 $\mathbf{C} \equiv (C_{ij})$（下記 (16)）のいわゆる固有値の分析[6] によって行われる。

$$C_{ij} = \text{cov}(u_i, u_j) := \langle u_{i,n} u_{j,n} \rangle \quad (16)$$

それは固有ベクトル f_i と関連した固有値 λ_i の中へ向かい，i 番目の主成分により説明される分散を規定する。合計した分散と等式 (14) の保存により，それは次のようになる。

$$\sum_{i=1}^{m} \lambda_i = \sum_{i=1}^{m} V_i \cdot \quad (17)$$

　状態空間の方向は，確定した"電位場のマップ"，すなわち観測された頭皮上の領域にわたる脳電位場の形態学的分布（topographic distribution）に対応する。それゆえに，脳波データに行われる PCA は時々"空間的 PCA"と呼ばれ，固有ベクトルに対応した電位場形態は"空間的形態"と呼ばれる。固有値を降順，すなわち $\lambda_1 \geq \lambda_2 \geq \cdots \geq \lambda_m$ のように並び替えることと，それに応じて番号をつけることにより，我々は変換された一連のデータを得る。それは，全ての l について $l < m$ で，$f_1, \ldots, f_l$ により広げられたサブ空間の中へのデータ雲の投影であり，すなわち，主成分 $x_1, \ldots, x_l$ の収集が l 次元空間内の任意の一連のデータのできるかぎり最良の描写を提供する。

脳波の描く軌道の現象学

　この節の結果は，$N=256$（256個）の頭皮上電位場領域の標本から成る21チャンネル（電極部位）導出の一連の脳波データ（2秒間）を用いて，図9.3で解説される。図9.3の B，C では，GFP と，その3つの主要な主成分に割り当てられた信号（すなわち，合計した分散の最高の割合を計上している）が表示されている。

　同じ脳波のデータについて，3つの主成分軸によって広げられたサブ空間における軌道の再構築が，各空間的形態とともに図9.4に示される。その状態空間の軌道は，ほとんどが閉ざされた大体楕円形の軌道から成り立っている。この構造物は，脳電位活動の優勢な周波数[7]—ここではおよそ11 Hz の α（アルファ）活動，"休息"の脳状態の特徴を表す—において生じる瞬時の脳電位場形態の反復を反映する。図9.5は，脳波の軌道の"内側からの眺望"を示し，それは単位球体（半径 $r=1$）面上へ投影される。表示されたのは，投影された軌道に沿った瞬時の状態の連続であり，薄暗くされた背景は，任意の方向における脳電位場形態が発生する確率密度を符号化したものである。

発生源モデルと空間形態

　通常，我々は脳波の線形モデルを次式（下記 (18)）の形で仮定できる。

$$u(t) = \sum_{i=1}^{s} y_i(t) g_i \quad (18)$$

ここで，$g_1, \ldots, g_s$ は（ある周波数帯域の）発生源によって生み出された脳電位場の分布であり，y_i は時間的に変化する強度，言い換えれば，i 番目の発生源を推進する信号である（ただ一通りに定められる描写のために，我々は，脳電位場のベク

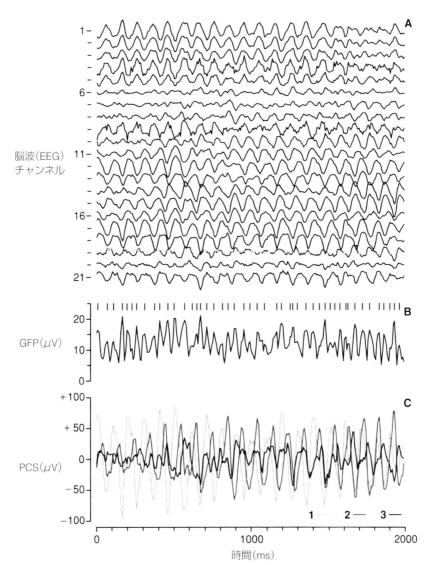

図9.3 A．2秒間の21チャンネル（電極部位）導出（10/20システム）の脳波データ。128 パケット/秒（n＝256）でサンプリングされている。B．時間の関数としての global field power（GFP）。図の上部の縦のマークは，その区域内の GFP 曲線の極大点を示す。C．時間の関数としての3つの主要な主成分。発生源の形態を推進する"信号（principal component signal：PCS）"。

トルは単位元へと標準化（ノルム＝1）されると常に仮定する）。

PCA は，結果として次式（下記 (19)）の形の中で脳波データの分解をもたらす。

$$u(t) = \sum_{i=1}^{m} x_i(t) f_i \qquad (19)$$

ここで，$f_1, \cdots, f_m$ は空間形態，x_i は正式には i 番目の形態を推進する"信号"である。これらの形態と信号は，脳の生理学の観点から解釈されてはいけない[8]。それらは，ただ，数学的に便利なデータの描写の結果である。PCA は，通常比較的低次元のサブ空間を特定するが，それは合計した分散の大部分に限定される。

共分散行列 C の固有値および固有ベクトルの計算は，対角化手法（下記 (20)）に通じる。

$$\mathbf{FCF}^T = \Lambda = \text{diag}(\lambda_1, ..., \lambda_m) \qquad (20)$$

PCA は，このように，上に規定された極値の特性という意味のトータルパワーの再分配のみなら

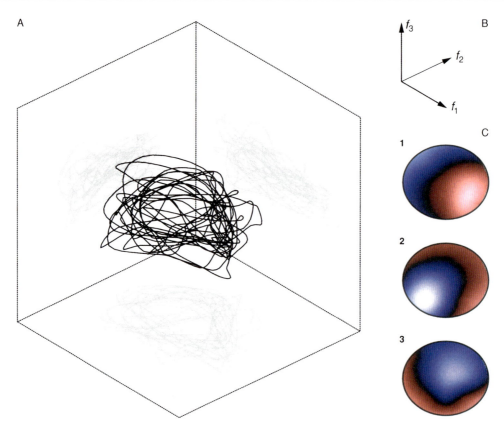

図9.4 A. 図9.3に示された脳波データによる状態空間の軌道の3次元座標への再構築。スムーザーを用いた絵を得るために4倍のサンプリングタイム（512/秒）にして抽出された。各側面上への軌道の2次元の投影（灰色の"影"）を，軌道のよりわかりやすい視察のために加えた。B. 固有ベクトル f_1, f_2, f_3, すなわち，Aで示した主成分軸の方向。C. 固有ベクトル f_1, f_2, f_3 に相当する各電位場形態（赤：陽性，青：陰性の両極性をもつ）。

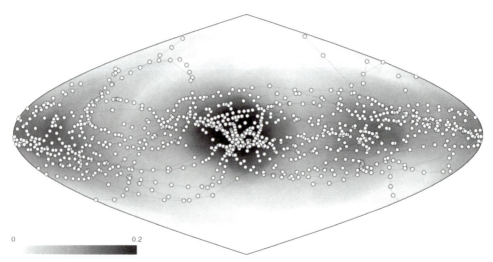

図9.5 サンプリングタイムを4倍にして抽出され，単位球体（半径 r=1）面上へ投影された，図9.4に示されたものと同じ脳波データによる軌道の"星図描画"。その赤道は球体面と f_1, f_2 が作る平面との交差点であり，一方北極と南極は $+f_3$ と $-f_3$ に一致する。個々のサンプルの投影（有効周波数=512/秒）は小さい白丸で記録される。背景の濃淡は，異なった形態の方向におけるデータ分布の密度を示す。左下部のグレースケールを参照。

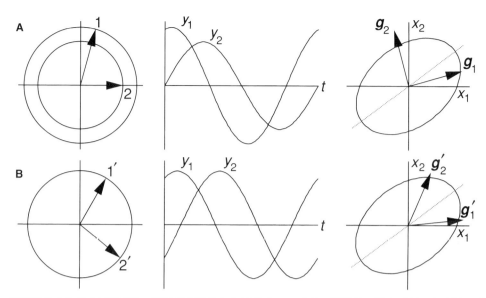

図9.6 形態信号の位相の不確実性。同じ円振動数における2つのペアの振動子の動き（左）は，異なった信号位相の違いと異なった振幅比を持ったサイン波の信号を発生させ，異なった形態の発生源を推進する(右)。発生源の構造AとBは，状態空間内で，全く同じ形状と位置の楕円軌道を生み出し，そして観測に基づいて識別できない。楕円の主要な主成分軸（点線）は実際の発生源とは1つも一致しないことに留意すべきである。

ず，空間形態に割り当てられる信号の脱相関をももたらす。そのPCA解決手法は，したがって，"線形に独立な成分"への分解のように見えるが，一方，独立成分分析（independent component analysis：ICA）では，独立性は高次のモーメントの観点から定義される（第5章を参照）。

描写されたサブ空間の特定は，一義的な発生源の特定には十分でない。これは2つの発生源と単一の周波数（マップ）を持つモデル（下記（21））のような場合に容易に理解される。

$$u(t) = y_1(t)g_1 + y_2(t)g_2 \quad (21)$$

ここで，g_1，g_2は共線形ではない―しかし，必ずしも直行ではない―2つの発生源の標準化された形態であり，それらはある単一の周波数ωにおける高調波信号（調和した信号）により推進される。

$$y_i(t) = a_i \sin(\omega t + \phi_i) \quad (i=1, 2) \quad (22)$$

このモデル（上記（22））は，前記の脳波データの例に見られる軌道と同じように，状態空間の楕円形の軌道を生み出す。その軌道の形状と位置は，振幅比a_1/a_2，（相対的な）信号位相$\phi_2-\phi_1$，そして$\gamma = g_1 \cdot g_2$となるような形態ベクトル間の

角度γによって決定される。なお，後者は"形態位相"と呼ばれる。図9.6に解説されるように，これら3つの変数の異なった組み合わせが，全く同じ形状と位置の軌道を生み出すのである。

ところで，発生源の形態と推進活動は，観測されたデータ―形態の結果―の信号位相の不確実性によって独自に決定されるのではない[9]。独自に決定される解決手法のために，発生源の形態と推進活動の両方あるいはどちらか一方の特性についての付加的制限が必要である（第3章を参照）。しかし，次の節で提示される取り組みは異なる。すなわち，我々の目的は脳波の描く軌道の幾何学的特性の定量解析であり，それらの特性はデータにより明白に決定されるのである。

脳全体の記述子

次元の単純化の原理

事実の意味ある記述は，初期の（観測された）データの簡略化と，異なる記述の次元において特性を分離することを，常に含意している。例えば，

本は，多くの実用的な目的のために，ちょうど大きさと重さの観点から特徴づけられるだろう。すなわち，その記述は4つの数字，体積のための3つ（例えば，cmで表わされる）と，加えて重さのための1つ（例えば，gで表わされる）から成り立つ。そのような対象の"典型的なアンサンブル（集合体）"について，それらの特性間で統計に依存することは記述に何の役割も果たさず，より大きな本は常にまたより重いなどという事実にもかかわらず，空間的拡張（記述）子はその物体の質量から分離される。我々は，これを次元の単純化の原理と呼ぶ。

脳電位場全体の強さ（Σ）と平均化された周波数（Φ）

単電極部位導出の脳波記録は，(a) もしそれがデジタル化されていても，平面に描かれる連続的な曲線として，(b) 瞬間的時間 t_n に割り当てられた一連の値 u_n として，あるいは，(c) その定型である振幅と周波数を算定して得られたただ2つの値によって（たとえ大ざっぱであっても）脳全体に記述された1つの変数として見ることができる。

同様に，脳波による m 次元の状態空間における次元的に単純な軌道の記述は，データ雲の平均範囲と2つの連続する状態間の変化の平均速度を算定して得られた2つの記述子[10]によって与えられる。この目的のために，我々は，次式（下記(23)）を定義する。

$$M_0 := \langle \|u_n\|^2 \rangle, \quad M_1 := \langle \|\dot{u}_n\|^2 \rangle \tag{23}$$

ここで，

$$\dot{u} := \frac{u_n - u_{n-1}}{\Delta t} \tag{24}$$

は，n 番目のサンプリング段階における脳電位場の変化のベクトルである。さらに，我々は，**脳電位場全体の強さ**（下記(25)）と**平均化された周波数**（下記(26)）を定義する。

$$\Sigma := \sqrt{\frac{M_0}{m}} \tag{25}$$

$$\Phi := \frac{1}{2\pi} \sqrt{\frac{M_1}{M_0}} \tag{26}$$

M_0, M_1 という量の物理的単位がそれぞれ μV^2, $\mu V^2 \cdot s^{-2}$ であるので，予想されるように，2つの記述子の単位は，[Σ]＝μV，[Φ]＝s^{-1} となる。実際に，これらの記述子は，Hjorth[11,12]の記述子"活動度"と"移動度"の多次元誘導体（類似体）である。Σ^2 がGFPの平均平方（2乗）であることは，等式(23)と(25)を見比べれば，容易に理解できる。

空間的複雑性（Ω）の測定

前節で，我々は，PCAが任意の一連のデータのより低次元の空間内での**最適な**描写を生み出すことを見てきた。i 番目の空間的形態によって描写された全分散の相対的な割り当て部分は，

$$\lambda'_i \equiv \lambda_i / W, \quad \text{ここで} \ W = \sum_{i=1}^{m} \lambda_i \tag{27}$$

である。

集合 $\{\lambda'_1, \cdots, \lambda'_m\}$ は，共分散行列Cの（正規化された）λ-スペクトルと呼ばれる。等式(27)から理解されるように，可能性がある全てのλ-スペクトルの形は，$\Sigma_i \lambda'_i = 1$ という条件（単位元の分配）に制約される。λ-スペクトルのグラフ描写は，降順に並び替えられ，任意の一連のデータに対するPCAの効果を包括的な画像として提供する。λ'_i 値は桁違いに変化するかもしれないが，$\log \lambda'_i$ 対 i を描画するのに便利である（図9.7を参照）。

脳波データにおける次元の還元性の数学的特性のために，我々は単位元の分配に実数を割り当てるような関数を必要とする。とりわけ，我々はその関数が，

・対称であること，すなわちその独立変数を並び替えても不変であること，
・ある k について $\lambda'_k=1$（そして，このとき k 以外の i について $\lambda'_i=0$）の場合に，最小値を得ること，

さらに，

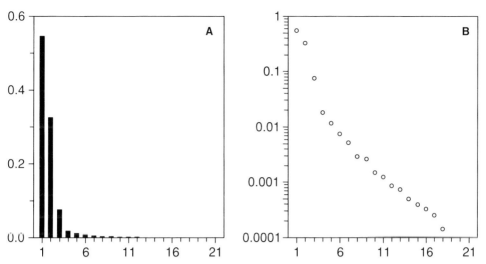

図9.7 線形目盛り上（A）と対数目盛り上（B）に描かれた，図9.3に示されたデータの共分散行列の固有値のスペクトル．3大固有値は，トータルパワーの89％以上を占める．対数の描画は，固有値の分布のより良い概観を提供する．最小3つの固有値 $\lambda_{19,20,21}=0$ は図面に示されないが，このスペクトルの縮退は21チャンネル（電極部位）の2つが線形に補間されていることによるもので，さらにデータは平均基準電極に変換されている．

- $\lambda'_1 = \lambda'_2 = \cdots = \lambda'_m = 1/m$ の場合に，最大値を得ること

を求める．

標準の選択は，1つの定義（下記（28））に通じるShannonの提唱したエントロピー（熱力学）Hである．

$$\log \Omega := H(\lambda'_1, \cdots, \lambda'_m) = -\sum_{i=1}^{m} \lambda'_i \log \lambda'_i \quad (28)$$

Ω は，任意の脳波の集合の空間的複雑性の評価尺度と解釈される[10]．その値は1からmの間隔をとり，もしデータがまさに1つの空間形態を構成するなら$\Omega=1$，データの全分散が全てのm個の形態に均等に分配されるなら$\Omega=m$となる．Ω は，言うまでもなく，無次元量である．

Ω に類似の評価尺度"線形複雑性"は，Palušら[13]によって提唱された脳波データの相関行列の固有値によって定義された．また，異なるスケーリングを別にすれば，尺度Ωと同一の評価尺度は，Pézardら[14]によって独自に発表され，後に再"改定"された[15,16]．これらと同様の研究方法の共通の先駆けは，Morgeraによる"共分散複雑性"[17]への取り組みのようである．周波数領域についての類似の状況があり，そこでは概念的に同じ評価尺度，例えば"スペクトルエントロピー"[18]や"ウェーブレットエントロピー"[19]といった数十年前に日付をつけられた共通の先行したものが提案された[20]．明らかに，ここに挙げた全ての評価尺度は同じ一般原理，換言すれば，関心領域（空間，時間，周波数）にわたる正規直交基底についての全てのデータの分散，さらに適切な"エントロピー"関数による分散の分布のただ1つの値からなる特性に基づいている[9]．

脳全体の機能状態の3次元描写

等式（25）から（28）で定義された3つの数量，**脳電位場全体の強さΣ，平均化された周波数Φ，空間的複雑性Ω**は，脳の電位活動を脳全体で評価する記述子から成る3次元の系を構成する．脳波の感度は脳全体の機能状態を反映するので，脳機能状態を特徴づけるために，3つが連帯して，あるいは個別に，脳全体の記述子が用いられる[10,21]．

記述子Σ，Φ，そしてΩは，元の脳波記録からの規則正しい連続の中で，またはスライドするウィンドウとして得られた一定の持続時間（通常1-4秒）のデータ切片を評価する．これは，かなりのデータの還元，すなわち$N×m$の同時測定結果がちょうど3つの数字に変わることをもたらす．

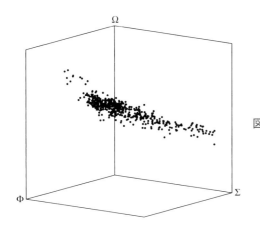

図9.8 個人の終夜睡眠脳波記録から得られた（Σ-Φ-Ω）データの3次元図。脳全体の記述子は2秒間の多数のエポックから算出されたもので，それぞれの点は30の連続したエポック＝60秒一塊の中央値を描く。各座標の目盛りは，Σ：0-22.5 μV，Φ：0-15 Hz，Ω：0-7.5。睡眠脳波のマクロステートの多様性は，双曲面の"睡眠の殻"に制限される。

それゆえに，その方法は，長期に連続する脳波記録によって決定され，時間の関数により比較的ゆっくりと変化する脳機能状態をとらえる研究において，特に興味深いものである[21,22]。

任意の脳波の切片から得られた3つぞろい（Σ，Φ，Ω）は，3次元の**マクロステート空間**における1つの点として描写される。この手法は，異なる実験計画において，また，さまざまな目的のために用いられる。次に挙げる例は，1人の被験者の終夜睡眠の連続脳波記録を用いた，脳全体の記述子から成るマクロステート空間の概念を示したものである。図9.8の各点は，60秒間の脳波の1切片に一致する。データ雲は，双曲面形状の比較的細い多様体に限定され，それはまた"睡眠の殻"[10]として知られる。その軌道は，おおよそ周期的な進行で，3つの脳全体の記述子が脳波記録の開始（点火）から起動する時間関数として描かれる図9.9のように，夜間に数回この双曲面構造を行き来する。その周期的なパターンは，別名標準的な"ヒプノグラム（睡眠図）"として知られる，繰り返される睡眠周期に一致し，実際に，3つの脳全体の記述子から構成される判別関数は，睡眠段階をよく識別するのである[23]。

Σ-Φ-Ω 空間における変換

2次元多様体への睡眠中の脳のマクロステートは，主として記述子ΣとΦが逆相関することによって制限を受け，それは，

$$\Sigma\Phi \approx k \tag{29}$$

と表わされる。ここで，k は定数。この等式（29）の両辺の対数をとると，

$$\log\Sigma + \log\Phi \approx \log k \tag{30}$$

が与えられ，それは次の変換を示唆する。

$$\log I = \log\Sigma - \log\Phi \tag{31}$$
$$\log E = \log\Sigma + \log\Phi \tag{32}$$

幾何学的に見て，これは（$\log\Sigma$, $\log\Phi$）-平面での回転に相当する（図9.10）。このような方法で，記述子ΣとΦの相関が根底にある共通因子は，新しいマクロステートの変数 I によって分離される。マクロステートの変数 E は，睡眠中，最小限に変化するが，覚醒状態と睡眠の間の推移を鋭敏に示す（図9.9）。換言すれば，$\log I$ は睡眠周期の経過を反映し，そして睡眠段階と関連するが，一方で $\log E - \log k$ は覚醒度の独自の評価尺度として供給されるのかもしれない。

異なった被験者からの睡眠脳波における独自のΣ-Φ-Ω描写は，等式（29）で表わされたように，概して同じ形状を示すが，独自の定数 k，そして睡眠の殻内での睡眠段階の区分に関する独自の特性を伴う。これら高次のマクロステートの多様性は，個々の神経組織の機能を調節する"独自世界の法則"[24]の良い例を供給する。さらに，その独自世界の方法による再変数化あるいは変換は，真に普遍的な法則の形式を獲得する必要があるだろう。単なる個々のデータの平均化は，この目的を果たすことはない。

第 9 章　脳電位活動の脳全体の記述子による状態空間描写

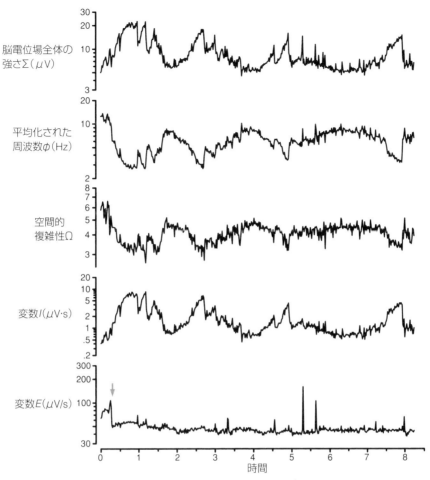

図 9.9　脳波記録開始時（t=0）からの時間関数としての図 9.8 と同じデータ。上位 3 つの曲線は，対数目盛り上の 3 つの脳全体の記述子 Σ，Φ，Ω を時系列で示す。下に，2 つの導き出されたマクロステートの変数 I と E（対数目盛り）が，同じく時系列で示される。I の経過は，睡眠段階を経て繰り返される推移を示し，Ω と逆相関する。入眠時（灰色の矢印）における E 曲線の突然の降下と，被験者の自然発生的な覚醒を示す 5 時間超の鋭いピークに留意せよ。

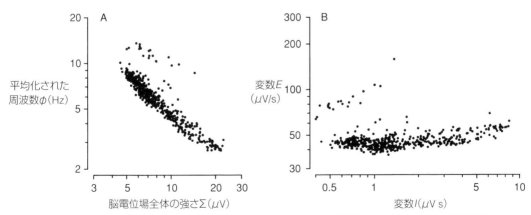

図 9.10　A．（logΣ，logΦ）-平面上への睡眠脳波のマクロステートの投影。図 9.8 と同様の時間分解能，すなわち，それぞれの点は 60 秒の 1 エポックに対応する。B．回転された座標（log I, log E）内の同じデータ。

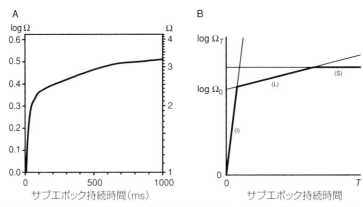

図9.11 "複雑性算出率"の決定。A. 図9.3に示されたデータを，サブエポックの1/64秒から1秒まで変化する持続時間 T における $\log\Omega_T$ 対 T 座標へ描画したもの。B. $\log\Omega_T$ 対 T 座標への描画における，最初の(I) 部分，直線状に拡大する (L) 部分，そして飽和 (S) の部分の近似を略図化したもの。Lの部分は，$\Omega_0=2.25$，$\beta=0.52\,\mathrm{s}^{-1}$ を代入した等式（33）に一致する。

拡張と改良

1990年代のその導入以来，Σ-Φ-Ω システムは，大部分が空間的複雑性の評価尺度についてであるが，さまざまな改良への対象となってきた。

■局所領域の評価

"脳全体の"という特性は，3つの記述子が頭皮上全ての電極配列から記録された脳電位データについて評価されることを意味する。しかしながら，その同じ記述子はまた，電極配列が充分に高密度であれば，頭皮上の限局した領域—例えば，左右の大脳半球上の—から記録された脳波についても算出される。この改良は，ほとんど神経精神医学的あるいは神経薬理学的研究に利用された[25-28]。

■部分的な複雑性の差異

この方法は[29]，頭皮上全ての範囲（m 個の電極）と，i 番目のチャンネル（電極）（$i=1, \cdots, m$）を除いた $m-1$ 個の電極からなる可能な全て m 通りの部分集合（パターン）についてのΩ-complexity（複雑性）の算出によって定義される。部分的電極配置と全電極配置での複雑性測定値の差異が，局所的に測定された活動の脳全体の空間的複雑性に対する寄与を評価する。これらの差異は，正数（i 番目の電極部位が"抑制的"活動），あるいは負数（i 番目の電極部位が"優勢的"活動）になり得る。

■周波数の関数としてのΩ-complexity

いくつかのアプリケーションの中で，選択された周波数帯域内での空間的複雑性の評価は興味深く，臨床的関連があるといえるだろう[30]。選択的に，Ωは，フーリエ変換によって各周波数ポイント毎に別々に得られたクロススペクトル行列のλ-スペクトルから計算される[31]。

■Ω-complexity 算出率

脳全体の記述子は，通常，数秒の持続時間の脳波のエポックについて評価される。短すぎるデータエポック（$T<1\mathrm{s}$）では，Ωは，脳波の軌道の代表的な描出を供給するためのデータの点（数）が十分ではないということで，低く評価される。長すぎるデータエポック（$T>10\mathrm{s}$）を用いることも，また，薦められない。そこでは，異なった発生源の形態が，ただ1つのデータエポック内で混ぜ合わされるかもしれず，空間的複雑性の過大な評価をもたらすからである。

エポックの持続時間 T の関数としてのΩの系統的研究において，我々は通常 $\log\Omega_T$ 対 T 座標への描画（図9.11）で3つの領域，すなわち，最初の急こう配の増加 (I)，直線状に拡大する部分 (L)，飽和水平域 (S) を区別する。Lの部分は，回帰方程式

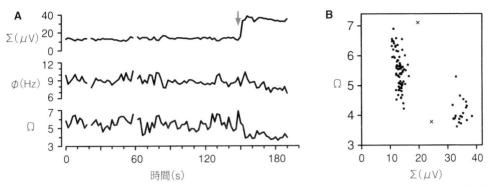

図 9.12　19 チャンネルの脳波記録された規則的な 3/秒（3 Hz）の棘徐波複合活動（純粋小発作）の推移を 1 つの長さ＝約 3 分間の脳全体の記述子で示したもの。A．連続した 2 秒間のエポックについて算出された時系列の記述子 Σ, Φ, Ω．発作性活動の起始部を灰色の矢印で示した。B．Σ-Ω 平面へのマクロステート空間への投影。そこでは，2 つの機能状態（非発作時，発作時）がきちんと分けられている。アーチファクトに汚染された脳波エポックは，A および B の×印で示された部分から徐かれている。

$$\log \Omega_T = \log \Omega_0 + \beta T \quad (33)$$

によって近似される。ここで，Ω_0 は 0 秒のエポック持続時間の場合を推定された空間的複雑性であり，係数 β は 1 秒間に測定された "複雑性算出率"（complexity production rate：CPR）[32] である。Ω_0 は，異なったエポック持続時間を有する研究から得られた空間的複雑性における知見の曖昧さを排除するのに利用される。CPR は，もっぱら Ω のみでは区別できないような状態の違いを見極めることができるさらなる 1 つの脳全体の記述子として供給されるだろう。

■相関行列からの Ω-complexity

Pei ら[33]，Ω を 2 つの局所的に測定された信号間の同期性の測定に用い，Ω が信号電力にともなって変わることを回避するため，入力信号の単位分散への正規化を提言した。しかし，脳波データのエポックに関する正規化は，異なる要因による状態空間の元の座標軸の再度の拡大縮小を意味し，それゆえデータ雲の形状を修正することになり，その結果，元の Ω-complexity の発想とは異質のものにすることが容易に示される[9]。

■記録に関する分散の正規化

Pei らの批評的試験は，空間的複雑性を推定する際のデータの不均一性（重畳したアーチファクト）の影響を調査するさらなる研究を引き出した。全ての脳波エポックの集合体にわたる，すなわち，記録に関する分散の均等化から成る妥協策が提案された。この改良は，エポック間の Ω についての比較を今後さらに可能にする一方，解析をアーチファクトに対してより強固なものにするのである[9,34]。

選り抜きのアプリケーション（活用）

睡眠段階と覚醒度の変動

Szelenberger ら[23]，各睡眠段階における脳全体の記述子の変動について検討した。1 人の被験者の終夜睡眠脳波データの Σ-Φ-Ω（3 次元）空間への描出は，通常典型的な双曲面を有する円筒形の "睡眠の殻" 構造を明示する（図 9.8 を参照）。脳全体の記述子の対数変換（等式 (31), (32) を参照）は，この構造をおおよそ平面的なデータ雲の地図に描き，睡眠段階を明確に識別する。個々に多数の睡眠潜時の検査を行って得られ，Σ-Φ-Ω 空間へ投影されたデータは[35]，覚醒状態から睡眠レベルまでの推移を示す[21]。

てんかんと突発性（発作性）神経（脳）活動

発作性の脳の電気活動のエピソードは，脳波記録上，視覚的に，容易に認められるが，Σ-Φ-Ω空間においてもまた特徴的な状態の変化，すなわち，1つの空間的状態の優位性に起因するΣの増加，Φの減少，そしてΩの減少を示す（図9.12）。

診断的目的については，また一方，発作間欠期脳波の微妙な変化とそれらの脳全体の記述子を用いた特徴づけはより興味深い。Kondákorら[28]，特発性全般てんかん（idiopathic generalized epilepsy：IGE）患者のΩ-complexity（脳全体だけでなく局所領域の値も）が健常対象者と比較して低下していることを見出した。さらに彼らは，抗てんかん薬のバルプロ酸による長期の治療効果を，IGE患者の局所領域間のΩの勾配が健常者の値（勾配）の方向へ変化することで説明してみせた。

神経病理学，精神神経科学

Szelenbergerら[25]，うつ病患者の両側大脳半球間のΩ-complexityの勾配が健常対象者と比較して偏位していることを表わした。Saitoら[26]，統合失調症患者の前頭部領域のΩ-complexityが健常対象者と比較して増加していることを見出した。Tóthら[36]，拒食症患者の味覚刺激に対する反応における両側大脳半球間のΩの非対称性について報告した。Yoshimuraら[37]，軽症のアルツハイマー病患者において脳全体のΩ-complexityが増加することを見出した。同様の結果はCziglerら[38]によって報告されている。Irisawaら[39]，未投薬治療の統合失調症患者のマイクロステート平均持続時間の減少とともにΩ-complexityが増加することを報告した。Molnárら[30]，開眼と閉眼の条件間でのΩ-complexityの違いを検討し，1名の皮質下虚血性脳卒中患者では開眼に対するΩの反応性が低下していることを報告した。

精神作動性物質の影響

Yagyuら[40]，緑茶の活性成分であるテアニンの脳全体のΩ-complexityへの影響について報告した。Kondákorら[41]，ピラセタムの単回投与後にΩ-complexityが低下することを報告した。Kondákorら[28]，また，バルプロ酸が局所領域間のΩ-complexityの勾配に与える影響について記述した（上記てんかんの項を参照）。神経遮断薬によるΩへの影響はないと報告されているが，一方で他の複雑性の測定（相関次元を求めるもの）では影響を受けるとしている[42]。

脳波の発育による変化

Wackermannは[43]，3つの脳全体の記述子を，0.6歳から80歳までの小標本（$N=40$）における暦年齢の関数として検討した。年齢とともに単調に，Σは減少し，Φは増加し，それら記述子の両方が成人期早期にプラトーに達した。Ωは小児期早期では段階的増加を示し，5-6歳頃にピークに達し，その後は緩やかに減少した。より大きな標本（$N \approx 500$，年齢の範囲：5-80歳）を用いて，KoeingとWackermann（未発表）は，3つの脳全体の記述子それぞれのための，$a+be^{-ct}$形式の発育についての媒介変数方程式を得た。ここで，tは暦年齢であり，$a \cdot b \cdot c$は調整可能な媒介変数である（図9.13）。Stamら[44]，年齢範囲0.25-16歳の標本におけるΩ-complexityについて検討し，Ωが"脳の成熟の客観的かつ定量的評価尺度として臨床的に有益であることが判明するかもしれない"と提言した。Kimら[45]，生後最初の48時間以内の新生児におけるΩ-complexityが急激に増加し，それが種々の分娩様式間で有意に異なることを報告した。

感覚と運動の処理過程

Kondákorら[46]，機能しない視覚入力に比較して機能する視覚入力に反応して（閉眼条件と比較して開眼条件下で），脳全体のΩ-complexityが増加することを報告し，それらが脳内活性化の空間的再分配と関連しており，（ある周波数帯域の）

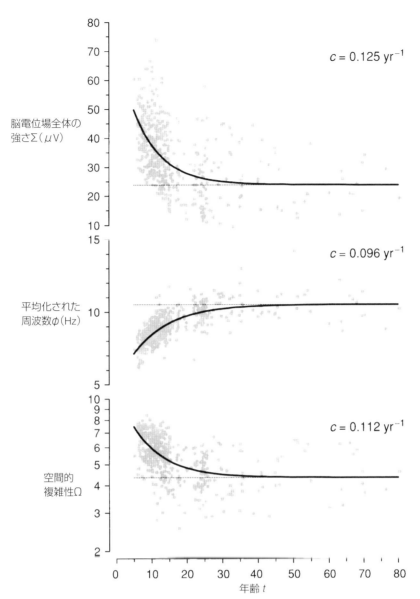

図9.13 標準的母集団478名の安静時に記録された一連の脳波データから得られた脳全体の記述子 Σ, Φ, Ω の発育曲線。個々の値は灰色の点で示され，指数関数の曲線がそれらにフィットしている。発育曲線の漸近線が水平の点線で付されている。3つの指数関数の時定数 c^{-1} は，すべて8-10歳の範囲である。

発生源の局在を特定する解析手法がこれを支持するとした。StancakとWackermannは[47]，自発的な指の運動の準備段階と遂行時に，局所領域（感覚運動野）の Ω-complexity が変化することを記述した。さらに，Stančákら[48]は，四肢の運動に関連した Ω の変化と脳梁の横断面積との関係を見出したが，これは，空間的複雑性と神経の接続性の直接の因果関係を示唆するものである。Müllerらは[49]，双安定の視覚的な動的刺激を知覚する間の脳全体の Ω-complexity の経時的変化を検討し，概ね750から300ミリ秒で作動する知覚の"スイッチ"に先だって，短期間，複雑性が低下することを見出した。

多方面の話題

Bhattacharyaらは[50,51]，Ω-complexity を音楽聴取により誘発された γ（ガンマ）-周波数帯域における長期の同期性の評価尺度として用い，非音楽家の対照者より音楽家において同期性が高いこ

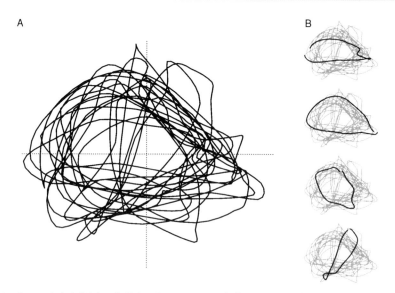

図9.14 A. 図9.4Aに示された脳波の軌道を，主要な2つの主成分軸により範囲を設定された平面上へ投影したもので，おおよそ周期的構造を示している。B. GFP極大（ピーク）によって決定された4つの軌道（黒色）の例であり，記録された2秒間のエポック全体（灰色の背景）の範囲内で，それぞれ異なった時間帯の間に現れる。このイメージは，軌道の主要な軸におけるゆっくりとした"歳差運動（すりこぎ運動）"を示している。

とを見出した。Pizzagalliら[27]，"超常現象への強い信仰"を認める，逸脱した認知処理過程をもつ対象者では，両側大脳半球間のΩの非対称性が減少していると報告した。Isotaniら[52]は，催眠によって誘導されたリラクゼーション下で，Ω-complexityが減少することを報告した。

他の解析的取り組みとの関係

マイクロステートモデル

前節を眺めてみると，状態空間の形状が脳波空間解析の結果と直接一致している場合があることがわかる。実際に，形態学的解析の発想の多くは，経験的に動機づけられたベクトル代数の基本的な概念である。

空間解析のカギとなる発想の1つは，脳電位活動の**マイクロステート**の発想であり，それは頭皮上電位場形態の比較的安定した区間と定義される[53]（第6章を参照）。マイクロステート分析の目的は，これらの安定した形態の識別であり，脳波データの流れのひと続きのマイクロステート（"segmentation（区分）"）への分解，そしてマイクロステートの持続時間や他の媒介変数の分布の統計学的評価である（本節では，我々はもっぱら持続する脳波活動のマイクロステート分析を扱っているのであり，刺激あるいは認知事象への一時的な反応を扱っているのではない）。電位場形態は状態空間の方向に相当し，それゆえ，マイクロステートは，脳波の軌道が状態空間における比較的狭い双円錐形，あるいは同等に単位球体（半径$r=1$）面上に外接した領域に限定された時間帯に対応するだろう（図9.5）。その結果，マイクロステート間の推移は，双円錐形の中心の方向における急激な変化を反映することになる。

脳波の状態空間の投影を視察することで，実際の脳波の軌道は楕円の軌道から構成されており，繰り返しいくつかの形態(topography)に入るが，決して正確には同一線上で振動しないことが明らかになる。それらの軌道の主要な軸は，一種の"歳差運動（すりこぎ運動）"のように徐々にその方向を変化させる（図9.14）。この典型的な脳波の軌道の特性は，GFPの極大（ピーク）時の電位場形態に焦点を合わせることで，マイクロステート分析の初期方略に利用された。極大（GFPピーク）はノイズや他のデータの摂動に対してかなり脆弱であるが，楕円軌道の主要な軸—例えば1つの軌

道の期間にわたるPCAにより決定された軸—は，より強固な形態の描写を供給できる。

　いずれにせよ，この方略は脳波データを選択された電位場のマップへの導入としての簡略化を意味するものである。この段階は，マイクロステート分析の意図が脳波データの"構文（マップA–Dの構成）解析"として説明されてきたことから，脳波データの流れの"トークン化（マップA–Dによるラベリング）"と呼ばれるだろう。（マイクロステートによる）区分（segmentation）手法によって明らかにされる脳電位活動の不連続構造は，上述のようにデータの前処理方略によって条件づけられるが，それはマイクロステートモデルに基づいている。時々刻々移り変わる（ある周波数帯域）活動の発生源の特徴的な記号配列のように，写実的な表現でそれらの時々刻々の優勢な形態を解釈するのは魅力的かもしれないが，我々は形態信号の位相が不確実であるという事実を忘れてはならない。同じ軌道，ひいては主要な軸の同じ方向性は，無限に多様な異なった活動パターンから一過度に"発生源の写実主義"を受け入れず，脳波データを脳全体を考慮して現象論的に記述し続けるという強い論拠によって一生み出されるかもしれない。

　より大きな時間尺度においては，脳波データの流れの中に生じる優勢な形態の多様性は，観測されたエポックの持続時間の増加に伴ってΩ-complexityが増加することによって明らかになる。それゆえに，CPR解析は，正確に個別化されたマイクロステート構造とマイクロステート間の突然の遷移の両方あるいはどちらかを前提とすることなく，従来のマイクロステート分析によって目的としたのと同じ脳電位活動の特性を本質的に評価する別の方法を提供することができる[54]。

同期性の手法

　Ω-complexityの手法は時折，ちょうど相関係数やコーヒーレンス，さらにそれらから派生したいくつかの手法のように，線形信号の相互依存関係を定量化する他の手法，すなわち脳波の同期性の一手法[33,50,51]として解釈されてきた。脳全体の同期性レベルが上昇を示すときにはΩ値が減少するという解釈は，ある特定の状況においてはもっともかもしれないが，この数量（Ω）は同期性の手法として考案されてきたのでもなく，またそれが特にこの目的（同期性の手法）に十分適合しているのでもないことに留意しなければならない。

　同期性は，一般に，2つあるいはそれ以上の結合による自続振動子のリズムの適合度と定義される[55]。したがって，それは，最初に，おそらく脳波の場合のように，観測可能な信号が（ある周波数帯域の）発生源の信号がさまざまに混ざっている場合に生じる信号の類似性からは区別されなければならない。次に，同期性は，その過程におけるリズム（振動性）の特徴に一致する位相成分とは対照的に，信号の振幅を単位とした共変動からも区別されるということである。

要約

　この章で概説された脳全体を対象とした研究方法（global approach）は，（"脳の地図作製（brain mapping）"として従来知られた）2次元の頭皮空間における脳電位場の形態学的（topographic）解析や，3次元の頭蓋内空間（最新の"電気的神経画像（electrical neuroimaging）"）における発生源の同定に加えて，"3番目の方法"を提示する。脳全体を対象とした研究方法は"真の"発生源の同定に関する問題を回避するが，その具体的な目的は，数個の数字で表した記述子，すなわち，物理学的意味が明確に定義されたマクロステートの変数についての脳機能状態の情報を集めることである。そういう訳で，脳全体を対象とした研究方法は"現象論的神経物理学"[9]と表現されてきた。脳全体の記述子によって得られた脳の機能的マクロステートの同定は，より詳細な物差し，すなわち，より高度な空間的かつ時間的解像度あるいはその一方をもって獲得された知見を解釈する状況をもたらすだろう。

　この研究方法は，例えば，意識状態（覚醒（度），睡眠，催眠）のような神経生理学に関連した要因，神経精神薬理学の研究，発達と退行に関わる変化といった，特質の相違点やゆっくりした状態の変化に焦点を合わせた研究において特に役立つ。と

りわけ前途有望な研究の1つの領域は，脳の機能的構造の状態，例えば，皮質間結合すなわち神経回路の他のマクロステート特性と関連した脳の電位活動における脳全体の特性についての研究である。

謝辞

著者らは，この章で説明に役立つ実例として脳波データを使用させていただいた次の諸氏に感謝いたします。Dietrich Lehmann（Zurich）：図9.3-5, 9.7, 9.11, 9.14, Peter Achermann（Zurich）：図9.8, 9.9, Vladimir Krajča and S. Ebu Petránek（Prague）：図9.12, Thomas Koenig（Berne）：図9.13。

記号のリスト

$:=$	定義する
$\equiv$	意味する
$\in$	の要素
$\mathbb{R}$	実数
$\mathbb{R}^m$	m 次元の実数ベクトル
$a, b, \cdots, z$	スカラー値
$\boldsymbol{a}, \boldsymbol{b}, \cdots, \boldsymbol{z}$	ベクトル
$\boldsymbol{u} \cdot \boldsymbol{v}$	ベクトル u, v の内積
$\|\boldsymbol{u}\|$	ベクトル u のノルム
$\tilde{\boldsymbol{u}}$	ベクトル u の方向における単位ベクトル
$\langle x \rangle$	x の平均値
$\mathrm{gfp}(\boldsymbol{u})$	global field power
$\mathrm{diss}(\boldsymbol{u}, \boldsymbol{v})$	形態学的相違
$\mathrm{cor}(\boldsymbol{u}, \boldsymbol{v})$	形態学的相関

第10章
電気的ニューロイメージングと他の機能的画像診断法の統合

Daniel Brandeis, Christoph M. Michel, Thomas Koenig and Lorena R. R. Gianotti

序言

　脳波（electroencephalography：EEG）計測においてある事象に非同期に生じる神経活動や，機能的磁気共鳴画像（functional magnetic resonance imaging：fMRI）計測において事象に関連して低代謝となる現象など，ニューロイメージングを用いたどの画像診断法にもそれぞれ，検出しにくい脳活動がある。手法の違いによって特定の脳活動を見逃すことがないよう，様々なニューロイメージング法によるデータを集積することは重要である。1つの手法で明らかとなった脳活動は，また別の手法で明らかにされた脳活動に大きく関連する場合があるが，その知見は，両手法によるデータを共通の解析を通じ統合してこそはじめて導き出される。例えば，安静状態の脳活動のなかには，皮質下活動（fMRIでは可視化するが，加算平均処理をしないEEGでは可視化しにくい）と皮質活動のリズム（EEGでは可視化するがfMRIでは可視化しない）の交互作用から抽出できるものもある。したがって，安静状態におけるEEGとfMRIの併用は，両手法によるデータを別々に解析した結果よりも有益であるといえる。

　「統合」という点では，通常の神経機能と特定の機能，また，ある種の病理に認められる神経の機能不全について様々なエビデンスを集積することも重要である。なぜなら，電気的なプロセスだけでなく，エネルギーや生化学的，血行力学的，代謝プロセスが，神経の興奮状態や機能を特徴づけているからである。一方，脳の構造自体が神経機能の検出を妨げる場合もある。したがって，脳機能データのマルチモーダルな情報統合技術に注目するのもよいが，神経伝達を非侵襲的にリアルタイム計測する点で信頼性が高い従来のEEG計測をないがしろにしてよい訳でもない。

　これまでの章では，電気的なニューロイメージング技術が，頭皮上で記録されるEEGデータから，神経活動の経過をダイナミックにとらえる画像診断法へとどのように変遷したかについて説明している。しかし，発生源推定とリアルな頭部モデル（第3章）については大きく前進したものの，依然として，神経解剖学的な解釈の点で仮説の部分と限界があるのが現状である。マルチモーダルイメージングの実用化には，これまでの電気的イメージングと他のニューロイメージングを統合することによって生じる利点や限界をうまく解決していく必要があるだろう。このとき，EEGの感度の限界について十分な検討がなされたうえで，ニューロイメージングを併用することが，ひいては多くの潜在的な概念や特定のわずかな神経活動を見分ける検出力の偏りについて解決することにつながる。

　また，ニューロイメージング手法の統合によっ

て，別の情報がもたらされることがある。統合の元となる情報は，モデリングや確率的ベイズ法といった間接的な手法から直接的な手法まで様々であるため，同じ神経ネットワークの同じ活動を解釈する場合でも，検出感度が共通する訳ではないからである[1,2]。例えば，EEGとMEG（magnetoencephalography）の併用は，基礎物理学の点で互換性のある計測情報を生み出す。この手法は，ある神経生理学的プロセスが生じているときの時・空間的に重畳した神経ネットワークの類似した現象を計測することに長けているため，すなわち，直接的な統合を果たしているといえよう。しかし統合といっても，EEGとfMRIのような組み合わせでは必ずしも適切な統合になる訳ではなく，その原因には，単純な身体的反応というよりも複雑な生理学的現象が考えられる。各々の手法が互いに時・空間解像度の面で解析の弱点を補い合い，より全般的に現象を検出できるよう発展するのであれば，ニューロイメージング手法の併用は望ましいことだろう（**表10.1**）。この空間解像度や感度，神経プロセスの共通性というのがニューロイメージング手法の統合にはたいへん重要な意味を持つ[3]。

ここで計測法の併用といっても，経時記録と同時記録があることに気付くだろう。経時記録は，課題（刺激）の順序効果や個人間の変動性を避けるために，個人内でクロスオーバー・デザインを用いて均衡化する。各ニューロイメージング法を別々の計測セッションに適用するため機器の制約もデータの質の劣化も生じないが，異なる計測セッション間で条件と被験者の状態を同じように維持することはたいへん難しい。とくに，変動性のプロセスや急速な学習や繰り返し効果，てんかんのように予測できない事象などが計測対象である場合，複数の手法を経時的に記録したのでは目的の脳機能の現象を共通して検出できるとは限らない。同時記録でこそとらえることが可能となる。

なお，ニューロイメージング手法の併用は，データ容量の点でまだ課題が残る。1つのニューロイメージングでは，生理的計測からの膨大なデータを，実験的なデザインの点だけから解釈しなくてはならない。よいデザインの実験とはたいてい，結果の複雑さを包括的にできるだけ小さくし，また，統計値もできるだけ小さく保つようにしている。一方で，私たちは通常，解像度の高い結果を得るために生理的データを増やそうとする。両手法が身体的あるいは学術的に検証されたメカニズムに強く結びつく信号を計測しているなら，私たちは，このデータの交互作用を演繹的な定義モデルで解釈することができる[1]。そのようなモデルのおもな利点とは，より高い時・空間解像度である[4-6]。

しかし，多くの場合，異なる計測法による信号の関係性は，実験的にはあまり知られていない。これについてなんらかの対策がない以上，私たちは，結果の複雑さが様々で指数関数的に増加して膨大となる2つの生理的データのまま情報を扱うしかない。そのようなデータの解釈には，複合統計を使う前に，データの特徴抽出をすることが不可欠となる。したがって，両方の手法に適した演繹的モデルで不十分な点は，抽出する特徴の演繹的な選択によって補償されることになる。すなわち，結果の関連性は，特徴同士の関連性から解釈されるようになる。この点で本書は有用だろう。これまでの報告では，抽出しやすい特徴が2種類あった。1つは，連続して記録したEEGの，ある時点のERPトポグラフィや[7,8]，特定のプロセスに反応性の高いことで知られるEEGのモンタージュ特性のように[9]，既に十分に解決された特徴である。もう1つは，EEGの時間あるいは周波数に着目して分析された特徴である[10,11]。

表10.1 イメージング手法による検出感度の違い

	深さ	形態	3次元方向性	時間
EEG	XX	X	XXX	XXX
MEG	X	X	XX	XXX
PET*	XXX	XX		X
fMRI	XXX	XXX		XX
NIRS†	X	X		XX

*positron emission tomography
†near infrated spectroscopy

EEGとMEGの併用

　脳神経活動で生じる電流は，電場と磁場をともない，それらの向きは互いに直交している（第1章を参照）。EEGでは頭皮上で，あるいは，MEGでは頭皮より4 cm離れた位置で計測されたとき，電場と磁場はもちろん連動しているものの，感度には大きな違いが生じる。手短に言えば，同じ神経ネットワークの活動を見るときに，MEGはEEGよりもより選択的に限られた情報を検出している。すなわち，MEGは，頭皮に垂直方向の電流や双極子（第1章），深部の脳活動への感度が低い（ほぼないといってよい）。また，伝導率に違いがないため頭皮を通じても磁場が変化することはない。

　歴史的には，脳機能のMEG研究[12-14]はEEG研究[15]よりも40年遅れて始まり，結果としてEEGに双極子モデルの概念をもたらした[16]。しかし，それ以来，MEGの解析は，発生源局在を通じて空間情報を扱うことになった。MEGの場合，radial方向の電流源の推定や伝導率を考慮しなくてよいので，計測の仕方によっては大きな単峰性のMEG発生源として解析すればよい。また，論理モデル上は，電極の数毎に示すことができる。第1章で述べた通り，例えば，活動が部分的に零座標を直交する場合，EEGでは発生源をいくつか可視化するがMEGでは可視化できないこともある。ある手法のセンサが，別の手法におけるセンサに単純には置き変わる訳ではない[17]。実際，EEGとMEGには有効性の違いはあるが[18]，MEGでは感度が低くなってしまう頭皮に垂直方向の電流や深部の脳活動を除いて，正確な頭部発生源モデルや適切な空間サンプリングを導き出すことにどちらの手法にも普遍的な利点がある訳でもない。最近の報告では，頭蓋骨の低い伝導率による信号減衰について（とくに子どもで）十分に考慮すると，EEGの解像度は低く見積もられることが指摘された[19]（詳細は第4章を参照）。両手法は，ミリ秒単位の時間解像度の点で共通するものの，脳活動の発生源に関する3次元空間情報そのものを検出している訳ではなく，あくまで逆問題に頼っているという制約がある。しかし，これらの併用は，発生源の深度や方向に関する感度や雑音特性の違いが[20,21]，逆問題解の曖昧さを取り除くのに非常に有効になるだろう。脳表に対して接線方向の1つの電流がもたらすEEGと，垂直方向でそれぞれ真逆を示す2つの電流がもたらすEEGは，頭皮上分布では類似することがあるが，このような解釈の曖昧さは両手法の併用によって直感的に解決できるようになるかもしれない。すなわち，後者では，MEGによる検出感度が低いので，すぐにこの曖昧さが解決されるからである。

　実際，EEGとMEGの併用は物理特性の点でデータが関連するため，直接的な「統合」にはたいへん適している。皮膚の抵抗処理を比較的不要とするアクティブ電極がMEG計測の妨げになることを除けば，これらの同時記録も技術的には問題はない。実際，ほとんどのMEG機器がEEGの同時記録を可能としている。しかし，超伝導MEGセンサを冷却搭載したデュワーの中で頭部を固定しなくてはならないことや，磁気干渉によるノイズ混入など，MEG計測には同時記録の柔軟性や時間の面でまだ制限がある。皮膚の前処理に時間はかかるものの，高密度EEGシステムとの同時記録は，数百のMEGセンサの近い場所から非接触に瞬間的に記録できることになるので利点ではある。最新の高密度EEGシステムとの同時記録なら，高インピーダンス記録が可能であるため，皮膚の前処理時間はもはや問題とはならないだろう。

　なお，理論に基づいた実験研究は，発生源や信号伝導の一般的なモデルから，EEGとMEGの併用がどちらか一方だけを適用するよりも発生源推定を改良すること，そして，それはセンサ数に依存する訳ではないことを示唆している[22,23]。あらかじめ「較正」発生源を準備し，EEGとMEGで同時記録することも，脳と頭蓋骨の伝導率推定の決め手となる[22,24]。これは，MEGというよりはむしろEEGの発生源解釈に役立つ。認知神経科学において，EEGとMEGの記録と解析の組み合わせは，近接する視覚野の活動を注意変動について全く別個のものとして分けて検出するのにたいへん有効であり[25]，また，てんかんの活動パターンを検出するのにも重要であることが証明されて

いる[20,26]。すなわち，理論に基づいた実験的な解析から，EEGとMEGの併用が直接比較や相互の曖昧性解消にとくに適していて，認知研究や臨床応用にも非常に有益であることが示唆されたといえる。

EEGとfMRIの併用

同期してまとまった指向性のある電気活動の高周波数サンプリング計測と指向性のない血流動態（第1章）の低周波数サンプリング計測との併用は，EEGとMEGほど直接的にはつながらない。なぜなら，それらの手法は，神経機能の異なる面を反映しており，基本的には時間尺度に互換性がないからである。すなわち，EEGの典型的な反応周波数は，fMRIの血流動態の反応周波数（HRF）（本来のfMRI計測における低域フィルター）をはるかに上回る。一方で，EEGの律動信号の場合，fMRIのHRFに直接的に関連付けられるようにするためには，時間全体で平均化するか，あるいは，信号の多くをキャンセルすることになるだろう。したがって，EEG信号の極性は，重畳積分以前に活動の大きさを算出すると基本的には棄却されることになる。

経時記録によるEEGとfMRIの併用

EEGと血流動態データ間の対応はいくつか試みられている。感覚刺激の強さに相関する反応が，頭蓋内EEGと局所的なfMRI活動から動物実験で示された[27,28]。この結果は，様々な条件下において局所的な電気生理的反応と血流動態的反応の間に密接なつながりを見出している。重要なことに，この相関関係は，おもに皮質出力を反映する多ニューロン発射活動というよりむしろ，皮質の第4層におもに入力する局所電場電位（local field potential：LFP）のような，EEGの発生に関連するプロセスや脳構造に対して顕著となる。一方で，たとえば，酸素ブロッカー（BOLD反応：blood oxygenation level-dependent responseを消すが，はじめの数分間は，誘発電位には影響のない状態にある）による薬理学的操作によってEEGとfMRIの信号検出のバランスを壊すこともできる[27,29]。

また，EEGデータと血流動態データの対応は，視覚誘発電位の振幅と視覚野におけるfMRI信号の比較からも非侵襲的に検証されており[30-32]，これらの手法はいずれも刺激の強度や頻度に非線形な神経反応を検出することが報告された。これは，視覚系の知覚に限らず，聴覚[33]や体性感覚[34]の刺激強度の変化によって誘発電位とfMRI信号も線形に変化する[33]。ただし，EEGの発生源の強度は，fMRIの活動強度よりも局在の広がりの方が関連している場合もある。これらの研究のほとんどが，別々のセッションで計測する従来の誘発電位計測によるものであり，だからこのような手法間の時・空間的特性について未解決のものもある。しかし，少なくとも視覚刺激のコントラストや頻度[32]，聴覚の強度[33]には，発生源局在に強い相関を示している。また，N170振幅と紡錘状回の顔反応や[35]，前頭葉内側部のシータ反応とワーキングメモリに関する前頭頭頂ネットワーク[36]のように，認知課題でもよく併用される。

経時記録によるEEG-fMRIデータからは，fMRIによる空間情報とEEG発生源の時間特性の関連も詳細に証明された。視覚研究の中には，誘発電位の発生源における活動経過が，fMRIが呈する視覚野のレチノトピーの階層にどのくらいよく合うのか，証明したものもある。それは，この領域が200ミリ秒未満に賦活されること[37-39]や，注意がレチノトピーの様式[40]や再現性の変動に関連する処理への抑制レベルについて証明しており，後者は視覚野における初期反応と考えられている[41]。この研究もまた，視覚性のP100のような成分か初期感覚に関するマイクロステートが，複数の関連領域で同期しネットワークとして広がることを確認しており，この現象は，単独の電気的ニューロイメージング研究やそれのマイクロステート研究と一致する[42,43]。複数手法の併用では，発生源解析に制約のある，近接した領域で時間的に重畳する活動経過を解釈することが重要な鍵となる。また，fMRI反応のある脳領域でのEEG解釈が必ずしも保証されるとは限らないの

も事実である。

　そのような複数の手法で導き出された結果は，限局した感覚活動だけでなく，様々な例や局在している認知活動パタンにも見つかった。手法間の一致または不一致を評価するため，複数発生源の推定や確率（予測）に基づくフレームワークは重要である。「読み」に関連した活動では，いずれの時間でもERPの発生源と思われる細胞集団で平均15-18 mm未満の領域とfMRI活動との間では統計的に有意であった。また，全被験者で有意ではなかったが[3]，そのような結果は聴覚認知のパラダイムでも見つかった[44]。この知見もまた，電流の複数発生源について強力で，広く，なめらかな仮説でアプローチする解析法（LORETAやその発展型など；第3章）は，複数の独立した発生源とfMRI活動を関連づけるのにはよいが，近接した複数の発生源では，うまく対応しない可能性を示唆した。

発達研究におけるEEGとfMRIの併用

　電気的ニューロイメージングによって処理ステップの構造やスピードを直接的に反映するERPの潜時解析のように，重要な研究手法であるにもかかわらずまだ明らかな対応がされていないものもある。発達研究では，潜時変化がとくに顕著になり，潜時の短縮は，発達によってある領域に特定の髄鞘化や灰白質における接続の効率性上昇が生じた結果，処理が加速したためと解釈される。このような変化は，思春期の間続くが，ただし，例えば，最近のEEG-fMRI発達研究によって明らかにされたように，課題関連ERPの発生源局在やfMRIの活動パタンなど，活動の局在変化に発達的な一貫性はない[45-47]。一方で，発達遅滞の場合は，EEGもfMRIも同一被験者内で活動不全を示し，このネットワークとはいわゆるデフォルトネットワークに一致する[47]。このEEGとfMRIを併用した発達実験は，特異的な神経ネットワークの「空間的には関連が証明されている」脳領域での「時間的チューニング」を探索するモデルにつながる。そして，計測法の感度の違いがどのような相違を生じるかを明らかにするこ

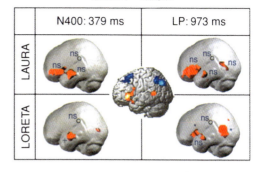

図10.1　子どもが文章を読んでいるときのERP（上段：LAURA，下段：LORETA）とfMRI（中央部）。意味の不一致効果はERPとfMRIのいずれも同じ領域で検出された。不一致効果は，意味の不一致条件と一致条件を比較して算出した[48]。ERP計測に参加した子どもは52名で（平均11.5歳）（＊：P＜0.05，＋：P＜0.01，LORETAとLAURAには同じ成人標準脳を用いた）（第4章を参照），そのうちの37名がfMRI計測に参加した（P＜0.001，赤色：BOLD効果，青色：反BOLD効果）。（Schulzら[48]を改変）

とによって，理論の前進にも役立つだろう。同時に，fMRI活動（というよりもむしろ活動不全）パタンと時間情報を持ったEEG発生源の解析との対応が，11歳児にも十分に当てはまることをも示されている。なお，それは事象関連fMRIへの標準的な血流動態機能や，標準的な成人の頭部モデル，EEG発生源からの伝導率でさえ対応が可能であった[48]。図10.1は，意味の不一致効果についてEEGの発生源のダイナミックな経過を示している。この発生源はfMRIで活動増大を示す領域と一致しており，近接した2つのマイクロステートでおよそ500ミリ秒にわたり活動が生じていることが指摘できた。

　血流動態反応にみられる機能的側面は，一次感覚野での発達にともなうわずかな変化だけが事象関連fMRIを用いて報告された[49,50]。また，最近では，成人に比べると，6歳の小児では前頭の言語領域での活動に1秒以上の有意な遅れが生じることを見出した[50]。これは，潜時が，EEGによって神経活動をとらえるだけでなく，本来，難しいと考えられていたfMRIによる血流動態イメージ

ングでも指標となり得る可能性を示唆したといえる。

以上の検討は，発達研究と同様，臨床研究や基礎研究にもあてはまる。実際，機能的な血流動態反応の仮定あるいは推定は，てんかんや安静状態における脳機能を解釈するEEG-fMRI同時記録の一致率解析に重要であることがこれまでに証明されている。詳細は以降で述べる。

同時記録によるEEGとfMRIの併用

MRIスキャンの間，問題なくEEGを計測するためには，EEGハードウェアに非磁性体のものを使うなどの追加措置が必要となる。MRIスキャナ内でのEEGの誤用例は，被験者の重篤な熱傷につながることもある[51]。安全な運用には，ラジオ波の吸収速度（specific absorption rates：SAR）や減衰率を慎重に検討した上で，計測中の交流電流設定[52]をする必要がある。すなわちfMRIで典型的に使われる傾斜磁場プラナー法（gradient-echo echo planar imaging：EPI）シーケンスを利用するとよい[53]。以上の措置がなされた上で，オーダーメイド，あるいは商業ベースの認可済MR機器（7Tの非常に高磁気のMR機器も含む）を用い，専門家立ち会いのもと電極加熱の危険性を排したfMRI計測を行うべきである[54,55]。

なお，MRIスキャンでは，EEG信号を上回る磁気がアーチファクトとなり，その結果，解析をする前にEEG信号自体を打ち消してしまうことがある。まず，スキャン時の電圧は磁気勾配の切替によって誘導される。これは最高15 mVの変動があるが，おもにスキャナの静磁場強度と似て別に抽出することが可能だ。そのためには，信号のエイリアシングとクリッピングを避けるため，早いサンプリング（理想的に5 kHz）と広い入力範囲（およそ20 mV）が要求される。理想的にはEEGとfMRI機器のサンプリングクロックは，後のアーチファクト除去処理を容易にするため同期させるとよい[56]。つぎに，心電図（ECG）関連の電圧は，磁場強度と比例する心弾動図からの動きまたは電流によって，1.5-7 Tで150-700uVに達し，変動性も高い[57]。これを減じるには，体動

を最小にし，ECGチャンネルに正確なトリガーを入れるとよい。いったん，この条件が満たされれば，最近の臨床研究[60,61]や認知研究[2]で報告されている計測システム同様，スキャントリガーとECGトリガー[58,59]による加算平均の差分に基づく後処理は，最高64部位と3Tまでの良質なEEGとERP計測を可能にする。また，平均アーチファクトを差し引く手法の他に，PCA（principal component analysis）またはICA（independent component analysis）ベースのアプローチもあり，心弾動図アーチファクトも独立して除去することに効率的であることもわかった。アーチファクトからEEGのみを抽出できるように改良するためには，スキャナの外で記録されたEEGの学習データが役立つ[10]。特に強磁場では，信号対雑音比（signal-to-noise ratio：SNR）は，別々のセッションでの記録よりも低くなる。したがって，例えばハードウェアの同期[56,62]やEEG発生源に基づくフィルタリング[63]による脳電位図の適用など，かなりの量の課題が依然として残っているといえるだろう。

てんかん研究におけるEEGとfMRIの同時計測

EEG-fMRIの同時記録は，てんかん発作焦点（同時の記録を可能にした技術的ななりゆきを実際引き起こした臨床応用）の局在推定の点で注目されており，実際，それが，同時記録の技術を発展させたといっても過言ではない。同時記録によって，てんかん波とBOLD反応の相関がてんかん発作焦点を識別することも繰り返し証明されている。このように，EEG-fMRIの同時記録は，特に慢性焦点性てんかんでは高い空間分解能の点で有望な解析ツールであるといえる[64-68]。最近の研究でも，特発性全般てんかん患者で興味深い結果があり[69-71]，そこでは一貫して，視床の活動と前頭-頭頂部の活動不全のパタンが示された。血流動態反応にもさまざまな時間的要素があることが先行研究から報告されており，視床での血流動態変化は，対応するEEG事象よりも先行する可能性までも示唆されている[72,73]。てんかん波に相関しないBOLD反応の原因は，まだ解決されて

いないが，可能性としては，血流増大に起因する盗血現象や病理学の見地から考慮される血流と神経活動間の異常な組み合わせ，あるいはシナプス抑制（Gotman[74]を参照）が考えられる。

症例の選択によっては予想通りの結果が約束されているにもかかわらず，てんかんにおけるEEG-fMRIの同時計測の臨床数は比較的少ない。焦点性てんかん患者63例における大規模前向き研究では，患者17例（27％）に有意なBOLD変化を認め[75]，その結果は電気生理手法による結果と一致した。また，他の少数患者例で試した研究結果とも一致していた[76]。ネガティブデータのほとんどは，発作間てんかん波を検出できなかったことが要因だろう。この現象は，患者の40％で起こっており[75]，アーチファクトを除去したにもかかわらずEEGが歪んでしまうこと，あるいは，他の電気磁気的・生理学的要因（例えば，てんかん波を減じるような覚醒・緊張状態に患者がいることなど）のどちらが原因なのかは，はっきりしない。体動アーチファクトも，また別の重要な問題であり，特に幼い子どもや発達遅滞の患者では大きな要因になるだろう。この現象は，本研究の中にも患者4例で見られた[75]。スキャナの中でスパイクが検出できた残りの患者34例のうち，11例（32％）はスパイクと相関するBOLD変化がほとんど見られず，また，別の6例では，臨床データとBOLD変化が一致しなかった。最後に，BOLD信号とてんかん波所見が一致する17例のうち，明白なfMRI信号を示したのは7例だけである。残りの患者10例は，「本物の」活動焦点に関連したBOLD反応も示したが，関連しない領域までもBOLD反応が追加されていた。しかしこれは，BOLD反応がおもな焦点局在を有意に検出できるという，明白な結果を提示したともいえるだろう。

なお，スパイクに相関するBOLD反応が複数の領域で認められる理由には，fMRIの低い時間解像度が挙げられる[77,78]。発作間てんかん波は，脳の離れた領域へ数ミリ秒で広がる。BOLD反応は秒単位で検出されるため，おもな焦点からのてんかん波と伝搬した領域からのてんかん波を分けることが事実上不可能である。したがって，BOLD変化のある複数の領域特性を見定めるためにも，脳の機能と解剖学的見地の関係を明らかにすることが必要とされている。

したがって，時間分解能がまさにEEGの強みであるので，1998年の症例報告でも示されたように[64]，最も合理的なアプローチとは，EEG-fMRIの同時記録とEEGの発生源推定のイメージング法（EEG source imaging：ESI）を併用することである。例えば，スパイク複合を各時点でESI解析することによって，伝播によって賦活された領域（両側前頭内側部と右前頭部）から区別しててんかん発作波の発生源（左前頭部）を特定することが可能となる。この現象は，発作消失を目的とした左前頭部の外科的切除からも確認された。Boorらは[79]，中心側頭部にスパイクのある小児良性てんかん（ローランドてんかん）患者11例で，23部位のEEGとEEG-fMRIの複数双極子解析（multiple dipole analysis：MDA）を検討している。全患者で，MDAはローランド裂の顔または手の領域にスパイクの発生源が見つかった。11例中10例の患者で，第2（あるいは第3）の発生源が，およそ20ミリ秒遅れで離れた領域に推定され，おそらくこれは伝播を意味すると思われる。さらに，11例中4例の患者（36％）にだけ，fMRIは有意義な結果を示した。この患者4例では，予測されていたローランド裂でのBOLD反応は増大していたが，さらに中心領域やシルヴィウス裂，島でも信号は増大していた。全てではないがこの領域のほとんどがESIによって特定されたように伝播による双極子位置と一致していた。この報告は，てんかん患者の評価に，異なる画像診断法と異なる時・空間的特性とを組み合わせることの重要性を明示したといえる。図10.2は，外科的処置前のてんかん評価における併用例を示している。

しかし，上にも述べたが[64,79]，磁気の内外いずれで計測してもスパイクの時・空間的特性は同じであると仮定しているが，似たような他の研究ではBOLD反応と比較するためにスキャナの外でのEEG計測も行っている[52,80,81]。単一スパイクの伝播特性は様々であり，それは安定した単巣性てんかんでさえもそうであることは，臨床上はよく知られている。非常に強力な修正アルゴリズムを利用できるので，現在，アーチファクトを除外

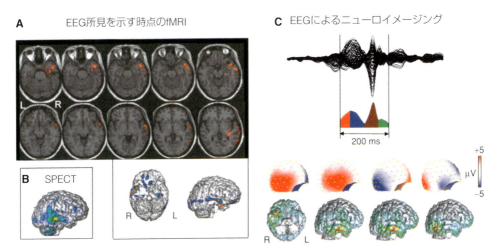

図 10.2 てんかんの外科的処置前診断におけるマルチモーダルイメージング：薬物抵抗性のてんかんを 12 年間示す 43 歳女性のデータから。MRI 構造画像によると海馬容積は正常であった。ビデオ EEG 計測は，右半球の中-後側頭部に発作焦点を検出した；PET では右前側頭部に代謝低下を，同時に，SPECT では後側頭部に血流増大を示した（B）。EEG と同時記録の fMRI から，スパイク関連の BOLD 信号が前頭極を含む右の中-後側頭葉で見つかった（A）。128 部位の EEG 計測からは，前側頭部から中-後側頭部への速い伝播を検出した（C）。図の LAURA の逆問題解を用いた 4 つの頭皮上マップは，機能的なマイクロステート解析によって同定された（第 6 章を参照）。その後の頭蓋内記録でも，右側頭部の前部から後部に伝播する発作を確認した。前側頭部の外科的切除は発作の抑制につながった。

した高密度 EEG（64 チャンネル以上）が MRI の磁気の中で計測可能となり[82]，ESI 解析も，BOLD 反応と関係する同じスパイクに適用することができる[83,84]。この技術は，2 つの手法の直接的な併用をさらに現実的にするだろう。皮質下や皮質構造の両方から影響を受けるてんかんのネットワークの研究は，この点がたいへん興味深いところである[74]。

なお，同時記録に用いる EEG 研究自体の進展もあり[10]，ICA を用いて EEG データを分解し，発作中の典型的な時間変動や空間分布の要因を特定することが可能となった。すなわち，その時間変動は，fMRI 信号での予測因子として使うことができる。この技術は，各手法の感度を改良した形で，臨床例へと適用を広げることにつながり，スパイクの消失した発作間てんかん様 EEG を検出する指標としても応用できるだろう。例を図 10.3 に示す。

安静状態における EEG と fMRI の同時計測

EEG と fMRI は，脳の安静状態とそのゆらぎを研究するのにもしばしば用いられる。安静状態を検討した最初の研究では，陽電子放射断層撮影（PET）のような生体反応の絶対値を考慮したイメージング法と EEG の併用が注目された。開眼にともなって減少する後頭部アルファ帯域パワーは，視床の活動には明らかに相関したが，PET によって算出された後頭部活動には被験者間で相関しなかった[85,86]。一方，安静状態におけるアルファ帯域の発生源の局在変化は，アルツハイマー病患者では，より前方の皮質に出現するアルファ発生源と PET 活動の局在が対応していた[87]。

その後，安静状態に記録される EEG のスペクトル振幅の変動を，同じ患者の同じ記録セッションで記録した fMRI 信号と対応させる解析法へと関心が移っていった。安静状態における EEG と fMRI の併用は，特定の周波数帯域に反映される神経ネットワークの解明に重要な情報源となる。アルファ帯域のパワー値は，島や皮質下，特に視床からの fMRI-BOLD 信号に正の相関を示していた[9,88,89]。この領域は，以前，アルファ律動のペースメーカーであると仮定されたところである。視床の活動にともない変動する後頭部アルファパワーの正の相関関係は，異なる安静状態で

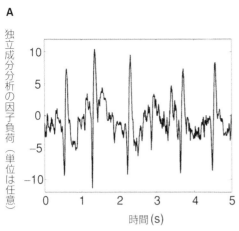
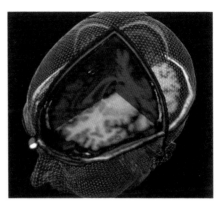

図10.3　発作間のてんかん様活動源推定におけるEEGとfMRIの適用。A．ICAによって算出された要因での時系列分析を行ったところ，てんかん様のEEGを検出できた。この要因の絶対値は血液動態反応に関連し，同時計測されたfMRIのBOLD信号に一致した。てんかん様EEGとBOLD信号で相互に関連する領域をBに示す。この領域は，発作中の超皮質性運動失語の特徴を示す臨床所見に合っている。

も保たれる[9,88-91]。したがってこの領域のアルファパワーについては，若干の例外もあるが，先行研究を踏襲し検討が進められている[92,93]。一方，アルファ律動のおもなEEG発生源である後頭部の皮質領域では，アルファ帯域パワーはBOLDに負の相関を示している。EEG律動の発生源と神経系の酸素消費間には関連があるので，この知見は（多数の安静状態におけるEEG単独記録に基づく知識と一致して）EEG律動が特定の神経ネットワークをアイドリングさせることを示すかもしれないこと，そして，酸素消費の増大の結果，このネットワークの活動が神経発火の非同期パタンをより抑制し，頭皮EEG信号を減衰させることを示唆したことになる。面白いことに，アルファパワー値と視床―後頭部間のfMRI活動との相関から，活動の時間的な遅れに違いがあることが見出された。これは，視床における血流動態の変化がアルファ律動活動の増大にさえ先行するかもしれないことを示唆した[88]。

以降，fMRI研究も，安静状態の変動からいわゆる「デフォルトネットワーク」を同定できることを発見した。すなわち，その変動が，自発的に安静状態に同時賦活された相関のある（あるいは，相関のない）クラスタを脳領域に作りだしていることになる。また，このデフォルトネットワークは活動課題よりも安静状態の方がより賦活される。しかし，EEGの周波数変化とこのデフォルトネットワークの関係を追及したEEG-fMRI研究では，視床―皮質ネットワーク[91]あるいは前頭シータ活動[95]，ベータ活動[94]へのデフォルトネットワークに関連する別の統計手法で集積された複数周波数を含む研究では，あまり一貫性がなかった。

また，このような研究の大部分が，複数部位記録にもかかわらず，頭皮上のいくつかのEEG部位だけを選んで解析した結果に基づいているため，発生源推定や局在性などから新たに追加された領域の特性は依然として未解決のままである。被験者の脳波アルファパワーの局在によって被験者を群分けすると，この局在の違いが別の血流動態反応パタンの局在に一致する可能性も指摘されている[92]。しかし，同一被験者内で，発生源の局在イメージングに沿ったマイクロステート構造を利用し，組織的に研究した方が，より詳細でより解釈しやすいイメージングのダイナミックパタンをつかむことができるだろう。

EEG-fMRI同時記録の今後

EEG-fMRIの同時記録にあたって特に挑戦的な研究領域としては，時間にともなう課題関連脳機能の変動を1試行解析からとらえることが挙げられる。局在の分析（ICA）と発生源イメージングは，平均反応だけでなく，エラーやターゲット

関連活動へのfMRI信号局在と試行毎の変わりやすさをも証明している[7,8,96]。

最後に，MRベースの神経の電流イメージングではEEGとfMRIの同時記録が不可欠であることが最近，証明されつつあることを述べておく。従来のBOLD反応をみるfMRIと異なり，このアプローチでは，20 Hz以上でサンプリングされた早い電流感度を持つMEシーケンスを用いて，神経に生じる電流が作り出す僅かな磁場歪曲に対するfMRIの推定感度をベースにしている[62,97]。大部分の結果は，たとえ等価電流双極子が明らかに10nAを上回る場合でも，比較的小さな感覚誘発活動にも大振幅のアルファ活動[62]にも否定的である。この重要な結論は，EEG発生源の単一双極子に近いものは，「ボクセル」レベルの局在性解析とは一致しない可能性を示唆したことかもしれない[97-99]。

EEGとTMSの併用

経頭蓋磁気刺激（transcranial magnetic stimulation：TMS）は，頭蓋内の神経組織における電場を誘発するために被験者の頭に電磁コイルをあてて行う。この皮質への刺激はたいてい，正常な神経活動を中断させる。すなわち，TMSは，神経科学における因果関係を証明する上で重要なツールといえる。実際，ある皮質にTMSを適用したときの課題パフォーマンスを調査することで，ある特定の行動にとって刺激された皮質領域がもつ重要性を推定することが可能になるだろう。

TMSが誘発した瞬時の神経効果が最も強力なのはコイルの直下ではあるが，刺激領域と相互連絡する離れた領域への効果もそこそこある。EEG記録の併用は，TMSで誘発された神経活動の広がりを時・空間的に追跡できる。すなわち，「1つの神経システムが直接的あるいは間接的にもう1つの神経に及ぼす影響」あるいは「空間的に離れた神経生理学的事象間の時間的相互関係」の定義が可能だ[100]。これは，皮質間の機能的な連絡を追跡することを意味する。感覚刺激によって神経活動をとらえる実験的な手法と比較して，TMSによって正常な神経活動パタンを遮断する手法にはいくつか利点がある。まず，TMSによる刺激は，明らかに実験的なコントロール下にあり，したがって，正確に時間的・空間的にも検討ができる。第二に，直接的な皮質刺激は網様体を賦活させないため，その影響は周辺効果と混同されることはない。最後に，神経活動で観察された変化が，課題をこなす被験者の能力や，使った戦略によって混同されることもない。このアプローチを用いて，Massiminiら[101]は，健常被験者で，覚醒の安静状態や，ノンレム睡眠中の運動前野におけるTMS誘発活動をマッピングし，睡眠中には刺激箇所から先への伝播がないことを発見した。すなわち，この知見は，睡眠中の皮質間連絡が抑制される証拠を示している。類似した報告では，KomssiとKahkonen[102]は，EEGとTMSの同時併用が「例えば，脳損傷後のような皮質間連絡に人工的な変化を作り出すことによって，予後だけでなく診断に使うことを可能にする」（p.187）と提案している。

EEGとTMSの併用においてもう1つの重要な応用は，特定の疾患や薬物への皮質反応性の検討であり，たいていは事象関連電位の振幅に基づいてなされる。例えば，Kahkonenらは一連の研究において，前頭領域でのTMSによる誘発電位からアルコール効果を例示した[103,104]。

このように，手法の併用例も様々ではあるが，今後は各周波数帯域における自発的な変動に機能的重要性を見出す新たな研究へもつながることが期待できよう。おそらく，後頭部のアルファ帯域活動レベルや視覚野の興奮性の間の関連性を立証するのに重要であり，ひいては，末梢からの刺激入力による知覚反応をも予測することになるだろう[105]。

その他の併用例とまとめ

他にも多くの併用例があるので，手短に触れておく。MRIや拡散テンソル画像（diffusion tensor imaging：DTI）のような構造画像イメージングの併用は，発生源推定の章で，一部述べているので参照してほしい。MRIの構造画像データは，灰白質の空間的な境界検出に有効であることから，イメージング研究の発生源推定で，現在，ルーチン

的に使われている．一方で，理論に基づく実験研究は，脳を球面モデルに見立て，解剖学的モデルとしてはかなりの長所を示唆した．しかし，標準脳モデルを用いるよりも個々の脳を用いる利点はまだ十分に裏付けられていないのが現状である[106-108]．MRI 計測による構造画像および機能的連絡の解析は，EEG の発生源領域を特定するのに単純に役立つことはもちろん，電気生理学的ニューロイメージング研究をさらに発展させるに違いない．近年，ERP の潜時と白質のある領域との相関について，興味深い知見も報告された．また，認知にかかわる ERP の P3b 成分の潜時が，視床や脳梁，中心前回白質の容積[109]とそれなりに相関していることや，サッケード関連の視覚性 MEG 反応の潜時が，視覚性認知に影響する前頭葉と頭頂葉の白質不均一度に強く相関することも報告された[110]．潜時や周波数特性の領域間連絡（コヒーレンス）を含むモデリング研究への関心は明らかに高まっており，今後，そのような計測手法の併用は非常に期待されるだろう．

結論として，ニューロイメージング手法の王道として電場記録がますます認められることは，計測・解析の併用を通じた脳機能の重要性の立証に十分に役立つこととなる．少なくともニューロイメージング手法の併用は，全般あるいは部分的に重畳する脳機能解釈する土台となるだろう．すなわち，発生源推定に限りのある電気生理学的なニューロイメージング手法や時間分解能に限度のある代謝計測手法に上手く適用してこそその能力を発揮できる．結果として，時・空間的解析や交互作用の検討が必須となるだろう．一方で，例えば空間解像度や血流動態反応を安定してとらえるといった，本来，個々のアプローチに付随する弱点の解決が，今後の進展には不可欠である．

参照文献

第 1 章

1. Berger H. Über das Elektroenkephalogramm des Menschen. *Archiv für Psychiatrie und Nervenkrankheiten* 1929;**87**:527–570.

2. Niedermeyer E, Lopes da Silva F. *Electroencephalography*. Philadelphia: Lippincott Williams & Wilkins; 2005.

3. Kandel ER. *Principles of Neural Science*. 4th edn. New York: McGraw-Hill; 2000.

4. Zschocke S. *Klinische Elektroenzephalographie*. Berlin: Springer; 1995.

5. Nunez PL, Srinivasan R. *Electric Fields of the Brain*. 2nd edn. New York: Oxford University Press; 2006.

6. Lehmann D. Principles of spatial analysis. In Remond A, Gevins A (eds.), *Handbook of Electroencephalography and Clinical Neurophysiology. Vol. 1: Methods of Analysis of Brain Electrical and Magnetic Signals*. Amsterdam: Elsevier, 1987, pp. 309–354.

7. Brandeis D, Lehmann D. Event-related potentials of the brain and cognitive processes: approaches and applications. *Neuropsychologia* 1986;**24**:151–168.

8. Lehmann D, Skrandies W. Reference-free identification of components of checkerboard-evoked multichannel potential fields. *Electroencephalography and Clinical Neurophysiology* 1980;**48**:609–621.

9. Lehmann D, Ozaki H, Pal I. Averaging of spectral power and phase via vector diagram best fits without reference electrode or reference channel. *Electroencephalography and Clinical Neurophysiology* 1986;**64**:350–363.

10. Lehmann D, Michel CM. Intracerebral dipole source localization for FFT power maps. *Electroencephalography and Clinical Neurophysiology* 1990;**76**:271–276.

11. Logothetis NK, Pauls J, Augath M, Trinath T, Oeltermann A. Neurophysiological investigation of the basis of the fMRI signal. *Nature* 2001;**412**:150–157.

12. Henze DA, Borhegyi Z, Csicsvari J et al. Intracellular features predicted by extracellular recordings in the hippocampus in vivo. *Journal of Neurophysiology* 2000;**84**:390–400.

13. Scherg M, Von Cramon D. A new interpretation of the generators of BAEP waves I-V: Results of a spatio-temporal dipole model. *Electroencephalography and Clinical Neurophysiology* 1985;**62**:290–299.

14. Gobbele R, Buchner H, Scherg M, Curio G. Stability of high-frequency (600 Hz) components in human somatosensory evoked potentials under variation of stimulus rate – evidence for a thalamic origin. *Clinical Neurophysiology* 1999;**110**:1659–1663.

15. Steriade M, McCormick DA, Sejnowski TJ. Thalamocortical oscillations in the sleeping and aroused brain. *Science* 1993;**262**:679–685.

16. Bragin A, Wilson CL, Staba RJ et al. Interictal high-frequency oscillations (80–500 Hz) in the human epileptic brain: entorhinal cortex. *Annals of Neurology* 2002;**52**:407–415.

17. Jirsch JD, Urrestarazu E, LeVan P et al. High-frequency oscillations during human focal seizures. *Brain* 2006;**129**:1593–1608.

18. Shah AS, Bressler SL, Knuth KH et al. Neural dynamics and the fundamental mechanisms of event-related brain potentials. *Cerebral Cortex* 2004;**14**:476–483.

19. Murakami S, Okada Y. Contributions of principal neocortical neurons to magnetoencephalography and electroencephalography signals. *Journal of Physiology* 2006;**575**:925–936.

20. Mitzdorf U. Current source-density method and application in cat cerebral cortex: investigation of evoked potentials and EEG phenomena. *Physiological Reviews* 1985;**65**:37–100.

21. Schroeder C, Mehta A, Givre S. A spatiotemporal profile of visual system activation revealed by current source density analysis in the awake macaque. *Cerebral Cortex* 1998;**8**:575–592.

22. Ulbert I, Heit G, Madsen J, Karmos G, Halgren E. Laminar analysis of human neocortical interictal spike generation and propagation: current source density and multiunit analysis in vivo. *Epilepsia* 2004; **45 Suppl. 4**:48–56.

23. Tenke CE, Schroeder CE, Arezzo JC, Vaughan HG, Jr. Interpretation of high-resolution current source density profiles: a simulation of sublaminar contributions to the visual evoked potential. *Experimental Brain Research* 1993;**94**:183–192.

24. Steinschneider M, Tenke CE, Schroeder CE et al. Cellular generators of the cortical auditory evoked potential initial component. *Electroencephalography and Clinical Neurophysiology* 1992;**84**:196–200.

25. Megevand P, Quairiaux C, Lascano AM, Kiss JZ, Michel CM. A mouse model for studying large-scale neuronal networks using EEG mapping techniques. *Neuroimage* 2008;**42**:591–602.

26. Scherg M, Vajsar J, Picton TW. A source analysis of the late human auditory evoked potential. *J Cogn Neurosci* 1989;**1**:336–355.

27. Hämäläinen MS, Hari R, Ilmoniemi RJ, Knuutila JE, Lounasmaa OV. Magnetoencephalography – theory, instrumentation, and applications to noninvasive studies of the working human brain. *Review of Modern Physics* 1993;**65**:413–497.

28. Ioannides AA, Fenwick PBC. Imaging cerebellum activity in real time with magnetoencephalographic data. *Progress in Brain Research* 2004;**148**:139–150.

29. Martin T, Houck JM, Pearson Bish J et al. MEG reveals different contributions of somatomotor cortex and cerebellum to simple reaction time after temporally structured cues. *Human Brain Mapping* 2006;**27**:552–561.

30. Timmermann L, Gross J, Dirks M et al. The cerebral oscillatory network of parkinsonian resting tremor. *Brain* 2002;**126**:199–212.

31. Attal Y, Bhattacharjee M, Yelnik J et al. Modeling and detecting deep brain activity with MEG & EEG. *Conference Proceedings of the IEEE Engineering in Medicine and Biology Society* 2007;**2007**:4937–4940.

32. Lantz G, Grave de Peralta R, Gonzalez S, Michel CM. Noninvasive localization of electromagnetic epileptic activity. II. Demonstration of sublobar accuracy in patients with simultaneous surface and depth recordings. *Brain Topography* 2001;**14**:139–147.

33. Michel CM, Lantz G, Spinelli L et al. 128-channel EEG source imaging in epilepsy: clinical yield and localization precision. *Journal of Clinical Neurophysiology* 2004;**21**:71–83.

34. Smith DB, Sidman RD, Henke JS et al. Scalp and depth recordings of induced deep cerebral potentials. *Electroencephalography and Clinical Neurophysiology* 1983;**55**:145–150.

35. Lai Y, van Drongelen W, Ding L et al. Estimation of in vivo human brain-to-skull conductivity ratio from simultaneous extra- and intra-cranial electrical potential recordings. *Clinical Neurophysiology* 2005;**116**:456–465.

36. Grieve PG, Emerson RG, Fifer WP, Isler JR, Stark RI. Spatial correlation of the infant and adult electroencephalogram. *Clinical Neurophysiology* 2003;**114**:1594–1608.

37. Lantz G, Holub M, Ryding E, Rosen I. Simultaneous intracranial and extracranial recording of interictal epileptiform activity in patients with drug resistant partial epilepsy: patterns of conduction and results from dipole reconstructions. *Electroencephalography and Clinical Neurophysiology* 1996;**99**:69–78.

38. Nayak D, Valentin A, Alarcon G et al. Characteristics of scalp electrical fields associated with deep medial temporal epileptiform discharges. *Clinical Neurophysiology* 2004;**115**:1423–1435.

39. Tao JX, Ray A, Hawes-Ebersole S, Ebersole JS. Intracranial EEG substrates of scalp

EEG interictal spikes. *Epilepsia* 2005;**46**: 669–676.
40. Zumsteg D, Friedman A, Wennberg RA, Wieser HG. Source localization of mesial temporal interictal epileptiform discharges: Correlation with intracranial foramen ovale electrode recordings. *Clinical Neurophysiology* 2006;**117**:562–571.
41. Schevon CA, Cappell J, Emerson R et al. Cortical abnormalities in epilepsy revealed by local EEG synchrony. *NeuroImage* 2007; **35**:140–148.
42. Cooper R, Winter AL, Crow HJ, Walter WG. Comparison of subcortical, cortical and scalp activity using chronically indwelling electrodes in man. *Electroencephalography and Clinical Neurophysiology* 1965;**18**:217–228.
43. Kobayashi K, Yoshinaga H, Ohtsuka Y, Gotman J. Dipole modeling of epileptic spikes can be accurate or misleading. *Epilepsia* 2005;**46**:397–408.
44. Zhang Y, Ding L, van Drongelen W et al. A cortical potential imaging study from simultaneous extra- and intracranial electrical recordings by means of the finite element method. *Neuroimage* 2006; **31**:1513–1524.
45. Perez-Borja C, Chatrian GE, Tyce FA, Rivers MH. Electrographic patterns of the occipital lobe in man: a topographic study based on use of implanted electrodes. *Electroencephalography and Clinical Neurophysiology* 1962;**14**:171–182.
46. Amzica F, Steriade M. Integration of low-frequency sleep oscillations in corticothalamic networks. *Acta Neurobiologiae Experimentalis (Warszawa)* 2000;**60**:229–245.
47. Steriade M, Contreras D. Relations between cortical and thalamic cellular events during transition from sleep patterns to paroxysmal activity. *Journal of Neuroscience* 1995;**15**:623–642.
48. Sarnthein J, Morel A, von Stein A, Jeanmonod D. Thalamocortical theta coherence in neurological patients at rest and during a working memory task. *International Journal of Psychophysiology* 2005;**57**:87–96.
49. Steriade M, Contreras D, Amzica F. Synchronized sleep oscillations and their paroxysmal developments. *Trends in Neuroscience* 1994;**17**:199–208.
50. McCormick DA, Contreras D. On the cellular and network bases of epileptic seizures. *Annual Review of Physiology* 2001;**63**:815–846.
51. Amzica F, Steriade M. Spontaneous and artificial activation of neocortical seizures. *Journal of Neurophysiology* 1999;**82**:3123–3138.
52. Walter G. The location of cerebral tumors by electro-encephalography. *Lancet* 1936; **8**:305–308.
53. IFSECN. A glossary of terms most commonly used by clinical electroencephalographers. *Electroencephalography and Clinical Neurophysiology* 1974;**37**:538–548.
54. Kellaway P, Gol A, Proler M. Electrical activity of the isolated cerebral hemisphere and isolated thalamus. *Experimental Neurology* 1966;**14**:281–304.
55. Rappelsberger P, Pockberger H, Petsche H. The contribution of the cortical layers to the generation of the EEG: field potential and current source density analyses in the rabbit's visual cortex. *Electroencephalography and Clinical Neurophysiology* 1982;**53**:254–269.
56. McCormick DA, Pape HC. Properties of a hyperpolarization-activated cation current and its role in rhythmic oscillation in thalamic relay neurones. *Journal of Physiology* 1990;**431**:291–318.
57. Leresche N, Jassik-Gerschenfeld D, Haby M, Soltesz I, Crunelli V. Pacemaker-like and other types of spontaneous membrane potential oscillations of thalamocortical cells. *Neuroscience Letters* 1990;**113**:72–77.
58. Steriade M, Dossi RC, Nunez A. Network modulation of a slow intrinsic oscillation of cat thalamocortical neurons implicated in sleep delta waves: cortically induced synchronization and brainstem cholinergic suppression. *Journal of Neuroscience* 1991;**11**:3200–3217.
59. Nita DA, Steriade M, Amzica F. Hyperpolarisation rectification in cat lateral geniculate neurons modulated by intact corticothalamic projections. *Journal of Physiology* 2003;**552**:325–332.
60. Villablanca J. Role of the thalamus in sleep control: sleep-wakefulness studies in chronic diencephalic and athalamic cats. In Petre-Quadens O, Schlag J, eds. *Basic Sleep Mechanisms*. New York: Academic Press; 1974, pp. 51–81.
61. Ball GJ, Gloor P, Schaul N. The cortical electromicrophysiology of pathological delta waves in the electroencephalogram of cats. *Electroencephalography and Clinical Neurophysiology* 1977;**43**:346–361.
62. Steriade M, Gloor P, Llinas RR, Lopes de Silva FH, Mesulam MM. Report of IFCN Committee on Basic Mechanisms. Basic mechanisms of cerebral rhythmic activities. *Electroencephalography and Clinical Neurophysiology* 1990;**76**:481–508.
63. Steriade M, Amzica F, Contreras D. Synchronization of fast (30–40 Hz) spontaneous cortical rhythms during brain activation. *Journal of Neuroscience* 1996;**16**:392–417.
64. Amzica F, Steriade M. The K-complex: its slow (< 1-Hz) rhythmicity and relation to delta waves. *Neurology* 1997;**49**:952–959.
65. Achermann P, Borbely AA. Low-frequency (< 1 Hz) oscillations in the human sleep electroencephalogram. *Neuroscience* 1997;**81**:213–222.
66. Molle M, Marshall L, Gais S, Born J. Grouping of spindle activity during slow oscillations in human non-rapid eye movement sleep. *Journal of Neuroscience* 2002;**22**:10941–10947.
67. Simon NR, Manshanden I, Lopes da Silva FH. A MEG study of sleep. *Brain Research* 2000;**860**:64–76.
68. Massimini M, Rosanova M, Mariotti M. EEG slow (approximately 1 Hz) waves are associated with nonstationarity of thalamo-cortical sensory processing in the sleeping human. *Journal of Neurophysiology* 2003;**89**:1205–1213.
69. Steriade M, Nunez A, Amzica F. Intracellular analysis of relations between the slow (< 1 Hz) neocortical oscillation and other sleep rhythms of the electroencephalogram. *Journal of Neuroscience* 1993;**13**:3266–3283.
70. Timofeev I, Contreras D, Steriade M. Synaptic responsiveness of cortical and thalamic neurones during various phases of slow sleep oscillation in cat. *Journal of Physiology* 1996;**494 (Pt 1)**:265–278.
71. Sanchez-Vives MV, McCormick DA. Cellular and network mechanisms of rhythmic recurrent activity in neocortex. *Nature Neuroscience* 2000;**3**:1027–1034.
72. Steriade M, Nunez A, Amzica F. A novel slow (< 1 Hz) oscillation of neocortical neurons in vivo: depolarizing and hyperpolarizing components. *Journal of Neuroscience* 1993;**13**:3252–3265.
73. Contreras D, Timofeev I, Steriade M. Mechanisms of long-lasting hyperpolarizations underlying slow sleep oscillations in cat corticothalamic networks. *Journal of Physiology* 1996;**494 (Pt 1)**:251–264.
74. Massimini M, Amzica F. Extracellular calcium fluctuations and intracellular potentials in the cortex during the slow sleep oscillation. *Journal of Neurophysiology* 2001;**85**:1346–1350.
75. Contreras D, Steriade M. Cellular basis of EEG slow rhythms: a study of dynamic corticothalamic relationships. *Journal of Neuroscience* 1995;**15**:604–622.
76. Amzica F, Neckelmann D. Membrane capacitance of cortical neurons and glia during sleep oscillations and spike-wave seizures. *Journal of Neurophysiology* 1999; **82**:2731–2746.
77. Amzica F, Steriade M. Short- and long-range neuronal synchronization of the slow (< 1 Hz) cortical oscillation. *Journal of Neurophysiology* 1995;**73**:20–38.
78. Amzica F, Massimini M, Manfridi A. Spatial buffering during slow and paroxysmal sleep oscillations in cortical networks of glial cells in vivo. *Journal of Neuroscience* 2002;**22**:1042–1053.
79. Amzica F, Massimini M. Glial and neuronal interactions during slow wave and paroxysmal activities in the neocortex. *Cerebral Cortex* 2002;**12**:1101–1113.
80. Orkand RK, Nicholls JG, Kuffler SW. Effect of nerve impulses on the membrane potential of glial cells in the central nervous system of amphibia. *Journal of Neurophysiology* 1966;**29**:788–806.
81. Kettenmann H, Ransom BR. Electrical coupling between astrocytes and between oligodendrocytes studied in mammalian cell cultures. *Glia* 1988;**1**:64–73.
82. Steriade M, Amzica F. Coalescence of sleep rhythms and their chronology in corticothalamic networks. *Sleep Research Online* 1998;**1**:1–10.
83. Sarnthein J, Morel A, von Stein A, Jeanmonod D. Thalamocortical theta coherence in neurological patients at rest and during a working memory task. *International Journal of Psychophysiology* 2005;**57**:87–96.
84. Ingvar DH, Sjolund B, Ardo A. Correlation between dominant EEG

frequency, cerebral oxygen uptake and blood flow. *Electroencephalography and Clinical Neurophysiology* 1976;**41**: 268–276.
85. Saunders MG, Westmoreland BF. The EEG in evaluation of disorders affecting the brain diffusely. In Klass DW, Daly DD, eds. *Current Practice of Clinical Electroencephalography*. New York: Raven Press; 1979; pp. 343–379.
86. Tsujimoto T, Shimazu H, Isomura Y. Direct recording of theta oscillations in primate prefrontal and anterior cingulate cortices. *Journal of Neurophysiology* 2006;**95**:2987–3000.
87. Raghavachari S, Lisman JE, Tully M et al. Theta oscillations in human cortex during a working-memory task: evidence for local generators. *Journal of Neurophysiology* 2006;**95**:1630–1638.
88. Meltzer JA, Zaveri HP, Goncharova, II et al. Effects of working memory load on oscillatory power in human intracranial EEG. *Cerebral Cortex* 2008;**18**:1843–1855.
89. Lakatos P, Shah AS, Knuth KH et al. An oscillatory hierarchy controlling neuronal excitability and stimulus processing in the auditory cortex. *Journal of Neurophysiology* 2005;**94**:1904–1911.
90. Green JD, Arduini AA. Hippocampal electrical activity in arousal. *Journal of Neurophysiology* 1954;**17**:533–557.
91. Buzsaki G. The hippocampo-neocortical dialogue. *Cerebral Cortex* 1996;**6**:81–92.
92. Jouvet M. Paradoxical sleep – a study of its nature and mechanisms. In Akert K, Bally C, Schadé JP, eds. *Progress in Brain Research, Vol. 18, Sleep Mechanisms*. Amsterdam: Elsevier; 1965, pp. 20–57.
93. Petsche H, Gogolak G, Vanzwieten PA. Rhythmicity of septal cell discharges at various levels of reticular excitation. *Electroencephalography and Clinical Neurophysiology* 1965;**19**:25–33.
94. Petsche H, Stumpf C, Gogolak G. The significance of the rabbit's septum as a relay station between the midbrain and the hippocampus. The control of hippocampus arousal activity by septum cells. *Electroencephalography and Clinical Neurophysiology* 1962;**14**:202–211.
95. Alonso A, Garcia-Austt E. Neuronal sources of theta rhythm in the entorhinal cortex of the rat. I. Laminar distribution of theta field potentials. *Experimental Brain Research* 1987;**67**:493–501.
96. Mitchell SJ, Ranck JB, Jr. Generation of theta rhythm in medial entorhinal cortex of freely moving rats. *Brain Research* 1980; **189**:49–66.
97. Boeijinga PH, Lopes da Silva FH. Differential distribution of beta and theta EEG activity in the entorhinal cortex of the cat. *Brain Research* 1988;**448**:272–286.
98. Buzsaki G, Czopf J, Kondakor I, Kellenyi L. Laminar distribution of hippocampal rhythmic slow activity (RSA) in the behaving rat: current-source density analysis, effects of urethane and atropine. *Brain Research* 1986;**365**:125–137.
99. Soltesz I, Deschenes M. Low- and high-frequency membrane potential oscillations during theta activity in CA1 and CA3 pyramidal neurons of the rat hippocampus under ketamine-xylazine anesthesia. *Journal of Neurophysiology* 1993;**70**:97–116.
100. Bland BH, Anderson P, Ganes T. Two generators of hippocampal theta activity in rabbits. *Brain Research* 1975;**94**:199–218.
101. Green JD, Maxwell DS, Schindler WJ, Stumpf C. Rabbit EEG "theta" rhythm: its anatomical source and relation to activity in single neurons. *Journal of Neurophysiology* 1960;**23**:403–420.
102. Winson J. Patterns of hippocampal theta rhythm in the freely moving rat. *Electroencephalography and Clinical Neurophysiology* 1974;**36**:291–301.
103. Fujita Y, Sato T. Intracellular records from hippocampal pyramidal cells in rabbit during theta rhythm activity. *Journal of Neurophysiology* 1964;**27**:1012–1025.
104. Nunez A, Garcia-Austt E, Buno W, Jr. Intracellular theta-rhythm generation in identified hippocampal pyramids. *Brain Research* 1987;**416**:289–300.
105. Niedermeyer E. The normal EEG of the waking adult. In Niedermeyer E, Lopes da Silva FH, eds. *Electroencephalography: Basic Principles, Clinical Applications, and Related Fields*. Baltimore: Lippincott, Williams & Wilkins; 2005, pp. 167–192.
106. Andersen P, Andersson SA. *Physiological Basis of the Alpha Rhythm*. New York: Appleton-Century-Crofts; 1968.
107. Creutzfeld O, Grünvald G, Simonova O, Schmitz H. Changes of the basic rhythms of the EEG during the performance of mental and visuomotor tasks. In Evans CR, Mulholland TB, eds. *Attention in Neurophysiology*. London: Butterworth; 1969, pp. 148–168.
108. Ray WJ, Cole HW. EEG alpha activity reflects attentional demands, and beta activity reflects emotional and cognitive processes. *Science* 1985;**228**:750–752.
109. Lopes da Silva FH, Van Lierop THMT, Schrijer CFM, Storm Van Leeuwen W. Organization of thalamic and cortical alpha rhythm: spectra and coherences. *Electroencephalography and Clinical Neurophysiology* 1973;**35**:627–639.
110. Lopes da Silva FH, Storm Van Leeuwen W. The cortical alpha rhythm in dog: depth and surface profile of phase. In Brazier MAB, Petsche H, eds. *Architecture of the Cerebral Cortex, IBRO Monograph Series, Vol. 3*. New York: New York; 1978, pp. 319–333.
111. Lopes da Silva FH, Vos JE, Mooibroek J, Van Rotterdam A. Relative contributions of intracortical and thalamo-cortical processes in the generation of alpha rhythms, revealed by partial coherence analysis. *Electroencephalography and Clinical Neurophysiology* 1980;**50**:449–456.
112. Morison RS, Bassett DL. Electrical activity of the thalamus and basal ganglia in decorticate cats. *Journal of Neurophysiology* 1945;**8**:309–314.
113. Steriade M, Llinas RR. The functional states of the thalamus and the associated neuronal interplay. *Physiological Review* 1988;**68**:649–742.
114. Steriade M. Cellular substrates of brain rhythms. In Niedermeyer E, Lopes da Silva FH, eds. *Electroencephalography: Basic Principles, Clinical Applications and Related Fields, 5th edn*. Baltimore: Lippincott Williams & Wilkins; 2005, pp. 31–84.
115. Jones EG. *The Thalamus*. New York: Plenum; 1985.
116. Domich L, Oakson G, Deschenes M, Steriade M. Thalamic and cortical spindles during early ontogenesis in kittens. *Brain Research* 1987;**428**:140–142.
117. Steriade M, Deschenes M, Domich L, Mulle C. Abolition of spindle oscillations in thalamic neurons disconnected from nucleus reticularis thalami. *Journal of Neurophysiology* 1985;**54**:1473–1497.
118. Leung LW, Borst JG. Electrical activity of the cingulate cortex. I. Generating mechanisms and relations to behavior. *Brain Research* 1987;**407**:68–80.
119. Steriade M, Domich L, Oakson G, Deschenes M. The deafferented reticular thalamic nucleus generates spindle rhythmicity. *Journal of Neurophysiology* 1987;**57**:260–273.
120. Contreras D, Steriade M. Spindle oscillation in cats: the role of corticothalamic feedback in a thalamically generated rhythm. *Journal of Physiology* 1996;**490 (Pt 1)**:159–179.
121. Contreras D, Destexhe A, Sejnowski TJ, Steriade M. Control of spatiotemporal coherence of a thalamic oscillation by corticothalamic feedback. *Science* 1996; **274**:771–774.
122. Contreras D, Destexhe A, Sejnowski TJ, Steriade M. Spatiotemporal patterns of spindle oscillations in cortex and thalamus. *Journal of Neuroscience* 1997; **17**:1179–1196.
123. Finelli LA, Borbely AA, Achermann P. Functional topography of the human non REM sleep electroencephalogram. *European Journal of Neuroscience* 2001;**13**: 2282–2290.
124. Sanford AJ. A periodic basis for perception and action. In Colquhoun WP, ed. *Biological Rhythms and Human Perception*. New York: Academic Press; 1971, pp. 179–209.
125. Moruzzi G, Magoun HW. Brain stem reticular formation and activation of the EEG. *Electroencephalography and Clinical Neurophysiology* 1949;**1**:455–473.
126. Hu B, Steriade M, Deschenes M. The cellular mechanism of thalamic ponto-geniculo-occipital waves. *Neuroscience* 1989;**31**:25–35.
127. McCormick DA, Prince DA. Acetylcholine induces burst firing in thalamic reticular neurones by activating a potassium conductance. *Nature* 1986;**319**:402–405.
128. McCormick DA, Wang Z. Serotonin and noradrenaline excite GABAergic neurones of the guinea-pig and cat nucleus reticularis thalami. *Journal of Physiology* 1991;**442**:235–255.
129. McCormick DA, Pape HC. Noradrenergic and serotonergic modulation of a hyperpolarization-activated cation current in thalamic relay neurones. *Journal of*

130. Steriade M, Amzica F, Nunez A. Cholinergic and noradrenergic modulation of the slow (approximately 0.3 Hz) oscillation in neocortical cells. *Journal of Neurophysiology* 1993;**70**:1385–1400.
131. Buzsaki G, Bickford RG, Ponomareff G et al. Nucleus basalis and thalamic control of neocortical activity in the freely moving rat. *Journal of Neuroscience* 1988;**8**:4007–4026.
132. Bremer F, Stoupel N, Van Reeth PC. Nouvelles recherches sur la facilitation et l'inhibition des potentiels évoqués corticaux dans l'éveil réticulaire. *Archives Italiennes de Biologie* 1960;**98**:229–247.
133. Lopes da Silva FH, van Rotterdam A, Storm van Leeuwen W, Tielen AM. Dynamic characteristics of visual evoked potentials in the dog. II. Beta frequency selectivity in evoked potentials and background activity. *Electroencephalography and Clinical Neurophysiology* 1970;**29**:260–268.
134. Freeman WJ, van Dijk BW. Spatial patterns of visual cortical fast EEG during conditioned reflex in a rhesus monkey. *Brain Research* 1987;**422**:267–276.
135. Murthy VN, Fetz EE. Coherent 25- to 35-Hz oscillations in the sensorimotor cortex of awake behaving monkeys. *Proceedings of the National Academy of Science USA* 1992;**89**:5670–5674.
136. Bouyer JJ, Montaron MF, Vahnee JM, Albert MP, Rougeul A. Anatomical localization of cortical beta rhythms in cat. *Neuroscience* 1987;**22**:863–869.
137. Freeman WJ. *Mass Action in the Nervous System*. New York: Academic Press; 1975.
138. Eckhorn R, Bauer R, Jordan W et al. Coherent oscillations: a mechanism of feature linking in the visual cortex? Multiple electrode and correlation analyses in the cat. *Biological Cybernetics* 1988;**60**:121–130.
139. Engel AK, Konig P, Gray CM, Singer W. Stimulus-dependent neuronal oscillations in cat visual cortex: inter-columnar interaction as determined by cross-correlation analysis. *European Journal of Neuroscience* 1990;**2**:588–606.
140. Gray CM, Konig P, Engel AK, Singer W. Oscillatory responses in cat visual cortex exhibit inter-columnar synchronization which reflects global stimulus properties. *Nature* 1989;**338**:334–337.
141. Gray CM, Engel AK, Konig P, Singer W. Stimulus-dependent neuronal oscillations in cat visual cortex: receptive field properties and feature dependence. *European Journal of Neuroscience* 1990;**2**:607–619.
142. Gray CM, Singer W. Stimulus-specific neuronal oscillations in orientation columns of cat visual cortex. *Proceedings of the National Academy of Sciences USA* 1989;**86**:1698–1702.
143. von der Malsburg C, Schneider W. A neural cocktail-party processor. *Biological Cybernetics* 1986;**54**:29–40.
144. Steriade M, Contreras D, Amzica F, Timofeev I. Synchronization of fast (30–40 Hz) spontaneous oscillations in intrathalamic and thalamocortical networks. *Journal of Neuroscience* 1996;**16**:2788–2808.
145. Yuval-Greenberg S, Tomer O, Keren AS, Nelken I, Deouell LY. Transient induced gamma-band response in EEG as a manifestation of miniature saccades. *Neuron* 2008;**58**:429–441.
146. Llinas RR, Grace AA, Yarom Y. In vitro neurons in mammalian cortical layer 4 exhibit intrinsic oscillatory activity in the 10- to 50-Hz frequency range. *Proceedings of the National Academy of Sciences USA* 1991;**88**:897–901.
147. Nunez A, Amzica F, Steriade M. Voltage-dependent fast (20–40 Hz) oscillations in long-axoned neocortical neurons. *Neuroscience* 1992;**51**:7–10.
148. Steriade M, Dossi RC, Pare D, Oakson G. Fast oscillations (20–40 Hz) in thalamocortical systems and their potentiation by mesopontine cholinergic nuclei in the cat. *Proceedings of the National Academy of Sciences USA* 1991;**88**:4396–4400.
149. Cunningham ET, Jr., Levay S. Laminar and synaptic organization of the projection from the thalamic nucleus centralis to primary visual cortex in the cat. *Journal of Comparative Neurology* 1986;**254**:66–77.
150. Chagnac-Amitai Y, Connors BW. Synchronized excitation and inhibition driven by intrinsically bursting neurons in neocortex. *Journal of Neurophysiology* 1989;**62**:1149–1162.
151. Steriade M, Amzica F. Intracortical and corticothalamic coherency of fast spontaneous oscillations. *Proceedings of the National Academy of Sciences USA* 1996;**93**:2533–2538.
152. Llinás RR. Intrinsic electrical properties of mammalian neurons and CNS function. *Fidia Research Foundation Neuroscience Award Lectures*. New York: Raven Press; 1990, pp. 175–194.
153. Seigneur J, Kroeger D, Nita DA, Amzica F. Cholinergic action on cortical glial cells in vivo. *Cerebral Cortex* 2006;**16**:655–668.

第2章

1. Fletcher EM, Kussmaul CL, Mangun GR. Estimation of interpolation errors in scalp topographic mapping. *Electroencephalography and Clinical Neurophysiology* 1996;**98**:422–434.
2. Perrin F, Pernier J, Bertrand O, Echallier JF. Spherical splines for scalp potential and current density mapping. *Electroencephalography and Clinical Neurophysiology* 1989;**72**:184–187.
3. Bertrand O, Perrin F, Pernier J. A theoretical justification of the average reference in topographic evoked potential studies. *Electroencephalography and Clinical Neurophysiology* 1985;**62**:462–464.
4. Brandeis D, Lehmann D, Michel CM, Mingrone W. Mapping event-related brain potential microstates to sentence endings. *Brain Topography* 1995;**8**:145–159.
5. Lehmann D. Principles of spatial analysis. In Gevins A, Remond A, eds. *Handbook of Electroencephalography and Clinical Neurophysiology: Methods of Analysis of Brain Electrical and Magnetic Signals*. Amsterdam: Elsevier; 1987, pp. 309–354.
6. Hjorth B. An on-line transformation of EEG scalp potentials into orthogonal source derivations. *Electroencephalography and Clinical Neurophysiology* 1975;**39**:526–530.
7. Babiloni F, Babiloni C, Carducci F et al. Spline Laplacian estimate of EEG potentials over a realistic magnetic resonance-constructed scalp surface model. *Electroencephalography and Clinical Neurophysiology* 1996;**98**:363–373.
8. Pascual-Marqui RD, Gonzalez-Andino SL, Valdes-Sosa PA, Biscay-Lirio R. Current source density estimation and interpolation based on the spherical harmonic Fourier expansion. *International Journal of Neuroscience* 1988;**43**:237–249.
9. Cincotti F, Babiloni C, Miniussi C et al. EEG deblurring techniques in a clinical context. *Methods Inf Med*. 2004;**43**:114–117.
10. Gevins A, Le J, Brickett P, Reutter B, Desmond J. Seeing through the skull: advanced EEGs use MRIs to accurately measure cortical activity from the scalp. *Brain Topography* 1991;**4**:125–131.
11. Arzy S, Thut G, Mohr C, Michel CM, Blanke O. Neural basis of embodiment: distinct contributions of temporoparietal junction and extrastriate body area. *Journal of Neuroscience* 2006;**26**:8074–8081.
12. McCarthy G, Wood CC. Scalp distributions of event-related potentials: an ambiguity associated with analysis of variance models. *Electroencephalography and Clinical Neurophysiology* 1985;**62**:203–208.
13. Vaughan HG, Jr. The neural origins of human event-related potentials. *Annals of the New York Academy of Sciences* 1982;**388**:125–138.
14. Lehmann D. Multichannel topography of human alpha EEG fields. *Electroencephalography and Clinical Neurophysiology* 1971;**31**:439–449.
15. Brandeis D, Vitacco D, Steinhausen HC. Mapping brain electric micro-states in dyslexic children during reading. *Acta Paedopsychiatrica* 1994;**56**:239–247.
16. Wackermann J, Lehmann D, Michel CM, Strik WK. Adaptive segmentation of spontaneous EEG map series into spatially defined microstates. *International Journal of Psychophysiology* 1993;**14**:269–283.
17. Kinoshita T, Strik WK, Michel CM et al. Microstate segmentation of spontaneous multichannel EEG map series under diazepam and sulpiride. *Pharmacopsychiatry* 1995;**28**:51–55.
18. Pizzagalli D, Lehmann D, Koenig T, Regard M, Pascual-Marqui RD. Face-elicited ERPs and affective attitude: brain electric microstate and tomography analyses. *Clinical Neurophysiology* 2000;**111**:521–531.
19. Dierks T, Ihl R, Frolich L, Maurer K. Dementia of the Alzheimer type: effects on the spontaneous EEG described by dipole sources. *Psychiatry Research* 1993;**50**:151–162.
20. Lehmann D, Michel CM. Intracerebral

dipole source localization for FFT power maps. *Electroencephalography and Clinical Neurophysiology* 1990;**76**:271–276.

21. Lehmann D, Skrandies W. Reference-free identification of components of checkerboard-evoked multichannel potential fields. *Electroencephalography and Clinical Neurophysiology* 1980;**48**:609–621.

22. Lehmann D, Skrandies W. Spatial analysis of evoked potentials in man – a review. *Progress in Neurobiology* 1984;**23**:227–250.

23. Koenig T, Melie-Garcia L, Stein M, Strik W, Lehmann C. Establishing correlations of scalp field maps with other experimental variables using covariance analysis and resampling methods. *Clinical Neurophysiology* 2008;**119**:1262.

24. Brandeis D, Naylor H, Halliday R, Callaway E, Yano L. Scopolamine effects on visual information processing, attention, and event-related potential map latencies. *Psychophysiology* 1992;**29**:315–336.

25. Jasper HA. The ten-twenty system of the international federation. *Electroencephalography and Clinical Neurophysiology* 1958;**10**:371–375.

第 3 章

1. Berger H. Über das Elektroenkephalogramm des Menschen. *Archiv für Psychiatrie und Nervenkrankheiten* 1929;**87**:527–570.

2. Martin JH. The collective electrical behavior of cortical neurons: the electroencephalogram and the mechanisms of epilepsy. In Kandel ER, Schwartz JH, Jessell TM, eds. *Principles of Neural Science*. London: Prentice Hall International; 1991, pp. 777–791.

3. Hämäläinen MS, Hari R, Ilmoniemi RJ, Knuutila JE, Lounasmaa OV. Magnetoencephalography – theory, instrumentation, and applications to noninvasive studies of the working human brain. *Review of Modern Physics* 1993;**65**:413–497.

4. Mitzdorf U. Current source-density method and application in cat cerebral cortex: investigation of evoked potentials and EEG phenomena. *Physiology Review* 1985;**65**:37–100.

5. Dale AM, Liu AK, Fischl BR et al. Dynamic statistical parametric mapping: combining fMRI and MEG for high-resolution imaging of cortical activity. *Neuron* 2000;**26**:55–67.

6. Baillet S, Mosher JC, Leahy RM. Electromagnetic brain mapping. *IEEE Signal Processing Magazine* 2001;**18**:14–30.

7. Llinas RR. The intrinsic electrophysiological properties of mammalian neurons: insights into central nervous system function. *Science* 1988;**242**:1654–1664.

8. Haalman I, Vaadia E. Dynamics of neuronal interactions: relation to behavior, firing rates, and distance between neurons. *Human Brain Mapping* 1997;**5**:249–253.

9. Sukov W, Barth DS. Three-dimensional analysis of spontaneous and thalamically evoked gamma oscillations in auditory cortex. *Journal of Neurophysiology* 1998;**79**:2875–2884.

10. Sarvas J. Basic mathematical and electromagnetic concepts of the biomagnetic inverse problem. *Physics in Medicine and Biology* 1987;**32**:11–22.

11. Brazier MAB. A study of the electrical fields at the surface of the head. *Electroencephalography and Clinical Neurophysiology Supplement* 1949;**2**:38–52.

12. Wilson FN, Bayley RH. The electric field of an eccentric dipole in a homogeneous spherical conducting medium. *Circulation* 1950;**1**:84–92.

13. Frank E. Electric potential produced by 2 point current sources in a homogeneous conducting sphere. *Journal of Applied Physics* 1952;**23**:1225–1228.

14. Geisler CD, Gerstein GL. The surface EEG in relation to its sources. *Electroencephalography and Clinical Neurophysiology* 1961;**13**:927–934.

15. Lehmann D, Kavanagh RH, Fender DH. Field studies of averaged visually evoked EEG potentials in a patient with a split chiasm. *Electroencephalography and Clinical Neurophysiology* 1969;**26**:193–199.

16. Henderson CJ, Butler SR, Glass A. The localization of equivalent dipoles of EEG sources by the application of electrical field theory. *Electroencephalography and Clinical Neurophysiology* 1975;**39**:117–130.

17. Scherg M, von Cramon D. A new interpretation of the generators of BAEP waves I-V: Results of a spatio-temporal dipole model. *Electroencephalography and Clinical Neurophysiology* 1985;**62**:290–299.

18. Mosher JC, Leahy RM, Lewis PS. EEG and MEG: forward solutions for inverse methods. *IEEE Transactions on Biomedical Engineering* 1999;**46**:245–259.

19. Wolters CH, Anwander A, Tricoche X et al. Influence of tissue conductivity anisotropy on EEG/MEG field and return current computation in a realistic head model: a simulation and visualization study using high-resolution finite element modeling. *Neuroimage* 2006;**30**:813–826.

20. Cormack AM. Representation of a function by its line integrals with some radiological applications. *Journal of Applied Physics* 1963;**34**:2722.

21. Hounsfield GN. Computerized transverse axial scanning (tomography). 1. Description of system. *British Journal of Radiology* 1973;**46**:1016–1022.

22. Gordon R, Herman GT. 3-Dimensional reconstruction from projections – review of algorithms. *International Review of Cytology – a Survey of Cell Biology* 1974;**38**:111–151.

23. Helmholtz H. Ueber einige Gesetze der Vertheilung elektrischer Ströme in körperlichen Leitern, mit Anwendung auf die thierisch-elektrischen Versuche. *Annalen der Physikalischen Chemie* 1853;**89**:211–233; 353–357.

24. Tikhonov A, Arsenin V. *Solutions to Ill-Posed Problems*. Washington, DC: Winston; 1977.

25. Green PJ, Silverman BW. *Nonparametric Regression and Generalized Linear Models: A Roughness Penalty Approach*. London: Chapman and Hall; 1994.

26. Schmidt DM, George JS, Wood CC. Bayesian inference applied to the electromagnetic inverse problem. *Human Brain Mapping* 1999;**7**:195–212.

27. Hämäläinen MS. *Interpreting Measured Magnetic Fields of the Brain: Estimates of Current Distributions*. Tech. Rep. TKK-F-A559. Espoo, Finland: Helsinki University of Technology; 1984.

28. Rao CR, Mitra SK. Theory and application of constrained inverse of matrices. *Siam Journal on Applied Mathematics* 1973;**24**:473–488.

29. Pascual-Marqui RD. Review of methods for solving the EEG inverse problem. *International Journal of Bioelectromagnetism* 1999;**1**:75–86.

30. Axler S, Bourdon P, Ramey W. *Harmonic Function Theory*. New York: Springer-Verlag; 1992.

31. Lin F-H, Witzel T, Ahlfors SP et al. Assessing and improving the spatial accuracy in MEG source localization by depth-weighted minimum-norm estimates. *Neuroimage* 2006;**31**:160–171.

32. Greenblatt RE, Ossadtchi A, Pflieger ME. Local linear estimators for the bioelectromagnetic inverse problem. *IEEE Transactions on Signal Processing* 2005;**53**:3403–3412.

33. Fuchs M, Wagner M, Köhler T, Wischmann H-A. Linear and nonlinear current density reconstructions. *Journal of Clinical Neurophysiology* 1999;**16**:267–295.

34. Gorodnitsky IF, George JS, Rao BD. Neuromagnetic source imaging with FOCUSS: a recursive weighted minimum norm algorithm. *Electroencephalography and Clinical Neurophysiology* 1995;**95**:231–251.

35. Grave de Peralta Menendez R, Gonzalez Andino SL. A critical analysis of linear inverse solutions. *IEEE Transactions on Biomedical Engineering* 1998;**45**:440–448.

36. Pascual-Marqui RD, Michel CM, Lehmann D. Low resolution electromagnetic tomography: a new method for localizing electrical activity in the brain. *International Journal of Psychophysiology* 1994;**18**:49–65.

37. Titterington DM. Common structure of smoothing techniques in statistics. *International Statistical Review* 1985;**53**:141–170.

38. Wahba G. *Spline Models for Observational Data*. Philadelphia, PA: SIAM; 1990.

39. Grave de Peralta Menendez R, Murray MM, Michel CM, Martuzzi R, Gonzalez Andino SL. Electrical neuroimaging based on biophysical constraints. *Neuroimage* 2004;**21**:527–539.

40. Phillips JW, Leahy RM, Mosher JC. MEG-based imaging of focal neuronal current sources. *IEEE Transactions on Medical Imaging* 1997;**16**:338–348.

41. Schmidt DM, George JS, Wood CC. Bayesian inference applied to the electromagnetic inverse problem. *Human Brain Mapping* 1999;**7**:195–212.

42. Baillet S, Garnero L. A Bayesian approach to introducing anatomo-functional priors in the EEG/MEG inverse problem. *IEEE Transactions on Biomedical Engineering* 1997;**44**:374–385.

43. Grave de Peralta Menendez R, Gonzalez Andino SL, Hauk O, Spinelli L, Michel CM. A linear inverse solution with optimal

resolution properties: WROP. *Biomedical Engineering (Biomedizinische Technik)* 1997;**42**:53–56.

44. Sekihara K, Scholz B. Average-intensity reconstruction and Wiener reconstruction of bioelectric current distribution based on its estimated covariance matrix. *IEEE Transactions on Biomedical Engineering* 1995;**42**:149–157.

45. Michel CM, Grave de Peralta R, Lantz G et al. Spatio-temporal EEG analysis and distributed source estimation in presurgical epilepsy evaluation. *Journal of Clinical Neurophysiology* 1999;**16**:225–238.

46. Baillet S, Mosher JC, Leahy RM. Electromagnetic brain mapping. *IEEE Signal Processing Magazine* 2001;**18**:14–30.

47. He B, Lian J. High-resolution spatio-temporal functional neuroimaging of brain activity. *Critical Reviews in Biomedical Engineering* 2002;**30**:283–306.

48. He B, Lian J. Electrophysiological neuroimaging: solving the EEG inverse problem. In He B, ed. *Neuronal Engineering*. Norwell, USA: Kluwer Academic Publishers; 2005, pp. 221–261.

49. Michel CM, Murray MM, Lantz G et al. EEG source imaging. *Clinical Neurophysiology* 2004;**115**:2195–2222.

50. Plummer C, Harvey AS, Cook M. EEG source localization in focal epilepsy: where are we now? *Epilepsia* 2008;**49**:201–218.

51. Lantz G, Michel CM, Pascual-Marqui RD et al. Extracranial localization of intracranial interictal epileptiform activity using LORETA (low resolution electromagnetic tomography). *Electroencephalography and Clinical Neurophysiology* 1997;**102**:414–422.

52. Lantz G, Michel CM, Seeck M et al. Frequency domain EEG source localization of ictal epileptiform activity in patients with partial complex epilepsy of temporal lobe origin. *Clinical Neurophysiology* 1999;**110**:176–184.

53. Lantz G, Michel CM, Seeck M et al. Space-oriented segmentation and 3 dimensional source reconstruction of ictal EEG patterns. *Clinical Neurophysiology* 2001;**112**:688–697.

54. Zumsteg D, Friedman A, Wennberg RA, Wieser HG. Source localization of mesial temporal interictal epileptiform discharges: correlation with intracranial foramen ovale electrode recordings. *Clinical Neurophysiology* 2005;**116**:2810–2818.

55. Zumsteg D, Andrade DM, Wennberg RA. Source localization of small sharp spikes: low resolution electromagnetic tomography (LORETA) reveals two distinct cortical sources. *Clinical Neurophysiology* 2006;**117**:1380–1387.

56. Zumsteg D, Friedman A, Wieser HG, Wennberg RA. Source localization of interictal epileptiform discharges: comparison of three different techniques to improve signal to noise ratio. *Clinical Neurophysiology* 2006;**117**:562–571.

57. Sperli F, Spinelli L, Seeck M et al. EEG source imaging in paediatric epilepsy surgery: a new perspective in presurgical workup. *Epilepsia* 2006;**47**:981–990.

58. Lantz G, Grave de Peralta R, Spinelli L, Seeck M, Michel CM. Epileptic source localization with high density EEG: how many electrodes are needed? *Clinical Neurophysiology* 2003;**114**:63–69.

59. Lantz G, Spinelli L, Seeck M et al. Propagation of interictal epileptiform activity can lead to erroneous source localizations: A 128 channel EEG mapping study. *Journal of Clinical Neurophysiology* 2003;**20**:311–319.

60. Michel CM, Lantz G, Spinelli L et al. 128-channel EEG source imaging in epilepsy: clinical yield and localization precision. *Journal of Clinical Neurophysiology* 2004;**21**:71–83.

61. Holmes MD, Brown M, Tucker DM. Are "generalized" seizures truly generalized? Evidence of localized mesial frontal and frontopolar discharges in absence. *Epilepsia* 2004;**45**:1568–1579.

62. Holmes MD. Dense array EEG: methodology and new hypothesis on epilepsy syndromes. *Epilepsia* 2008;**49**:3–14.

63. Spinelli L, Andino SG, Lantz G, Seeck M, Michel CM. Electromagnetic inverse solutions in anatomically constrained spherical head models. *Brain Topography* 2000;**13**:115–125.

64. Grave de Peralta R, Gonzalez S, Lantz G, Michel CM, Landis T. Noninvasive localization of electromagnetic epileptic activity. I. Method descriptions and simulations. *Brain Topography* 2001;**14**:131–137.

65. Seeck M, Lazeyras F, Michel CM et al. Non invasive epileptic focus localization using EEG-triggered functional MRI and electromagnetic tomography. *Electroencephalography and Clinical Neurophysiology* 1998;**106**:508–512.

66. Vitacco D, Brandeis D, Pascual-Marqui R, Martin E. Correspondence of event-related potential tomography and functional magnetic resonance imaging during language processing. *Hum Brain Mapping* 2002;**17**:4–12.

67. Mulert C, Jager L, Schmitt R et al. Integration of fMRI and simultaneous EEG: towards a comprehensive understanding of localization and time-course of brain activity in target detection. *Neuroimage* 2004;**22**:83–94.

68. Schulz E, Maurer U, Van Der Mark S et al. Impaired semantic processing during sentence reading in children with dyslexia: combined fMRI and ERP evidence. *Neuroimage* 2008;**41**:153–168.

69. Mardia KV, Kent JT, Bibby JM. *Multivariate Analysis*. London: Academic Press; 1979.

70. Pascual-Marqui RD. Standardized low-resolution brain electromagnetic tomography (sLORETA): technical details. *Methods and Findings in Experimental and Clinical Pharmacology* 2002;**24 Suppl C**:5–12.

71. Sekihara K, Sahani M, Nagarajan SS. Localization bias and spatial resolution of adaptive and non-adaptive spatial filters for MEG source reconstruction. *Neuroimage* 2005;**25**:1056–1067.

72. Michel CM, Seeck M, Murray MM. The speed of visual cognition. *Supplement in Clinical Neurophysiology* 2004;**57**:617–627.

73. De Santis L, Clarke S, Murray MM. Automatic and intrinsic auditory "what" and "where" processing in humans revealed by electrical neuroimaging. *Cerebral Cortex* 2007;**17**:9–17.

74. Murray MM, Camen C, Gonzalez Andino SL, Bovet P, Clarke S. Rapid brain discrimination of sounds of objects. *Journal of Neuroscience* 2006;**26**:1293–1302.

75. Spierer L, Tardif E, Sperdin H, Murray MM, Clarke S. Learning-induced plasticity in auditory spatial representations revealed by electrical neuroimaging. *Journal of Neuroscience* 2007;**27**:5474–5483.

76. Meylan RV, Murray MM. Auditory-visual multisensory interactions attenuate subsequent visual responses in humans. *Neuroimage* 2007;**35**:244–254.

77. Pascual-Marqui RD. Reply to comments made by R. Grave De Peralta Menendez and S.I. Gozalea Andino; Appendix II. (http://ijbem.k.hosei.ac.jp/2006-/volume1/number2/html/pas-app2.htm). *International Journal of Bioelectromagnetism* (online journal) 1999;**1**.

78. van Veen BD, Buckley KM. Beamforming: a versatile approach to spatial filtering. *IEEE ASSP Magazine* 1988;**5**:4–24.

79. Lutkepohl H. *Handbook of Matrices*. New York, NY: John Wiley & Sons Ltd.; 1996.

80. Robinson SE, Vrba J. Functional neuroimaging by synthetic aperture magnetometry (SAM). In Yoshimoto T, Kotani M, Kuriki S, Karibe H, Nakasoto N, eds. *Recent Advances in Biomagnetism*. Sendai: Tohoku University Press; 1999, pp. 302–305.

81. van Veen BD, van Drongelen W, Yuchtman M, Suzuki A. Localization of brain electrical activity via linearly constrained minimum variance spatial filtering. *IEEE Transactions on Biomedical Engineering* 1997;**44**:867–880.

82. Sekihara K, Scholz B. Generalized Wiener estimation of three-dimensional current distribution from biomagnetic measurements. *IEEE Transactions on Biomedical Engineering* 1996;**43**:281–291.

83. Sekihara K, Nagarajan SS. Neuromagnetic source reconstruction and inverse modeling. In He B, ed. *Modeling and Imaging of Bioelectric Activity – Principles and Applications*. New York, NY: Kluwer Academic/Plenum Publishers; 2004, pp. 213–250.

84. Sekihara K, Nagarajan SS, Poeppel D, Marantz A, Miyashita Y. Application of an MEG eigenspace beamformer to reconstructing spatio-temporal activities of neural sources. *Human Brain Mapping* 2002;**15**:199–215.

85. Rush S, Driscoll DA. EEG electrode sensitivity – an application of reciprocity. *IEEE Transactions on Biomedical Engineering* 1969;**16**:15–22.

86. Ryynanen OR, Hyttinen JA, Malmivuo JA. Effect of measurement noise and electrode density on the spatial resolution of cortical potential distribution with different resistivity values for the skull. *IEEE Transactions on Biomedical Engineering* 2006;**53**:1851–1858.

87. Bertrand O, Thevenet M, Perrin F. 3D finite

element method in brain electrical activity studies. In Nenonen J, Rajala HM, Katila T, eds. *Biomagnetic Localization and 3D Modelling*. Technical Report TKK-F-A689. Helsinki: Helsinki University of Technology; 1991, pp. 154–171.

88. Hämäläinen M, Sarvas J. Realistic conductor geometry model of the human head for interpretation of neuromagnetic data. *IEEE Transactions on Biomedical Engineering* 1989;**36**:165–171.

89. Fuchs M, Wagner M, Kastner J. Development of volume conductor and source models to localize epileptic foci. *Journal of Clinical Neurophysiology* 2007;**24**:101–119.

90. Sekihara K, Nagarajan SS, *Adaptive Spatial Filters for Electromagnetic Brain Imaging*, Springer, 2008.

第 4 章

1. Desmedt JE, Tomberg C, Noel P, Ozaki I. Beware of the average reference in brain mapping. *Electroencephalography and Clinical Neurophysiology Suppl*. 1990;**41**:22–27.
2. Tomberg C, Noel P, Ozaki I, Desmedt JE. Inadequacy of the average reference for the topographic mapping of focal enhancements of brain potentials. *Electroencephalography and Clinical Neurophysiology* 1990;**77**:259–265.
3. Junghofer M, Elbert T, Tucker DM, Braun C. The polar average reference effect: a bias in estimating the head surface integral in EEG recording. *Clinical Neurophysiology* 1999;**110**:1149–1155.
4. Gencer NG, Williamson SJ, Gueziec A, Hummel R. Optimal reference electrode selection for electric source imaging. *Electroencephalography and Clinical Neurophysiology* 1996;**99**:163–173.
5. Williamson SJ, Lu ZL, Karron D, Kaufman L. Advantages and limitations of magnetic source imaging. *Brain Topography* 1991;**4**:169–180.
6. Wikswo JPJ, Gevins A, Williamson SJ. The future of EEG and MEG. *Electroencephalography and Clinical Neurophysiology* 1993;**87**:1–9.
7. Pataraia E, Baumgartner C, Lindinger G, Deecke L. Magnetoencephalography in presurgical epilepsy evaluation. *Neurosurgery Review* 2002;**25**:141–159.
8. Barkley GL. Controversies in neurophysiology. MEG is superior to EEG in localization of interictal epileptiform activity: Pro. *Clinical Neurophysiology* 2004;**115**:1001–1009.
9. Pascual-Marqui RD, Lehmann D. Topographic maps, source localization inference, and the reference electrode: comments on a paper by Desmedt *et al*. *Electroencephalography and Clinical Neurophysiology* 1993;**88**:532–536.
10. Geselowitz DB. The zero of potential. *IEEE Engineering in Medicine and Biology Magazine* 1998;**17**:128–132.
11. Lehmann DSW. Reference-free identification of components of checkerboard-evoked multichannel potential fields. *Electroencephalography and Clinical Neurophysiology* 1980;**48**:609–621.
12. Michel CM, Murray MM, Lantz G *et al*. EEG source imaging. *Clinical Neurophysiology* 2004;**115**:2195–2222.
13. Murray MM, Brunet D, Michel CM. Topographic ERP analyses: a step-by-step tutorial review. *Brain Topography* 2008;**20**:249–264.
14. Picton TW, Bentin S, Berg P *et al*. Guidelines for using human event-related potentials to study cognition: recording standards and publication criteria. *Psychophysiology* 2000;**37**:127–152.
15. Luck SJ. *An Introduction to the Event-Related Potential Technique*. Cambridge, MA: MIT Press; 2005.
16. Nuwer M. Assessment of digital EEG, quantitative EEG, and EEG brain mapping: report of the American Academy of Neurology and the American Clinical Neurophysiology Society. *Neurology* 1997;**49**:277–292.
17. Michel CM, Lantz G, Spinelli L *et al*. 128-channel EEG source imaging in epilepsy: clinical yield and localization precision. *Journal of Clinical Neurophysiology* 2004;**21**:71–83.
18. Holmes MD. Dense array EEG: methodology and new hypothesis on epilepsy syndromes. *Epilepsia* 2008;**49**:3–14.
19. Li T-H, North G. Aliasing effects and sampling theorems of SRFs when sampled on a finite grid. *Annals of the Institute of Statistical Mathematics* 1996;**49**:341–354.
20. Grieve PG, Emerson RG, Isler JR, Stark RI. Quantitative analysis of spatial sampling error in the infant and adult electroencephalogram. *Neuroimage* 2004;**21**:1260–1274.
21. Srinivasan R, Nunez PL, Tucker DM, Silberstein RB, Cadusch PJ. Spatial sampling and filtering of EEG with spline laplacians to estimate cortical potentials. *Brain Topography* 1996;**8**:355–366.
22. Srinivasan R, Tucker DM, Murias M. Estimating the spatial Nyquist of the human EEG. *Behavior Research Methods, Instruments and Computers* 1998;**30**:8–19.
23. Ryynänen OR, Hyttinen JA, Laarne PH, Malmivuo JA. Effect of electrode density and measurement noise on the spatial resolution of cortical potential distribution. *IEEE Transactions on Biomedical Engineering* 2004;**51**:1547–1554.
24. Ryynänen OR, Hyttinen JA, Malmivuo JA. Effect of measurement noise and electrode density on the spatial resolution of cortical potential distribution with different resistivity values for the skull. *IEEE Transactions on Biomedical Engineering* 2006;**53**:1851–1858.
25. Spitzer AR, Cohen LG, Fabrikant J, Hallett M. A method for determining optimal interelectrode spacing for cerebral topographic mapping. *Electroencephalography and Clinical Neurophysiology* 1989;**72**:355–361.
26. Gevins A, Brickett P, Costales B, Le J, Reutter B. Beyond topographic mapping: towards functional-anatomical imaging with 124-channel EEGs and 3-D MRIs. *Brain Topography* 1990;**3**:53–64.
27. Freeman WJ, Holmes MD, Burke BC, Vanhatalo S. Spatial spectra of scalp EEG and EMG from awake humans. *Clinical Neurophysiology* 2003;**114**:1053–1068.
28. Luu P, Tucker DM, Englander R *et al*. Localizing acute stroke-related EEG changes: assessing the effects of spatial undersampling. *Journal of Clinical Neurophysiology* 2001;**18**:302–317.
29. Lantz G, Grave de Peralta R, Spinelli L, Seeck M, Michel CM. Epileptic source localization with high density EEG: how many electrodes are needed? *Clinical Neurophysiology* 2003;**114**:63–69.
30. Grave de Peralta R, Gonzalez S, Lantz G, Michel CM, Landis T. Noninvasive localization of electromagnetic epileptic activity. I. Method descriptions and simulations. *Brain Topography* 2001;**14**:131–137.
31. Spinelli L, Andino SG, Lantz G, Seeck M, Michel CM. Electromagnetic inverse solutions in anatomically constrained spherical head models. *Brain Topography* 2000;**13**:115–125.
32. Ary JP, Klein SA, Fender DH. Location of sources of evoked scalp potentials: corrections for skull and scalp thicknesses. *IEEE Transactions on Biomedical Engineering* 1981;**128**:447–452.
33. Rush S, Driscoll DA. EEG electrode sensitivity – an application of reciprocity. *IEEE Transactions on Biomedical Engineering* 1969;**16**:15–22.
34. Malmivuo JA, Suihko VE. Effect of skull resistivity on the spatial resolutions of EEG and MEG. *IEEE Transactions on Biomedical Engineering* 2004;**51**:1276–1280.
35. Oostendorp TF, Delbeke J, Stegeman DF. The conductivity of the human skull: results of in vivo and in vitro measurements. *IEEE Transactions on Biomedical Engineering* 2000;**47**:1487–1492.
36. Hoekema R, Wieneke GH, Leijten FS *et al*. Measurement of the conductivity of skull, temporarily removed during epilepsy surgery. *Brain Topography* 2003;**16**:29–38.
37. Lai Y, van Drongelen W, Ding L *et al*. Estimation of in vivo human brain-to-skull conductivity ratio from simultaneous extra- and intra-cranial electrical potential recordings. *Clinical Neurophysiology* 2005;**116**:456–465.
38. Fifer WP, Grieve PG, Grose-Fifer J, Isler JR, Byrd D. High-density electroencephalogram monitoring in the neonate. *Clinical Perinatology* 2006;**33**:679–691, vii.
39. Ferree TC, Eriksen KJ, Tucker DM. Regional head tissue conductivity estimation for improved EEG analysis. *IEEE Transactions on Biomedical Engineering* 2000;**47**:1584–1592.
40. Sperli F, Spinelli L, Seeck M *et al*. EEG source imaging in paediatric epilepsy surgery: a new perspective in presurgical workup. *Epilepsia* 2006;**47**:981–990.
41. Van Hoey G, De Clercq J, Vanrumste B *et al*. EEG dipole source localization using artificial neural networks. *Physics in Medicine and Biology* 2000;**45**:997–1011.
42. Khosla D, Don M, Kwong B. Spatial mislocalization of EEG electrodes – effects on accuracy of dipole estimation. *Clinical Neurophysiology* 1999;**110**:261–271.

43. Wang Y, Gotman J. The influence of electrode location errors on EEG dipole source localization with a realistic head model. *Clinical Neurophysiology* 2001;**112**: 1777–1780.
44. Tucker DM. Spatial sampling of head electrical fields: the geodesic sensor net. *Electroencephalography and Clinical Neurophysiology* 1993;**87**:154–163.
45. De Munck JC, Vijn PC, Spekreijse H. A practical method for determining electrode positions on the head. *Electroencephalography and Clinical Neurophysiology* 1991;**78**:85–87.
46. Le J, Lu M, Pellouchoud E, Gevins A. A rapid method for determining standard 10/10 electrode positions for high resolution EEG studies. *Electroencephalography and Clinical Neurophysiology* 1998;**106**:554–558.
47. Koessler L, Maillard L, Benhadid A et al. Spatial localization of EEG electrodes. *Clinical Neurophysiology* 2007;**37**:97–102.
48. Steddin S, Botzel K. A new device for scalp electrode localization with unrestrained head. *Journal of Neurology* 1995;**242**:65.
49. Russell GS, Jeffrey Eriksen K, Poolman P, Luu P, Tucker DM. Geodesic photogrammetry for localizing sensor positions in dense-array EEG. *Clinical Neurophysiology* 2005;**116**:1130–1140.
50. Brinkmann BH, O'Brien TJ, Dresner MA et al. Scalp-recorded EEG localization in MRI volume data. *Brain Topography* 1998; **10**:245–253.
51. Lagerlund TD, Sharbrough FW, Jack CR, Jr. et al. Determination of 10–20 system electrode locations using magnetic resonance image scanning with markers. *Electroencephalography and Clinical Neurophysiology* 1993;**86**:7–14.
52. Yoo SS, Guttmann CR, Ives JR et al. 3D localization of surface 10–20 EEG electrodes on high resolution anatomical MR images. *Electroencephalography and Clinical Neurophysiology* 1997;**102**:335–339.
53. Rodin E, Rodin M, Boyer R, Thompson J. Displaying electroencephalographic dipole sources on magnetic resonance images. *Journal of Neuroimaging* 1997;**7**:106–110.
54. Scherg M, Ille N, Bornfleth H, Berg P. Advanced tools for digital EEG review: virtual source montages, whole-head mapping, correlation, and phase analysis. *Journal of Clinical Neurophysiology* 2002;**19**: 91–112.
55. Fletcher EM, Kussmaul CL, Mangun GR. Estimation of interpolation errors in scalp topographic mapping. *Electroencephalography and Clinical Neurophysiology* 1996;**98**:422–434.
56. Junghofer M, Elbert T, Tucker DM, Rockstroh B. Statistical control of artifacts in dense array EEG/MEG studies. *Psychophysiology* 2000;**37**:523–532.
57. Lins OG, Picton TW, Berg P, Scherg M. Ocular artifacts in EEG and event-related potentials. I: Scalp topography. *Brain Topography* 1993;**6**:51–63.
58. Berg P, Scherg M. Dipole models of eye movements and blinks. *Electroencephalography and Clinical Neurophysiology* 1991;**79**:36–44.
59. Hyvarinen A, Oja E. Independent component analysis: algorithms and applications. *Neural Networks* 2000;**13**: 411–430.
60. Jung TP, Makeig S, Humphries C et al. Removing electroencephalographic artifacts by blind source separation. *Psychophysiology* 2000;**37**:163–178.
61. Jung TP, Makeig S, Westerfield M et al. Removal of eye activity artifacts from visual event-related potentials in normal and clinical subjects. *Clinical Neurophysiology* 2000;**111**:1745–1758.
62. Delorme A, Sejnowski T, Makeig S. Enhanced detection of artifacts in EEG data using higher-order statistics and independent component analysis. *Neuroimage* 2007;**34**:1443–1449.
63. Mantini D, Perrucci MG, Cugini S et al. Complete artifact removal for EEG recorded during continuous fMRI using independent component analysis. *Neuroimage* 2007;**34**:598–607.
64. Grouiller F, Vercueil L, Krainik A et al. A comparative study of different artefact removal algorithms for EEG signals acquired during functional MRI. *Neuroimage* 2007;**38**:124–137.

第5章

1. Fuchs M, Wagner M, Kastner J. Boundary element method volume conductor models for EEG source reconstruction. *Clinical Neurophysiology* 2001;**112**:1400–1407.
2. Mosher JC, Leahy RM, Lewis PS. EEG and MEG: forward solutions for inverse methods. *IEEE Transactions on Biomedical Engineering* 1999;**46**:245–259.
3. Koenig T, Hubl D, Mueller TJ. Decomposing the EEG in time, space and frequency: a formal model, existing methods, and new proposals. In Hirata K, ed. *International Congress Series 318 1232*. Amsterdam: Elsevier; 2002, pp. 317–321.
4. John ER, Easton P, Prichep LS, Friedman J. Standardized varimax descriptors of event related potentials: basic considerations. *Brain Topography* 1993;**6**:143–162.
5. John ER, Prichep LS, Easton P. Standardized varimax descriptors of event related potentials: evaluation of psychiatric patients. *Psychiatry Research* 1994;**55**:13–40.
6. Makeig S, Debener S, Onton J, Delorme A. Mining event-related brain dynamics. *Trends in Cognitive Science* 2004;**8**:204–210.
7. Makeig S, Jung TP, Bell AJ, Ghahremani D, Sejnowski TJ. Blind separation of auditory event-related brain responses into independent components. *Proceedings of the National Academy of Sciences USA* 1997;**94**: 10979–10984.
8. Ilmoniemi RJ. Models of source currents in the brain. *Brain Topography* 1993;**5**: 331–336.
9. Pascual-Marqui RD, Michel CM, Lehmann D. Low resolution electromagnetic tomography: a new method for localizing electrical activity in the brain. *International Journal of Psychophysiology* 1994;**18**:49–65.
10. Kayser J, Tenke CE. Trusting in or breaking with convention: towards a renaissance of principal components analysis in electrophysiology. *Clinical Neurophysiology* 2005;**116**:1747–1753.
11. Wackermann J. Beyond mapping: estimating complexity of multichannel EEG recordings. *Acta Neurobiologiae Experimentalis (Warszawa)*. 1996;**56**: 197–208.
12. Jung TP, Makeig S, Humphries C et al. Removing electroencephalographic artifacts by blind source separation. *Psychophysiology* 2000;**37**:163–178.
13. Kobayashi K, James CJ, Nakahori T, Akiyama T, Gotman J. Isolation of epileptiform discharges from unaveraged EEG by independent component analysis. *Clinical Neurophysiology* 1999;**110**: 1755–1763.
14. Urrestarazu E, Iriarte J, Artieda J et al. Independent component analysis separates spikes of different origin in the EEG. *Journal of Clinical Neurophysiology* 2006;**23**:72–78.
15. Delorme A, Makeig S. EEGLAB: an open source toolbox for analysis of single-trial EEG dynamics including independent component analysis. *Journal of Neuroscience Methods* 2004;**134**:9–21.
16. Lobaugh NJ, West R, McIntosh AR. Spatiotemporal analysis of experimental differences in event-related potential data with partial least squares. *Psychophysiology* 2001;**38**:517–530.
17. Koenig T, Studer D, Hubl D, Melie L, Strik WK. Brain connectivity at different time-scales measured with EEG. *Philosophical Transactions of the Royal Society London Series B Biological Sciences* 2005;**360**:1015–1023.
18. Pascual-Marqui RD, Michel CM, Lehmann D. Segmentation of brain electrical activity into microstates: model estimation and validation. *IEEE Transactions on Biomedical Engineering* 1995;**42**:658–665.
19. Brandeis D, Naylor H, Halliday R, Callaway E, Yano L. Scopolamine effects on visual information processing, attention, and event-related potential map latencies. *Psychophysiology* 1992;**29**:315–336.
20. Scherg M, Ille N, Bornfleth H, Berg P. Advanced tools for digital EEG review: virtual source montages, whole-head mapping, correlation, and phase analysis. *Journal of Clinical Neurophysiology* 2002;**19**: 91–112.
21. John ER, Ahn H, Prichep L et al. Developmental equations for the electroencephalogram. *Science* 1980;**210**:1255–1258.
22. John ER, Prichep LS, Fridman J, Easton P. Neurometrics: computer-assisted differential diagnosis of brain dysfunctions. *Science* 1988;**239**:162–169.
23. Hughes JR, John ER. Conventional and quantitative electroencephalography in psychiatry. *Journal of Neuropsychiatry and Clinical Neuroscience* 1999;**11**:190–208.
24. Borbely AA, Achermann P. Sleep homeostasis and models of sleep regulation. *Journal of Biological Rhythms* 1999;**14**:557–568.
25. Herrmann WM. Development and critical evaluation of an objective for the electroencephalographic classification of psychotropic drugs. In Herrmann WM, ed. *Electroencephalography in Drug Research*.

Stuttgart: Gustav Fisher; 1982, pp. 249–351.
26. Saletu B, Kufferle B, Grunberger J et al. Clinical, EEG mapping and psychometric studies in negative schizophrenia: comparative trials with amisulpride and fluphenazine. *Neuropsychobiology* 1994;**29**: 125–135.
27. Finelli LA, Achermann P, Borbely AA. Individual 'fingerprints' in human sleep EEG topography. *Neuropsychopharmacology* 2001;**25**:S57–S62.
28. Koenig T, Marti-Lopez F, Valdes-Sosa P. Topographic time-frequency decomposition of the EEG. *Neuroimage* 2001;**14**:383–390.
29. Studer D, Hoffmann U, Koenig T. From EEG dependency multichannel matching pursuit to sparse topographic EEG decomposition. *Journal of Neuroscience Methods* 2006;**153**:261–275.

第 6 章

1. Raichle ME, MacLeod AM, Snyder AZ et al. A default mode of brain function. *Proceedings of the National Academy of Sciences USA*. 2001;**98**:676–682.
2. Raichle ME, Snyder AZ. A default mode of brain function: a brief history of an evolving idea. *Neuroimage* 2007;**37**: 1083–1090; discussion 1097–1089.
3. Fox MD, Raichle ME. Spontaneous fluctuations in brain activity observed with functional magnetic resonance imaging. *Nature Reviews Neuroscience* 2007;**8**:700–711.
4. Lopes da Silva F. Neural mechanisms underlying brain waves: from neural membranes to networks. *Electroencephalography and Clinical Neurophysiology* 1991;**79**:81–93.
5. Buzsaki G. *Rhythms of the Brain*. Oxford: Oxford University Press; 2006.
6. Laufs H, Krakow K, Sterzer P et al. Electroencephalographic signatures of attentional and cognitive default modes in spontaneous brain activity fluctuations at rest. *Proceedings of the National Academy of Sciences USA* 2003;**100**:11053–11058.
7. Laufs H, Kleinschmidt A, Beyerle A et al. EEG-correlated fMRI of human alpha activity. *Neuroimage* 2003;**19**:1463–1476.
8. Laufs H, Holt JL, Elfont R et al. Where the BOLD signal goes when alpha EEG leaves. *Neuroimage* 2006;**31**:1408–1418.
9. Bressler SL. Large-scale cortical networks and cognition. *Brain Research. Brain Research Reviews* 1995;**20**:288–304.
10. Mesulam MM. From sensation to cognition. *Brain* 1998;**121**:1013–1052.
11. Fuster JM. The cognit: a network model of cortical representation. *International Journal of Psychophysiology* 2006;**60**:125–132.
12. Baars BJ. *In the Theater of Consciousness: The Workspace of the Mind*. Oxford: Oxford University Press; 1997.
13. Baars BJ. The conscious access hypothesis: origins and recent evidence. *Trends in Cognitive Science* 2002;**6**:47–52.
14. Dehaene S, Kerszberg M, Changeux JP. A neuronal model of a global workspace in effortful cognitive tasks. *Proceedings of the National Academy of Sciences USA*. 1998; **95**:14529–14534.
15. Dehaene S, Sergent C, Changeux JP. A neuronal network model linking subjective reports and objective physiological data during conscious perception. *Proceedings of the National Academy of Sciences USA* 2003;**100**:8520–8525.
16. Dehaene S, Naccache L. Towards a cognitive neuroscience of consciousness: basic evidence and a workspace framework. *Cognition* 2001;**79**:1–37.
17. Bressler SL, Tognoli E. Operational principles of neurocognitive networks. *International Journal of Psychophysiology* 2006;**60**:139–148.
18. Grossberg S. The complementary brain: unifying brain dynamics and modularity. *Trends in Cognitive Science* 2000;**4**:233–246.
19. Fingelkurts AA. Timing in cognition and EEG brain dynamics: discreteness versus continuity. *Cognitive Processes* 2006;**7**:135–162.
20. Changeux J-P, Michel CM. Mechanism of neural integration at the brain-scale level. In Grillner S, Graybiel AM, eds. *Microcircuits*. Cambridge: MIT Press; 2004, pp. 347–370.
21. Lehmann D, Ozaki H, Pal I. EEG alpha map series: brain micro-states by space-oriented adaptive segmentation. *Electroencephalography and Clinical Neurophysiology* 1987;**67**:271–288.
22. Koukkou M, Lehmann D. An information-processing perspective of psychophysiological measurements. *Journal of Psychophysiology* 1987;**1**:109–112.
23. Lehmann D. Brain electric fields and brain functional states. In Friedrich R, Wunderlin A, eds. *Evolution of Dynamical Structures in Complex Systems*. Berlin: Springer; 1992, pp. 235–248.
24. John ER. A field theory of consciousness. *Conscious Cognition* 2001;**10**:184–213.
25. Lehmann D, Strik WK, Henggeler B, Koenig T, Koukkou M. Brain electric microstates and momentary conscious mind states as building blocks of spontaneous thinking: I. Visual imagery and abstract thoughts. *International Journal of Psychophysiology* 1998;**29**:1–11.
26. Koenig T, Prichep L, Lehmann D et al. Millisecond by millisecond, year by year: normative EEG microstates and developmental stages. *Neuroimage* 2002; **16**:41–48.
27. Wackerman J, Lehmann D, Michel CM, Strik WK. Adaptive segmentation of spontaneous EEG map series into spatially defined microstates. *International Journal of Psychophysiology* 1993;**14**:269–283.
28. Efron R. The minimum duration of a perception. *Neuropsychologia* 1970;**8**:57–63.
29. Libet B. The experimental evidence of subjective referral of a sensory experience backward in time. *Philosophy and Science* 1981;**48**:182–197.
30. Sergent C, Dehaene S. Neural processes underlying conscious perception: experimental findings and a global neuronal workspace framework. *Journal of Physiology, Paris* 2004;**98**:374–384.
31. Strik WK, Lehmann D. Data determined window size and space-oriented segmentation of spontaneous EEG map series. *Electroencephalography and Clinical Neurophysiology* 1993;**87**:169–174.
32. Kinoshita T, Strik WK, Michel CM et al. Microstate segmentation of spontaneous multichannel EEG map series under diazepam and sulpiride. *Pharmacopsychiatry* 1995;**28**:51–55.
33. Koenig T, Lehmann D, Merlo MC et al. A deviant EEG brain microstate in acute, neuroleptic-naive schizophrenics at rest. *European Archives in Psychiatry and Clinical Neuroscience* 1999;**249**:205–211.
34. Strelets V, Faber PL, Golikova J et al. Chronic schizophrenics with positive symptomatology have shortened EEG microstate durations. *Clinical Neurophysiology* 2003;**114**:2043–2051.
35. Kikuchi M, Koenig T, Wada Y et al. Native EEG and treatment effects in neuroleptic-naive schizophrenic patients: time and frequency domain approaches. *Schizophrenia Research* 2007;**97**:163–172.
36. Strik WK, Dierks T, Becker T, Lehmann D. Larger topographical variance and decreased duration of brain electric microstates in depression. *Journal of Neural Transmission General Section* 1995; **99**:213–222.
37. Dierks T, Jelic V, Julin P et al. EEG-microstates in mild memory impairment and Alzheimer's disease: possible association with disturbed information processing. *Journal of Neural Transmission* 1997;**104**:483–495.
38. Strik WK, Chiaramonti R, Muscas GC et al. Decreased EEG microstate duration and anteriorisation of the brain electrical fields in mild and moderate dementia of the Alzheimer type. *Psychiatry Research* 1997;**75**:183–191.
39. Kinoshita T, Michel CM, Yagyu T, Lehmann D, Saito M. Diazepam and sulpiride effects on frequency domain EEG source localisations. *Neuropsychobiology* 1994;**30**:126–131.
40. Katayama H, Gianotti LR, Isotani T et al. Classes of multichannel EEG microstates in light and deep hypnotic conditions. *Brain Topography* 2007;**20**:7–14.
41. Lehmann D, Faber PL, Galderisi S et al. EEG microstate duration and syntax in acute, medication-naive, first-episode schizophrenia: a multi-center study. *Psychiatry Research* 2005;**138**:141–156.
42. Lehmann D, Wackermann J, Michel CM, Koenig T. Space-oriented EEG segmentation reveals changes in brain electric field maps under the influence of a nootropic drug. *Psychiatry Research* 1993; **50**:275–282.
43. Pascual-Marqui RD, Michel CM, Lehmann D. Segmentation of brain electrical activity into microstates: model estimation and validation. *IEEE Transactions on Biomedical Engineering* 1995;**42**:658–665.
44. Murray MM, Brunet D, Michel CM. Topographic ERP analyses: a step-by-step tutorial review. *Brain Topography* 2008;

45. Skrandies W. Data reduction of multichannel fields: global field power and principal component analysis. *Brain Topography* 1989;**2**:73–80.
46. Spencer KM, Dien J, Donchin E. Spatiotemporal analysis of the late ERP responses to deviant stimuli. *Psychophysiology* 2001;**38**:343–358.
47. Pourtois G, Deplanque S, Michel C.M. et al. Beyond the conventional event-related brain potential (ERP): exploring the time-course of visual emotion processing using topographic and principal component analyses. *Brain Topography* 2008;**20**:265–277.
48. Makeig S, Westerfield M, Jung TP et al. Functionally independent components of the late positive event-related potential during visual spatial attention. *Journal of Neuroscience* 1999;**19**:2665–2680.
49. Makeig S, Debener S, Onton J, Delorme A. Mining event-related brain dynamics. *Trends in Cognitive Science* 2004;**8**:204–210.
50. Lehmann D. Multichannel topography of human alpha EEG fields. *Electroencephalography and Clinical Neurophysiology* 1971;**31**:439–449.
51. Regan D. *Human Brain Electrophysiology: Evoked Potentials and Evoked Magnetic Fields in Science and Medicine*. Amsterdam: Elsevier; 1989.
52. Chiappa KH, ed. *Evoked Potentials in Clinical Medicine*. 3rd edn. Philadelphia: Lippincott-Raven; 1997.
53. Luck SJ. *An Introduction to the Event-Related Potential Technique*. Cambridge, MA: MIT Press; 2005.
54. Handy TC. *Event-Related Potentials: A Methods Handbook*. Cambridge, MA: MIT Press; 2004.
55. Donchin E, Isreal JB. Event-related potentials and psychological theory. *Progress in Brain Research* 1980;**54**:697–715.
56. Michel CM, Murray MM, Lantz G et al. EEG source imaging. *Clinical Neurophysiology* 2004;**115**:2195–2222.
57. McCarthy G, Wood CC. Scalp distributions of event-related potentials: an ambiguity associated with analysis of variance models. *Electroencephalography and Clinical Neurophysiology* 1985;**62**:203–208.
58. Vaughan HGJ. The neural origins of human event-related potentials. *Annals of the New York Academy of Sciences* 1982;**388**:125–138.
59. Khateb A, Annoni JM, Landis T et al. Spatio-temporal analysis of electric brain activity during semantic and phonological word processing. *International Journal of Psychophysiology* 1999;**32**:215–231.
60. Michel CM, Seeck M, Murray MM. The speed of visual cognition. *Supplement in Clinical Neurophysiology* 2004;**57**:617–627.
61. Kutas M, Hillyard SA. Reading senseless sentences: brain potentials reflect semantic incongruity. *Science* 1980;**207**:203–205.
62. Guthrie D, Buchwald JS. Significance testing of difference potentials. *Psychophysiology* 1991;**28**:240–244.
63. Seeck M, Mainwaring N, Cosgrove R et al. Neurophysiologic correlates of implicit face memory in intracranial visual evoked potentials. *Neurology* 1997;**49**:1312–1316.
64. Molholm S, Ritter W, Murray MM et al. Multisensory auditory-visual interactions during early sensory processing in humans: a high-density electrical mapping study. *Brain Research Cognitive Brain Research* 2002;**14**:115–128.
65. Rossell SL, Price CJ, Nobre AC. The anatomy and time course of semantic priming investigated by fMRI and ERPs. *Neuropsychologia* 2003;**41**:550–564.
66. Lehmann D, Skrandies W. Reference-free identification of components of checkerboard-evoked multichannel potential fields. *Electroencephalography and Clinical Neurophysiology* 1980;**48**:609–621.
67. Michel CM, Grave de Peralta R, Lantz G et al. Spatio-temporal EEG analysis and distributed source estimation in presurgical epilepsy evaluation. *Journal of Clinical Neurophysiology* 1999;**16**:225–238.
68. Michel CM, Thut G, Morand S et al. Electric source imaging of human brain functions. *Brain Research. Brain Research Reviews* 2001;**36**:108–118.
69. Brandeis D, Lehmann D, Michel CM, Mingrone W. Mapping event-related brain potential microstates to sentence endings. *Brain Topography* 1995;**8**:145–159.
70. Pegna AJ, Khateb A, Spinelli L et al. Unravelling the cerebral dynamics of mental imagery. *Human Brain Mapping* 1997;**5**:410–421.
71. Michel CM, Seeck M, Landis T. Spatiotemporal dynamics of human cognition. *News in Physiological Science* 1999;**14**:206–214.
72. Brandeis D, Naylor H, Halliday R, Callaway E, Yano L. Scopolamine effects on visual information processing, attention, and event-related potential map latencies. *Psychophysiology* 1992;**29**:315–336.
73. Cohen L, Lehericy S, Chochon F et al. Language-specific tuning of visual cortex? Functional properties of the Visual Word Form Area. *Brain* 2002;**125**:1054–1069.
74. Salmelin R. Clinical neurophysiology of language: the MEG approach. *Clinical Neurophysiology* 2007;**118**:237–254.
75. Ortigue S, Thut G, Landis T, Michel CM. Time-resolved sex differences in language lateralization. *Brain* 2005;**128**:E28; author reply E29.
76. James CE, Britz J, Vuilleumier P, Hauert CA, Michel CM. Early neuronal responses in right limbic structures mediate harmony incongruity processing in musical experts. *Neuroimage* 2008;**42**:1597–1608.
77. Bottini G, Corcoran R, Sterzi R et al. The role of the right hemisphere in the interpretation of figurative aspects of language. A positron emission tomography activation study. *Brain* 1994;**117**:1241–1253.
78. Kuperberg GR, McGuire PK, Bullmore ET et al. Common and distinct neural substrates for pragmatic, semantic, and syntactic processing of spoken sentences: an fMRI study. *Journal of Cognitive Neuroscience* 2000;**12**:321–341.
79. St George M, Kutas M, Martinez A, Sereno MI. Semantic integration in reading: engagement of the right hemisphere during discourse processing. *Brain* 1999;**122**:1317–1325.
80. Rossell SL, Bullmore ET, Williams SC, David AS. Brain activation during automatic and controlled processing of semantic relations: a priming experiment using lexical-decision. *Neuropsychologia* 2001;**39**:1167–1176.
81. Schulz E, Maurer U, van der Mark S et al. Impaired semantic processing during sentence reading in children with dyslexia: combined fMRI and ERP evidence. *Neuroimage* 2008;**41**:153–168.
82. Lehmann D, Skrandies W. Spatial analysis of evoked potentials in man – a review. *Progress in Neurobiology* 1984;**23**:227–250.
83. Skrandies W. Global field power and topographic similarity. *Brain Topography* 1990;**3**:137–141.
84. Skrandies W. EEG/EP: new techniques. *Brain Topography* 1993;**5**:347–350.
85. Brandeis D, Lehmann D. Event-related potentials of the brain and cognitive processes: approaches and applications. *Neuropsychologia* 1986;**24**:151–168.
86. Morand S, Thut G, Grave de Peralta R et al. Electrophysiological evidence for fast visual processing through the human koniocellular pathway when stimuli move. *Cerebral Cortex* 2000;**10**:817–825.
87. Ducommun CY, Murray MM, Thut G et al. Segregated processing of auditory motion and auditory location: an ERP mapping study. *Neuroimage* 2002;**16**:76–88.
88. Leonards U, Palix J, Michel C, Ibanez V. Comparison of early cortical networks in efficient and inefficient visual search: an event-related potential study. *Journal of Cognitive Neuroscience* 2003;**15**:1039–1051.
89. Pegna AJ, Khateb A, Murray MM, Landis T, Michel CM. Neural processing of illusory and real contours revealed by high-density ERP mapping. *Neuroreport* 2002;**13**:965–968.
90. Pegna AJ, Khateb A, Michel CM, Landis T. Visual recognition of faces, objects, and words using degraded stimuli: where and when it occurs. *Human Brain Mapping* 2004;**22**:300–311.
91. Murray MM, Foxe JJ, Higgins BA, Javitt DC, Schroeder CE. Visuo-spatial neural response interactions in early cortical processing during a simple reaction time task: a high-density electrical mapping study. *Neuropsychologia* 2001;**39**:828–844.
92. Murray MM, Molholm S, Michel CM et al. Grabbing your ear: rapid auditory-somatosensory multisensory interactions in low-level sensory cortices are not constrained by stimulus alignment. *Cerebral Cortex* 2005;**15**:963–974.
93. Murray MM, Camen C, Gonzalez Andino SL, Bovet P, Clarke S. Rapid brain discrimination of sounds of objects. *Journal of Neuroscience* 2006;**26**:1293–1302.

94. Murray MM, Imber ML, Javitt DC, Foxe JJ. Boundary completion is automatic and dissociable from shape discrimination. *Journal of Neuroscience* 2006;**26**:12043–12054.
95. De Santis L, Clarke S, Murray MM. Automatic and intrinsic auditory "what" and "where" processing in humans revealed by electrical neuroimaging. *Cerebral Cortex* 2007;**17**:9–17.
96. De Santis L, Spierer L, Clarke S, Murray MM. Getting in touch: segregated somatosensory what and where pathways in humans revealed by electrical neuroimaging. *Neuroimage* 2007;**37**:890–903.
97. Thut G, Hauert CA, Morand S, Seeck M, Landis T, Michel C. Evidence for interhemispheric motor-level transfer in a simple reaction time task: an EEG study. *Experimental Brain Research* 1999;**128**:256–261.
98. Thut G, Hauert CA, Viviani P et al. Internally driven versus externally cued movement selection: a study on the timing of brain activity. *Cognitive Brain Research* 2000;**9**:261–269.
99. Caldara R, Deiber MP, Andrey C et al. Actual and mental motor preparation and execution: a spatiotemporal ERP study. *Experimental Brain Research* 2004;**159**:389–399.
100. Khateb A, Michel CM, Pegna AJ, Landis T, Annoni JM. New insights into the Stroop effect: a spatio-temporal analysis of electric brain activity. *Neuroreport* 2000;**11**:1849–1855.
101. Gonzalez Andino SL, Michel CM, Thut G, Landis T, Grave de Peralta R. Prediction of response speed by anticipatory high-frequency (gamma band) oscillations in the human brain. *Human Brain Mapping* 2005;**24**:50–58.
102. Schnider A, Valenza N, Morand S, Michel CM. Early cortical distinction between memories that pertain to ongoing reality and memories that don't. *Cerebral Cortex* 2002;**12**:54–61.
103. Schnider A, Mohr C, Morand S, Michel CM. Early cortical response to behaviorally relevant absence of anticipated outcomes: a human event-related potential study. *Neuroimage* 2007;**35**:1348–1355.
104. Murray MM, Michel CM, Grave de Peralta R et al. Rapid discrimination of visual and multisensory memories revealed by electrical neuroimaging. *Neuroimage* 2004;**21**:125–135.
105. Khateb A, Michel CM, Pegna AJ et al. The time course of semantic category processing in the cerebral hemispheres: an electrophysiological study. *Cognitive Brain Research* 2001;**10**:251–264.
106. Khateb A, Michel CM, Pegna AJ et al. Processing of semantic categorical and associative relations: an ERP mapping study. *International Journal of Psychophysiology* 2003;**49**:41–55.
107. Khateb A, Pegna AJ, Landis T et al. Rhyme processing in the brain: an ERP mapping study. *International Journal of Psychophysiology* 2007;**63**:240–250.
108. Khateb A, Abutalebi J, Michel CM et al. Language selection in bilinguals: a spatio-temporal analysis of electric brain activity. *International Journal of Psychophysiology* 2007;**65**:201–213.
109. Wirth M, Horn H, Koenig T et al. Sex differences in semantic processing: event-related brain potentials distinguish between lower and higher order semantic analysis during word reading. *Cerebral Cortex* 2007;**17**:1987–1997.
110. Ortigue S, Michel CM, Murray MM et al. Electrical neuroimaging reveals early generator modulation to emotional words. *Neuroimage* 2004;**21**:1242–1251.
111. Pourtois G, Thut G, Grave de Peralta R, Michel C, Vuilleumier P. Two electrophysiological stages of spatial orienting towards fearful faces: early temporo-parietal activation preceding gain control in extrastriate visual cortex. *Neuroimage* 2005;**26**:149–163.
112. Gianotti LR, Faber PL, Schuler M et al. First valence, then arousal: the temporal dynamics of brain electric activity evoked by emotional stimuli. *Brain Topography* 2008;**20**:143–156.
113. Caldara R, Thut G, Servoir P et al. Face versus non-face object perception and the 'other-race' effect: a spatio-temporal event-related potential study. *Clinical Neurophysiology* 2003;**114**:515–528.
114. Thierry G, Martin CD, Downing P, Pegna AJ. Controlling for interstimulus perceptual variance abolishes N170 face selectivity. *Nature Neuroscience* 2007;**10**:505–511.
115. Petit LS, Pegna AJ, Harris IM, Michel CM. Automatic motor cortex activation for natural as compared to awkward grips of a manipulable object. *Experimental Brain Research* 2006;**168**:120–130.
116. Overney LS, Michel CM, Harris IM, Pegna AJ. Cerebral processes in mental transformations of body parts: recognition prior to rotation. *Brain Research. Cognitive Brain Research* 2005;**25**:722–734.
117. Blanke O, Mohr C, Michel CM et al. Linking out-of-body experience and self processing to mental own-body imagery at the temporoparietal junction. *Journal of Neuroscience* 2005;**25**:550–557.
118. Arzy S, Thut G, Mohr C, Michel CM, Blanke O. Neural basis of embodiment: distinct contributions of temporoparietal junction and extrastriate body area. *Journal of Neuroscience* 2006;**26**:8074–8081.
119. Seeck M, Michel CM, Mainwaring N et al. Evidence for rapid face recognition from human scalp and intracranial electrodes. *Neuroreport* 1997;**8**:2749–2754.
120. Koenig T, Lehmann D. Microstates in language-related brain potential maps show noun-verb differences. *Brain and Language* 1996;**53**:169–182.
121. Tardif E, Murray MM, Meylan R, Spierer L, Clarke S. The spatio-temporal brain dynamics of processing and integrating sound localization cues in humans. *Brain Research* 2006;**1092**:161–176.
122. Thorpe S, Fize D, Marlot C. Speed of processing in the human visual system. *Nature* 1996;**381**:520–522.
123. Schroeder CE, Mehta AD, Givre SJ. A spatiotemporal profile of visual system activation revealed by current source density analysis in the awake macaque. *Cerebral Cortex* 1998;**8**:575–592.
124. Bullier J. Integrated model of visual processing. *Brain Research. Brain Research Review* 2001;**36**:96–107.
125. Arieli A, Sterkin A, Grinvald A, Aertsen A. Dynamics of ongoing activity: explanation of the large variability in evoked cortical responses. *Science* 1996;**273**:1868–1871.
126. Fries P, Neuenschwander S, Engel AK, Goebel R, Singer W. Rapid feature selective neuronal synchronization through correlated latency shifting. *Nature Neuroscience* 2001;**4**:194–200.
127. van der Togt C, Spekreijse H, Super H. Neural responses in cat visual cortex reflect state changes in correlated activity. *European Journal of Neuroscience* 2005;**22**:465–475.
128. Super H, van der Togt C, Spekreijse H, Lamme VA. Internal state of monkey primary visual cortex (V1) predicts figure-ground perception. *Journal of Neuroscience* 2003;**23**:3407–3414.
129. van der Togt C, Kalitzin S, Spekreijse H, Lamme VA, Super H. Synchrony dynamics in monkey V1 predict success in visual detection. *Cerebral Cortex* 2006;**16**:136–148.
130. Womelsdorf T, Fries P, Mitra PP, Desimone R. Gamma-band synchronization in visual cortex predicts speed of change detection. *Nature* 2006;**439**:733–736.
131. Ergenoglu T, Demiralp T, Bayraktaroglu Z et al. Alpha rhythm of the EEG modulates visual detection performance in humans. *Brain Research. Cognitive Brain Research* 2004;**20**:376–383.
132. Hanslmayr S, Sauseng P, Doppelmayr M, Schabus M, Klimesch W. Increasing individual upper alpha power by neurofeedback improves cognitive performance in human subjects. *Applied Psychophysiology and Biofeedback* 2005;**30**:1–10.
133. Babiloni C, Vecchio F, Bultrini A, Luca Romani G, Rossini PM. Pre- and poststimulus alpha rhythms are related to conscious visual perception: a high-resolution EEG study. *Cerebral Cortex* 2006;**16**:1690–1700.
134. Thut G, Nietzel A, Brandt SA, Pascual-Leone A. Alpha-band electroencephalographic activity over occipital cortex indexes visuospatial attention bias and predicts visual target detection. *Journal of Neuroscience* 2006;**26**:9494–9502.
135. Rihs TA, Michel CM, Thut G. Mechanisms of selective inhibition in visual spatial attention are indexed by alpha-band EEG synchronization. *European Journal of Neuroscience* 2007;**25**:603–610.
136. Romei V, Brodbeck V, Michel C et al. Spontaneous fluctuations in posterior {alpha}-band EEG activity reflect variability in excitability of human visual areas. *Cerebral Cortex* 2008;**18**:2010–2018.
137. Ress D, Backus BT, Heeger DJ. Activity in primary visual cortex predicts performance in a visual detection task. *Nature Neuroscience* 2000;**3**:940–945.

138. Fox MD, Snyder AZ, Zacks JM, Raichle ME. Coherent spontaneous activity accounts for trial-to-trial variability in human evoked brain responses. *Nature Neuroscience* 2006;**9**:23–25.

139. Lehmann D, Michel CM, Pal I, Pascual-Marqui RD. Event-related potential maps depend on prestimulus brain electric microstate map. *International Journal of Neuroscience* 1994;**74**:239–248.

140. Kondakor I, Pascual-Marqui RD, Michel CM, Lehmann D. Event-related potential map differences depend on the prestimulus microstates. *Journal of Medical Engineering and Technology* 1995;**19**:66–69.

141. Kondakor I, Lehmann D, Michel CM et al. Prestimulus EEG microstates influence visual event-related potential microstates in field maps with 47 channels. *Journal of Neural Transmission* 1997;**104**:161–173.

142. Müller TJ, Koenig T, Wackermann J et al. Subsecond changes of global brain state in illusory multistable motion perception. *Journal of Neural Transmission* 2005;**112**:565–576.

143. Müller TJ, Federspiel A, Fallgatter AJ, Strik WK. EEG signs of vigilance fluctuations preceding perceptual flips in multistable illusionary motion. *Neuroreport* 1999;**10**:3423–3427.

144. Mohr C, Michel CM, Lantz G et al. Brain state-dependent functional hemispheric specialization in men but not in women. *Cerebral Cortex* 2005;**15**:1451–1458.

145. Graves R, Landis T, Goodglass H. Laterality and sex differences for visual recognition of emotional and non-emotional words. *Neuropsychologia* 1981;**19**:95–102.

146. Britz J, Landis T, Michel CM. Right parietal brain activity precedes perceptual alternation of bistable stimuli. *Cerebral Cortex* 2009;**19**:55–65.

147. Makeig S, Westerfield M, Jung TP et al. Dynamic brain sources of visual evoked responses. *Science* 2002;**295**:690–694.

148. Quian Quiroga R, Garcia H. Single-trial event-related potentials with wavelet denoising. *Clinical Neurophysiology* 2003;**114**:376–390.

149. Knuth KH, Shah AS, Truccolo WA et al. Differentially variable component analysis: identifying multiple evoked components using trial-to-trial variability. *Journal of Neurophysiology* 2006;**95**:3257–3276.

150. Jongsma ML, Eichele T, Van Rijn CM et al. Tracking pattern learning with single-trial event-related potentials. *Clinical Neurophysiology* 2006;**117**:1957–1973.

151. Quian Quiroga R, van Luijtelaar EL. Habituation and sensitization in rat auditory evoked potentials: a single-trial analysis with wavelet denoising. *International Journal of Psychophysiology* 2002;**43**:141–153.

152. Quian Quiroga R, Snyder LH, Batista AP, Cui H, Andersen RA. Movement intention is better predicted than attention in the posterior parietal cortex. *Journal of Neuroscience* 2006;**26**:3615–3620.

153. Singer W. Synchronization of cortical activity and its putative role in information processing and learning. *Annual Review of Physiology* 1993;**55**:349–374.

154. Engel AK, Fries P, Singer W. Dynamic predictions: oscillations and synchrony in top-down processing. *Nature Review Neuroscience* 2001;**2**:704–716.

155. Lee KH, Williams LM, Breakspear M, Gordon E. Synchronous gamma activity: a review and contribution to an integrative neuroscience model of schizophrenia. *Brain Research. Brain Research Review* 2003;**41**:57–78.

156. Bell AJ, Sejnowski TJ. An information-maximization approach to blind separation and blind deconvolution. *Neural Comput* 1995;**7**:1129–1159.

157. Hyvarinen A, Oja E. A fast fixed-point algorithm for independent component analysis. *Neural Computation* 1997;**9**:1483–1492.

158. Vigario RN. Extraction of ocular artefacts from EEG using independent component analysis. *Electroencephalography and Clinical Neurophysiology* 1997;**103**:395–404.

159. Barbati G, Porcaro C, Zappasodi F, Rossini PM, Tecchio F. Optimization of an independent component analysis approach for artifact identification and removal in magnetoencephalographic signals. *Clinical Neurophysiology* 2004;**115**:1220–1232.

160. Delorme A, Makeig S. EEGLAB: an open source toolbox for analysis of single-trial EEG dynamics including independent component analysis. *Journal of Neuroscience Methods* 2004;**134**:9–21.

161. Mantini D, Franciotti R, Romani GL, Pizzella V. Improving MEG source localizations: an automated method for complete artifact removal based on independent component analysis. *Neuroimage* 2008;**40**:160–173.

162. Nakamura W, Anami K, Mori T et al. Removal of ballistocardiogram artifacts from simultaneously recorded EEG and fMRI data using independent component analysis. *IEEE Transactions on Biomedical Engineering* 2006;**53**:1294–1308.

163. Mantini D, Perrucci MG, Cugini S et al. Complete artifact removal for EEG recorded during continuous fMRI using independent component analysis. *Neuroimage* 2007;**34**:598–607.

164. Grouiller F, Vercueil L, Krainik A et al. A comparative study of different artefact removal algorithms for EEG signals acquired during functional MRI. *Neuroimage* 2007;**38**:124–137.

165. Womelsdorf T, Schoffelen JM, Oostenveld R et al. Modulation of neuronal interactions through neuronal synchronization. *Science* 2007;**316**:1609–1612.

166. Onton J, Delorme A, Makeig S. Frontal midline EEG dynamics during working memory. *Neuroimage* 2005;**27**:341–356.

167. Onton J, Westerfield M, Townsend J, Makeig S. Imaging human EEG dynamics using independent component analysis. *Neuroscience and Biobehavioral Reviews* 2006;**30**:808–822.

168. Makeig S. Response: event-related brain dynamics – unifying brain electrophysiology. *Trends in Neuroscience* 2002;**25**:390.

169. Jansen BH, Agarwal G, Hegde A, Boutros NN. Phase synchronization of the ongoing EEG and auditory EP generation. *Clinical Neurophysiology* 2003;**114**:79–85.

170. Shah AS, Bressler SL, Knuth KH et al. Neural dynamics and the fundamental mechanisms of event-related brain potentials. *Cerebral Cortex* 2004;**14**:476–483.

171. Belouchrani A, Abed-Merain K, Cardoso J-F, Moulines E. A blind source separation technique using second-order statistics. *IEEE Transactions on Signaling Processes* 1997;**5**:434–444.

172. Barbati G, Sigismondi R, Zappasodi F et al. Functional source separation from magnetoencephalographic signals. *Human Brain Mapping* 2006;**27**:925–934.

173. Georgiadis SD, Ranta-aho PO, Tarvainen MP, Karjalainen PA. Single-trial dynamical estimation of event-related potentials: a Kalman filter-based approach. *IEEE Transactions on Biomedical Engineering* 2005;**52**:1397–1406.

174. Wang Z, Maier A, Leopold DA, Logothetis NK, Liang H. Single-trial evoked potential estimation using wavelets. *Computers in Biology and Medicine* 2007;**37**:463–473.

175. Bai O, Lin P, Vorbach S et al. Exploration of computational methods for classification of movement intention during human voluntary movement from single trial EEG. *Clinical Neurophysiology* 2007;**118**:2637–2655.

176. Muller KR, Tangermann M, Dornhege G et al. Machine learning for real-time single-trial EEG-analysis: from brain-computer interfacing to mental state monitoring. *Journal of Neuroscientific Methods* 2008;**167**:82–90.

177. De Lucia M, Michel CM, Clarke S, Murray MM. Single-trial topographic analysis of human EEG: a new 'image' of event-related potentials. *Proceedings of the IEEE/EMBS Region 8 International Conference on Information Technology Applications in Biomedicine*, ITAB 2007; article 4407353, pp 95–98.

178. De Lucia M, Michel CM, Clarke S, Murray MM. Single subject EEG analysis based on topographic information. *International Journal of Bioelectromagnetism* 2007;**9**:168–171.

179. Alarcon G, Guy CN, Binnie CD et al. Intracerebral propagation of interictal activity in partial epilepsy: implications for source localisation. *Journal of Neurology, Neurosurgery and Psychiatry* 1994;**57**:435–449.

180. Engel J, Jr. Intracerebral recordings: organization of the human epileptogenic region. *Journal of Clinical Neurophysiology* 1993;**10**:90–98.

181. Alarcon G, Seoane JJG, Binnie CD et al. Origin and propagation of interictal discharges in the acute electrocorticogram. Implications for pathophysiology and surgical treatment of temporal lobe epilepsy. *Brain* 1997;**120**:259–282.

182. Ebersole JS. Non-invasive pre-surgical evaluation with EEG/MEG source analysis. *Electroencephalography and Clinical Neurophysiology Supplement* 1999;**50**:167–174.

183. Merlet I, Gotman J. Reliability of dipole

models of epileptic spikes. *Clinical Neurophysiology* 1999;**110**:1013–1028.
184. Scherg M, Bast T, Berg P. Multiple source analysis of interictal spikes: goals, requirements, and clinical value. *Journal of Clinical Neurophysiology* 1999;**16**:214–224.
185. Huppertz HJ, Hoegg S, Sick C et al. Cortical current density reconstruction of interictal epileptiform activity in temporal lobe epilepsy. *Clinical Neurophysiology* 2001;**112**:1761–1772.
186. Merlet I, Garcia-Larrea L, Gregoire MC, Lavenne F, Mauguière F. Source propagation of interictal spikes in temporal lobe epilepsy. Correlations between spike dipole modelling and [18F]fluorodeoxyglucose PET data. *Brain* 1996;**119**:377–392.
187. Seeck M, Lazeyras F, Michel CM et al. Non invasive epileptic focus localization using EEG-triggered functional MRI and electromagnetic tomography. *Electroencephalography and Clinical Neurophysiology* 1998;**106**:508–512.
188. Lantz G, Spinelli L, Menendez RG, Seeck M, Michel CM. Localization of distributed sources and comparison with functional MRI. *Epileptic Disorders* 2001;**Special Issue**:45–58.
189. Lantz G, Michel CM, Pascual-Marqui RD et al. Extracranial localization of intracranial interictal epileptiform activity using LORETA (low resolution electromagnetic tomography). *Electroencephalography and Clinical Neurophysiology* 1997;**102**:414–422.
190. Lantz G, Grave de Peralta R, Gonzalez S, Michel CM. Noninvasive localization of electromagnetic epileptic activity. II. Demonstration of sublobar accuracy in patients with simultaneous surface and depth recordings. *Brain Topography* 2001;**14**:139–147.
191. Lantz G, Spinelli L, Seeck M et al. Propagation of interictal epileptiform activity can lead to erroneous source localizations: a 128 channel EEG mapping study. *Journal of Clinical Neurophysiology* 2003;**20**:311–319.
192. Lantz G, Grave de Peralta R, Spinelli L, Seeck M, Michel CM. Epileptic source localization with high density EEG: how many electrodes are needed? *Clinical Neurophysiology* 2003;**114**:63–69.
193. Michel CM, Lantz G, Spinelli L et al. 128-channel EEG source imaging in epilepsy: clinical yield and localization precision. *Journal of Clinical Neurophysiology* 2004;**21**:71–83.
194. Sperli F, Spinelli L, Seeck M et al. EEG source imaging in paediatric epilepsy surgery: a new perspective in presurgical workup. *Epilepsia* 2006;**47**:981–990.
195. Zumsteg D, Friedman A, Wennberg RA, Wieser HG. Source localization of mesial temporal interictal epileptiform discharges: correlation with intracranial foramen ovale electrode recordings. *Clinical Neurophysiology* 2005;**116**:2810–2818.
196. Zumsteg D, Andrade DM, Wennberg RA. Source localization of small sharp spikes: low resolution electromagnetic tomography (LORETA) reveals two distinct cortical sources. *Clinical Neurophysiology* 2006;**117**:1380–1387.
197. Zumsteg D, Friedman A, Wieser HG, Wennberg RA. Source localization of interictal epileptiform discharges: comparison of three different techniques to improve signal to noise ratio. *Clinical Neurophysiology* 2006;**117**:562–571.
198. Holmes MD, Brown M, Tucker DM. Are "generalized" seizures truly generalized? Evidence of localized mesial frontal and frontopolar discharges in absence. *Epilepsia* 2004;**45**:1568–1579.
199. Worrell GA, Lagerlund TD, Sharbrough FW et al. Localization of the epileptic focus by low-resolution electromagnetic tomography in patients with a lesion demonstrated by MRI. *Brain Topography* 2000;**12**:273–282.
200. Grave de Peralta Menendez R, Gonzalez Andino S, Lantz G, Michel CM, Landis T. Noninvasive localization of electromagnetic epileptic activity. I. Method descriptions and simulations. *Brain Topography* 2001;**14**:131–137.
201. Spinelli L, Andino SG, Lantz G, Seeck M, Michel CM. Electromagnetic inverse solutions in anatomically constrained spherical head models. *Brain Topography* 2000;**13**:115–125.

第 7 章

1. John ER, Ahn H, Prichep L et al. Developmental equations for the electroencephalogram. *Science* 1980;**210**:1255–1258.
2. Borbely AA, Achermann P. Sleep homeostasis and models of sleep regulation. *Journal of Biological Rhythms* 1999;**14**:557–568.
3. John ER, Prichep LS, Fridman J, Easton P. Neurometrics: computer-assisted differential diagnosis of brain dysfunctions. *Science* 1988;**239**:162–169.
4. Herrmann WM. Development and critical evaluation of an objective for the electroencephalographic classification of psychotropic drugs. In Herrmann WM, ed. *Electroencephalography in Drug Research*. Stuttgart: Gustav Fisher; 1982, pp. 249–351.
5. Saletu B, Anderer P, Saletu-Zyhlarz GM. EEG topography and tomography (LORETA) in the classification and evaluation of the pharmacodynamics of psychotropic drugs. *Clinical EEG and Neuroscience* 2006;**37**:66–80.
6. Fernandez T, Harmony T, Rodriguez M et al. EEG activation patterns during the performance of tasks involving different components of mental calculation. *Electroencephalography and Clinical Neurophysiology* 1995;**94**:175–182.
7. Gevins A, Smith ME, McEvoy L, Yu D. High-resolution EEG mapping of cortical activation related to working memory: effects of task difficulty, type of processing, and practice. *Cerebral Cortex* 1997;**7**:374–385.
8. Samar VJ, Swartz KP, Raghuveer MR. Multiresolution analysis of event-related potentials by wavelet decomposition. *Brain and Cognition* 1995;**27**:398–438.
9. Bertrand O, Perrin F, Pernier J. A theoretical justification for the average reference in topographic evoked potential studies. *Electroencephalography and Clinical Neurophysiology* 1985;**62**:462–464.
10. Adamis D, Sahu S, Treloar A. The utility of EEG in dementia: a clinical perspective. *International Journal of Geriatric Psychiatry* 2005;**20**:1038–1045.
11. Coburn KL, Lauterbach EC, Boutros NN et al. The value of quantitative electroencephalography in clinical psychiatry: a report by the Committee on Research of the American Neuropsychiatric Association. *Journal of Neuropsychiatry and Clinical Neuroscience* 2006;**18**:460–500.
12. John ER, Prichep LS. The relevance of QEEG to the evaluation of behavioral disorders and pharmacological interventions. *Clinical EEG and Neuroscience* 2006;**37**:135–143.
13. Mucci A, Volpe U, Merlotti E, Bucci P, Galderisi S. Pharmaco-EEG in psychiatry. *Clinical EEG and Neuroscience* 2006;**37**:81–98.
14. Prichep LS. Use of normative databases and statistical methods in demonstrating clinical utility of QEEG: importance and cautions. *Clinical EEG and Neuroscience* 2005;**36**:82–87.
15. Wolf H, Jelic V, Gertz HJ et al. A critical discussion of the role of neuroimaging in mild cognitive impairment. *Acta Neurologica Scandinavica Supplement* 2003;**179**:52–76.
16. Yuval-Greenberg S, Tomer O, Keren AS, Nelken I, Deouell LY. Transient induced gamma-band response in EEG as a manifestation of miniature saccades. *Neuron* 2008;**58**:429–441.
17. Gonzalez Andino SL, Grave de Peralta Menendez R, Lantz CM et al. Non-stationary distributed source approximation: an alternative to improve localization procedures. *Human Brain Mapping* 2001;**14**:81–95.
18. Koenig T, Lehmann D, Saito N et al. Decreased functional connectivity of EEG theta-frequency activity in first-episode, neuroleptic-naive patients with schizophrenia: preliminary results. *Schizophrenia Research* 2001;**50**:55–60.
19. Koenig T, Prichep L, Dierks T et al. Decreased EEG synchronization in Alzheimer's disease and mild cognitive impairment. *Neurobiology and Aging* 2005;**26**:165–171.
20. Jann K, Dierks T, Boesch C et al. BOLD correlates of EEG alpha phase-locking and the fMRI default mode network. *Neuroimage* 2009;**45**:903–916.
21. Nunez PL, Silberstein RB, Shi Z et al. EEG coherency II: experimental comparisons of multiple measures. *Clinical Neurophysiology* 1999;**110**:469–486.
22. Nunez PL, Srinivasan R, Westdorp AF et al. EEG coherency. I: Statistics, reference electrode, volume conduction, Laplacians, cortical imaging, and interpretation at multiple scales. *Electroencephalography and Clinical Neurophysiology* 1997;**103**:499–

参照文献

515.

23. Rappelsberger P, Petsche H. Probability mapping: power and coherence analyses of cognitive processes. *Brain Topography* 1988;**1**:46–54.

24. Rappelsberger P, Pfurtscheller G, Filz O. Calculation of event-related coherence – a new method to study short-lasting coupling between brain areas. *Brain Topography* 1994;**7**:121–127.

25. Leocani L, Comi G. EEG coherence in pathological conditions. *Journal of Clinical Neurophysiology* 1999;**16**:548–555.

26. Tauscher J, Fischer P, Neumeister A, Rappelsberger P, Kasper S. Low frontal electroencephalographic coherence in neuroleptic-free schizophrenic patients. *Biological Psychiatry* 1998;**44**:438–447.

27. Reiterer S, Hemmelmann C, Rappelsberger P, Berger ML. Characteristic functional networks in high versus low-proficiency second language speakers detected also during native language processing: an explorative EEG coherence study in 6 frequency bands. *Brain Research. Cognitive Brain Research* 2005;**25**:566–578.

28. Sarnthein J, von Stein A, Rappelsberger P *et al.* Persistent patterns of brain activity: an EEG coherence study of the positive effect of music on spatial-temporal reasoning. *Neurology Research* 1997;**19**:107–116.

29. Nolte G, Bai O, Wheaton L *et al.* Identifying true brain interaction from EEG data using the imaginary part of coherency. *Clinical Neurophysiology* 2004;**115**:2292.

30. Stam CJ, Nolte G, Daffertshofer A. Phase lag index: assessment of functional connectivity from multi channel EEG and MEG with diminished bias from common sources. *Human Brain Mapping* 2007;**28**:1178–1193.

31. Essl M, Rappelsberger P. EEG coherence and reference signals: experimental results and mathematical explanations. *Medical and Biological Engineering and Computing* 1998;**36**:399–406.

32. Srinivasan R, Nunez PL, Silberstein RB. Spatial filtering and neocortical dynamics: estimates of EEG coherence. *IEEE Transactions in Biomedical Engineering* 1990;**45**:814–826.

33. Winter WR, Nunez PL, Ding J, Srinivasan R. Comparison of the effect of volume conduction on EEG coherence with the effect of field spread on MEG coherence. *Statistics in Medicine* 2007;**26**:3946–3957.

34. Hoechstetter K, Bornfleth H, Weckesser D *et al.* BESA source coherence: a new method to study cortical oscillatory coupling. *Brain Topography* 2004;**16**:233–238.

35. Lehmann D, Faber PL, Gianotti LR, Kochi K, Pascual-Marqui RD. Coherence and phase locking in the scalp EEG and between LORETA model sources, and microstates as putative mechanisms of brain temporo-spatial functional organization. *Journal of Physiology Paris* 2006;**99**:29–36.

36. Frei E, Gamma A, Pascual-Marqui R *et al.* Localization of MDMA-induced brain activity in healthy volunteers using low resolution brain electromagnetic tomography (LORETA). *Human Brain Mapping* 2001;**14**:152–165.

37. Bosch-Bayard J, Valdes-Sosa P, Virues-Alba T *et al.* 3D statistical parametric mapping of EEG source spectra by means of variable resolution electromagnetic tomography (VARETA). *Clinical Electroencephalography* 2001;**32**:47–61.

38. di Michele F, Prichep L, John ER, Chabot RJ. The neurophysiology of attention-deficit/hyperactivity disorder. *International Journal of Psychophysiology* 2005;**58**:81–93.

39. Fernandez-Bouzas A, Harmony T, Fernandez T *et al.* Sources of abnormal EEG activity in spontaneous intracerebral hemorrhage. *Clinical Electroencephalography* 2002;**33**:70–76.

40. Gianotti LR, Kunig G, Faber PL *et al.* Rivastigmine effects on EEG spectra and three-dimensional LORETA functional imaging in Alzheimer's disease. *Psychopharmacology* 2008;**198**:323–332.

41. Gianotti LR, Kunig G, Lehmann D *et al.* Correlation between disease severity and brain electric LORETA tomography in Alzheimer's disease. *Clinical Neurophysiology* 2007;**118**:186–196.

42. Gomez CM, Marco-Pallares J, Grau C. Location of brain rhythms and their modulation by preparatory attention estimated by current density. *Brain Research* 2006;**1107**:151–160.

43. John ER, Prichep LS, Kox W *et al.* Invariant reversible QEEG effects of anesthetics. *Conscious Cognition* 2001;**10**:165–183.

44. Koles ZJ, Flor-Henry P, Lind JC. Low-resolution electrical tomography of the brain during psychometrically matched verbal and spatial cognitive tasks. *Human Brain Mapping* 2001;**12**:144–156.

45. Lehmann D, Faber PL, Achermann P *et al.* Brain sources of EEG gamma frequency during volitionally meditation-induced, altered states of consciousness, and experience of the self. *Psychiatry Research* 2001;**108**:111–121.

46. Pascual-Marqui RD, Esslen M, Kochi K, Lehmann D. Functional imaging with low-resolution brain electromagnetic tomography (LORETA): a review. *Methods and Findings in Experimental and Clinical Pharmacology* 2002;**24 Suppl C**:91–95.

47. Pascual-Marqui RD, Lehmann D, Koenig T *et al.* Low resolution brain electromagnetic tomography (LORETA) functional imaging in acute, neuroleptic-naive, first-episode, productive schizophrenia. *Psychiatry Research* 1999;**90**:169–179.

48. Thatcher RW, North D, Biver C. Evaluation and validity of a LORETA normative EEG database. *Clinical EEG and Neuroscience* 2005;**36**:116–122.

49. Kinoshita T, Michel CM, Yagyu T, Lehmann D, Saito M. Diazepam and sulpiride effects on frequency domain EEG source locations. *Neuropsychobiology* 1994;**30**:126–131.

50. Lehmann D, Henggeler B, Koukkou M, Michel CM. Source localization of brain electric field frequency bands during conscious, spontaneous, visual imagery and abstract thought. *Brain Research Cognitive Brain Research* 1993;**1**:203–210.

51. Lehmann D, Michel CM. Intracerebral dipole source localization for FFT power maps. *Electroencephalography and Clinical Neurophysiology* 1990;**76**:271–276.

52. Michel CM, Lehmann D, Henggeler B, Brandeis D. Localization of the sources of EEG delta, theta, alpha and beta frequency bands using the FFT dipole approximation. *Electroencephalography and Clinical Neurophysiology* 1992;**82**:38–44.

53. Pfurtscheller G, Lopes da Silva FH. Event-related EEG/MEG synchronization and desynchronization: basic principles. *Clinical Neurophysiology* 1999;**110**:1842–1857.

54. Friston K, Henson R, Phillips C, Mattout J. Bayesian estimation of evoked and induced responses. *Human Brain Mapping* 2006;**27**:722–735.

55. Demiralp T, Ademoglu A. Decomposition of event-related brain potentials into multiple functional components using wavelet transform. *Clinical Electroencephalography* 2001;**32**:122–138.

56. Heinrich H, Moll GH, Dickhaus H *et al.* Time-on-task analysis using wavelet networks in an event-related potential study on attention-deficit hyperactivity disorder. *Clinical Neurophysiology* 2001;**112**:1280–1287.

57. David O, Harrison L, Friston KJ. Modelling event-related responses in the brain. *Neuroimage* 2005;**25**:756–770.

58. Fell J, Dietl T, Grunwald T *et al.* Neural bases of cognitive ERPs: more than phase reset. *Journal of Cognitive Neuroscience* 2004;**16**:1595–1604.

59. Makeig S, Westerfield M, Jung TP *et al.* Dynamic brain sources of visual evoked responses. *Science* 2002;**295**:690–694.

60. Mazaheri A, Jensen O. Posterior alpha activity is not phase-reset by visual stimuli. *Proceedings of the National Academy of Sciences of the USA* 2006;**103**:2948–2952.

61. Sauseng P, Klimesch W, Gruber WR *et al.* Are event-related potential components generated by phase resetting of brain oscillations? A critical discussion. *Neuroscience* 2007;**146**:1435–1444.

62. Bai O, Lin P, Vorbach S *et al.* Exploration of computational methods for classification of movement intention during human voluntary movement from single trial EEG. *Clinical Neurophysiology* 2007;**118**:2637–2655.

63. Hald LA, Bastiaansen MC, Hagoort P. EEG theta and gamma responses to semantic violations in online sentence processing. *Brain Language* 2006;**96**:90–105.

64. Hsiao FJ, Lin YY, Hsieh JC *et al.* Oscillatory characteristics of face-evoked neuromagnetic responses. *International Journal of Psychophysiology* 2006;**61**:113–120.

65. Isoglu-Alkac U, Basar-Eroglu C, Ademoglu A *et al.* Alpha activity decreases during the perception of Necker cube reversals: an application of wavelet transform. *Biological Cybernetics* 2000;**82**:313–320.

66. Neuper C, Pfurtscheller G. Evidence for distinct beta resonance frequencies in human EEG related to specific sensorimotor cortical areas. *Clinical Neurophysiology* 2001;**112**:2084–2097.

67. Tzur G, Berger A. When things look wrong: theta activity in rule violation. *Neuropsychologia* 2007;**45**:3122–3126.

68. Yordanova J, Kolev V, Heinrich H *et al.*

181

Developmental event-related gamma oscillations: effects of auditory attention. *European Journal of Neuroscience* 2002;**16**: 2214–2224.
69. Pascual-Marqui RD, Michel CM, Lehmann D. Segmentation of brain electrical activity into microstates: model estimation and validation. *IEEE Transactions on Biomedical Engineering* 1995;**42**:658–665.
70. Koenig T, Marti-Lopez F, Valdes-Sosa P. Topographic time-frequency decomposition of the EEG. *Neuroimage* 2001;**14**:383–390.
71. Studer D, Hoffmann U, Koenig T. From EEG dependency multichannel matching pursuit to sparse topographic EEG decomposition. *Journal of Neuroscience Methods* 2006;**153**:261–275.
72. Durka PJ, Blinowska KJ. Analysis of EEG transients by means of matching pursuit. *Annals of Biomedical Engineering* 1995;**23**: 608–611.
73. Mallat SG, Zhang Z. Matching pursuits with time-frequency dictionaries. *IEEE Transactions on Signal Processing* 1993;**41**: 3397–3415.
74. Lehmann D, Ozaki H, Pal I. Averaging of spectral power and phase via vector diagram best fits without reference electrode or reference channel. *Electroencephalography and Clinical Neurophysiology* 1986;**64**:350–363.

第 8 章

1. Gevins A, Le J, Martin NK *et al.* High resolution EEG: 124-channel recording, spatial deblurring and MRI integration methods. *Electroencephalography and Clinical Neurophysiology* 1994;**90**:337–358.
2. Michel CM, Thut G, Morand S *et al.* Electric source imaging of human brain functions. *Brain Research. Brain Research Review* 2001; **36**:108–118.
3. Tucker DM. Spatial sampling of head electrical fields: the geodesic sensor net. *Electroencephalography and Clinical Neurophysiology* 1993;**87**:154–163.
4. Duffy FH, Bartels PH, Burchfiel JL. Significance probability mapping: an aid in the topographic analysis of brain electrical activity. *Electroencephalography and Clinical Neurophysiology* 1981;**51**:455–462.
5. Steger J, Imhof K, Steinhausen H, Brandeis D. Brain mapping of bilateral interactions in attention deficit hyperactivity disorder and control boys. *Clinical Neurophysiology* 2000;**111**:1141–1156.
6. Vasey MW, Thayer JF. The continuing problem of false positives in repeated measures ANOVA in psychophysiology: a multivariate solution. *Psychophysiology* 1987;**24**:479–486.
7. Galan L, Biscay R, Rodriguez JL, Perez-Abalo MC, Rodriguez R. Testing topographic differences between event related brain potentials by using non-parametric combinations of permutation tests. *Electroencephalography and Clinical Neurophysiology* 1997;**102**:240–247.
8. Greenblatt RE, Pflieger ME. Randomization-based hypothesis testing from event-related data. *Brain Topography* 2004;**16**:225–232.
9. Karniski W, Blair RC, Snider AD. An exact statistical method for comparing topographic maps, with any number of subjects and electrodes. *Brain Topography* 1994;**6**:203–210.
10. Koenig T, Melie-Garcia L, Stein M, Strik W, Lehmann C. Establishing correlations of scalp field maps with other experimental variables using covariance analysis and resampling methods. *Clinical Neurophysiology* 2008;**119**:1262–1270.
11. Lobaugh NJ, West R, McIntosh AR. Spatiotemporal analysis of experimental differences in event-related potential data with partial least squares. *Psychophysiology* 2001;**38**:517–530.
12. Maris E. Randomization tests for ERP topographies and whole spatiotemporal data matrices. *Psychophysiology* 2004;**41**: 142–151.
13. Strik WK, Fallgatter AJ, Brandeis D, Pascual-Marqui RD. Three-dimensional tomography of event-related potentials during response inhibition: evidence for phasic frontal lobe activation. *Electroencephalography and Clinical Neurophysiology* 1998;**108**:406–413.
14. Edgington ES, Onghena P. *Randomization Tests*. 4th edn. Boca Raton: Chapman & Hall/CRC; 2007.
15. Manly BFJ. *Randomization, Bootstrap, and Monte Carlo Methods in Biology*. 3rd edn. Boca Raton, FL: Chapman & Hall/ CRC; 2007.
16. Hoeffding W. The large sample power of tests based on permutations of observations. *Annals of Mathematical Statistics* 1952;**23**:169–192.
17. Kempthorne O, Doerfler TE. The behaviour of some significance tests under experimental randomization. *Biometrika* 1969;**56**:231–248.
18. Stein M, Dierks T, Brandeis D *et al.* Plasticity in the adult language system: a longitudinal electrophysiological study on second language learning. *Neuroimage* 2006;**33**:774–783.
19. Kutas M, Hillyard SA. Brain potentials during reading reflect word expectancy and semantic association. *Nature* 1984;**307**:161–163.
20. Kondakor I, Pascual-Marqui RD, Michel CM, Lehmann D. Event-related potential map differences depend on the prestimulus microstates. *Journal of Medical Engineering and Technology* 1995;**19**:66–69.
21. Wirth M, Horn H, Koenig T *et al.* The early context effect reflects activity in the temporo-prefrontal semantic system – evidence from electrical neuroimaging of abstract and concrete word reading. *Neuroimage* 2008;**42**:423–436.
22. McIntosh AR, Lobaugh NJ. Partial least squares analysis of neuroimaging data: applications and advances. *Neuroimage* 2004;**23** Suppl 1:S250–S263.
23. Schumacher R, Wirth M, Perrig W *et al.* ERP correlates of supraordinate category activation. *International Journal of Psychophysiology*, 2009; in press.
24. Friston KJ, Holmes A, Poline JB, Price CJ, Frith CD. Detecting activations in PET and fMRI: levels of inference and power. *Neuroimage* 1996;**4**:223–235.
25. Nichols TE, Holmes AP. Nonparametric permutation tests for functional neuroimaging: a primer with examples. *Human Brain Mapping* 2002;**15**:1–25.
26. Worsley KJ, Taylor JE, Tomaiuolo F, Lerch J. Unified univariate and multivariate random field theory. *Neuroimage* 2004;**23** Suppl 1:S189–S195.
27. Friston KJ, Stephan KE, Lund TE, Morcom A, Kiebel S. Mixed-effects and fMRI studies. *Neuroimage* 2005;**24**:244–252.

第 9 章

1. Allefeld C, Atmanspacher H, Wackermann J. Mental states as macrostates emerging from EEG dynamics. *Chaos* 2009;**19** in press.
2. Lehmann D, Skrandies W. Reference-free identification of components of checkerboard-evoked multichannel potential fields. *Electroencephalography and Clinical Neurophysiology* 1980;**48**:609–621.
3. Lehmann D. Principles of spatial analysis. In Gevins AS, Rémond A, eds. *Methods of Analysis of Brain Electrical and Magnetic Signals*. Amsterdam: Elsevier; 1987, pp. 309–354.
4. Brandeis D, Naylor H, Halliday R, Callaway E, Yano L. Scopolamine effects on visual information processing, attention and event-related potential map latencies. *Psychophysiology* 1992;**29**:315–336.
5. Jolliffe, IT. *Principal Component Analysis*. 2nd edn. New York: Springer; 2002.
6. Golub GH, Van Loan CF. *Matrix Computations*. Baltimore: John Hopkins University Press; 1983.
7. Lehmann D. Multichannel topography of human alpha EEG fields. *Electroencephalography and Clinical Neurophysiology* 1971;**31**:439–449.
8. Silberstein R, Cadusch PJ, Schier MA. Volume conduction effects on spatial principal components analysis of scalp recorded brain electrical activity. *Brain Topography* 1990;**3**:273–274.
9. Wackermann J, Allefeld C. On the meaning and interpretation of global descriptors of brain electrical activity. Including a reply to X. Pei *et al*. *International Journal of Psychophysiology* 2007;**64**:199–210.
10. Wackermann J. Beyond mapping: estimating complexity of multichannel EEG recordings. *Acta Neurobiologiae Experimentalis* 1996;**56**:197–208.
11. Hjorth B. EEG analysis based on time domain properties. *Electroencephalography and Clinical Neurophysiology* 1970;**29**: 306–310.
12. Hjorth B. The physical significance of the time domain descriptors in EEG analysis. *Electroencephalography and Clinical Neurophysiology* 1973;**34**:321–325.
13. Paluš M, Dvořák I, David I. Remarks on spatial and temporal dynamics of EEG. In Dvořák I, Holden AV, eds. *Mathematical Approaches to Brain Functioning Diagnostics*.

14. Pézard L, Nandrino JL, Renault B et al. Depression as a dynamical disease. *Biological Psychiatry* 1996;**39**:991–999.
15. James CJ, Lowe D. Extracting multisource brain activity from a single electromagnetic channel. *Artificial Intelligence in Medicine* 2003;**28**:89–104.
16. Carmeli C, Knyazeva MG, Innocenti GM, De Feo O. Assessment of EEG synchronization based on state-space analysis. *Neuroimage* 2005;**25**:339–354.
17. Morgera SS. Information theoretic complexity and its relation to pattern recognition. *IEEE Transactions on Systems, Man, and Cybernetics* 1985;**15**:608–619.
18. Inouye T, Shinosaki K, Sakamoto H et al. Quantification of EEG irregularity by use of the entropy of the power spectrum. *Electroencephalography and Clinical Neurophysiology* 1991;**79**:204–210.
19. Rosso OA, Blanco S, Yordanova J et al. Wavelet entropy: a new tool for analysis of short duration brain electrical signals. *Journal of Neuroscience Methods* 2001;**105**:65–75.
20. Powell, CE, Percival IC. A spectral entropy method for distinguishing regular and irregular motion of Hamiltonian systems. *Journal of Physics A* 1979;**12**:2053–2071.
21. Wackermann J. Towards a quantitative characterisation of functional states of the brain: from the non-linear methodology to the global linear description. *International Journal of Psychophysiology* 1999;**34**:65–80.
22. Wackermann J. State space representation and global descriptors of the brain's electrical activity. In *Training Course Textbook*. Awaji Island: International Pharmaco-EEG Society; 2006, pp. 39–48.
23. Szelenberger W, Wackermann J, Skalski M, Niemcewicz S, Drojewski J. Analysis of complexity of EEG during sleep. *Acta Neurobiologiae Experimentalis* 1996;**56**:165–169.
24. Wackermann J. Rationality, universality, and individuality in a functional conception of theory. *International Journal of Psychophysiology* 2006;**62**:411–426.
25. Szelenberger W, Wackermann J, Skalski M, Drojewski J, Niemcewicz S. Interhemispheric differences of sleep EEG complexity. *Acta Neurobiologiae Experimentalis* 1996;**56**:955–959.
26. Saito N, Kuginuki T, Yagyu T et al. Global, regional and local measures of complexity of multichannel EEG in acute, neuroleptic-naive, first-break schizophrenics. *Biological Psychiatry* 1998;**43**:794–802.
27. Pizzagalli D, Lehmann D, Gianotti L et al. Brain electric correlates of strong belief in paranormal phenomena: intracerebral EEG source and regional Omega complexity analyses. *Psychiatric Research and Neuroimaging* 2000;**100**:139–154.
28. Kondákor I, Tóth M, Wackermann J et al. Distribution of spatial complexity of EEG changed in idiopathic generalised epilepsy and restored by chronic valproate therapy. *Brain Topography* 2005;**18**:115–123.
29. Wackermann, J. Unfolding the global complexity: topographies of complexity differentials of multi-channel EEG. In *NOLTA2002, Symposium on Non-Linear Theory and Its Applications*. Xi'an; October 2002, pp. 319–322.
30. Molnár M, Csuhaj R, Horváth S et al. Spectral and complexity features of the EEG changed by visual input in a case of subcortical stroke compared to healthy controls. *Clinical Neurophysiology* 2006;**117**:771–780.
31. Wackermann J, Pütz P, Gäßler M. Unfolding EEG spatial complexity as a function of frequency. *Brain Topography* 2003;**16**:124.
32. Wackermann J. Global characterisation of brain electrical activity by means of the Ω complexity production rate. *Brain Topography* 2005;**18**:135.
33. Pei X, Zheng C, Zhang A, Duan F, Bin G. Discussion on "Towards a quantitative characterisation of functional states of the brain: from the non-linear methodology to the global linear description" by J. Wackermann. *International Journal of Psychophysiology* 2005;**56**:201–207.
34. Allefeld C, Wackermann J. Omega complexity: effects of different normalization strategies. *Brain Topography* 2007;**20**:51–52.
35. Carskadon MA, Dement WC. Effects of total sleep loss on sleep tendency. *Perception and Motor Skills* 1979;**48**:495–506.
36. Tóth E, Kondákor I, Túry F et al. Nonlinear and linear EEG complexity changes caused by gustatory stimuli in anorexia nervosa. *International Journal of Psychophysiology* 2004;**51**:253–260.
37. Yoshimura M, Isotani T, Yagyu T et al. Global approach to multi-channel EEG analysis for diagnosis and clinical evaluation in mild Alzheimer's disease. *Neuropsychobiology* 2004;**49**:163–166.
38. Czigler B, Csikós D, Hidasi Z et al. Quantitative EEG in early Alzheimer's disease patients – power spectrum and complexity features. *International Journal of Psychophysiology* 2008;**68**:75–80.
39. Irisawa S, Isotani T, Yagyu T et al. Increased Omega complexity and decreased microstate duration in nonmedicated schizophrenic patients. *Neuropsychobiology* 2006;**54**:134–139.
40. Yagyu T, Wackermann J, Kinoshita T et al. Effects of chewing gum flavor onto global complexity of EEG activity. *Neuropsychobiology* 1997;**35**:46–50.
41. Kondákor I, Michel CM, Wackermann J et al. Single-dose piracetam effects on global complexity measures of human spontaneous multichannel EEG. *International Journal of Psychophysiology* 1999;**34**:81–87.
42. Waltinger T, Lehmann D, Faber PL et al. Global dimensionality of multichannel EEG in schizophrenic patients is reduced by neuroleptic medication. *Neuropsychobiology* 2007;**55**:62.
43. Wackermann J. From microstates to macrostates: assessment of electrical dynamics of the brain by global descriptors. In *8th World Congress of ISBET*. Zurich; March 1997, p. 5.
44. Stam CJ, Hessels-van der Leij EM, Meulstee J, Vliegen JH. Changes in functional coupling between neural networks in the brain during maturation revealed by omega complexity. *Clinical Electroencephalography* 2000;**31**:104–108.
45. Kim HR, Jung KY, Kim SY et al. Delivery modes and neonatal EEG: spatial pattern analysis. *Early Human Development* 2003;**75**:35–53.
46. Kondákor I, Brandeis D, Wackermann J et al. Multichannel EEG fields during and without visual input: Frequency domain model source locations and dimensional complexities. *Neuroscience Letters* 1997;**226**:49–52.
47. Stančák A, Wackermann J. Spatial EEG synchronisation over sensorimotor areas in brisk and slow self-paced index finger movements. *Brain Topography* 1998;**11**:23–33.
48. Stančák A, Lücking CH, Kristeva-Feige R. The size of corpus callosum and functional connectivities of cortical regions in finger and shoulder movements. *Cognitive Brain Research* 2002;**13**:61–74.
49. Müller TJ, Koenig T, Wackermann J et al. Subsecond changes of global brain state in illusory multistable motion perception. *Journal of Neural Transmission* 2005;**112**:565–576.
50. Bhattacharya J. Complexity analysis of spontaneous EEG. *Acta Neurobiologiae Experimentalis* 2000;**60**:495–501.
51. Bhattacharya J, Petsche H, Pereda E. Long-range synchrony in the γ band: role in music perception. *Journal of Neuroscience* 2001;**21**:6329–6337.
52. Isotani T, Kinoshita T, Lehmann D, Pascual-Marqui RD, Wackermann J. Spatial configuration of brain electrical activity during positive, neutral and negative emotions. *Methods and Findings in Experimental and Clinical Pharmacology* 2002;**24D**:109–110.
53. Lehmann D, Ozaki H, Pal I. EEG alpha map series: brain micro-states by space-oriented adaptive segmentation. *Electroencephalography and Clinical Neurophysiology* 1987;**67**:271–288.
54. Wackermann J. Continuity and discontinuity in models of brain electrical dynamics. *Brain Topography* 2006;**18**:223.
55. Pikovsky A, Rosenblum M, Kurths J. *Synchronization: A Universal Concept in Nonlinear Sciences*. Cambridge: Cambridge University Press; 2001.

第10章

1. Horwitz B, Poeppel D. How can EEG/MEG and fMRI/PET data be combined? *Human Brain Mapping* 2002;**17**:1–3.
2. Laufs H, Daunizeau J, Carmichael DW, Kleinschmidt A. Recent advances in recording electrophysiological data simultaneously with magnetic resonance imaging. *Neuroimage* 2008;**40**:515–528.
3. Vitacco D, Brandeis D, Pascual-Marqui RD, Martin E. Correspondence of event-related potential tomography and functional magnetic resonance imaging during language processing. *Human Brain*

4. Babiloni F, Carducci F, Cincotti F et al. Linear inverse source estimate of combined EEG and MEG data related to voluntary movements. *Human Brain Mapping* 2001;**14**:197–209.

5. Trujillo-Barreto NJ, Martínez-Montes E, Melie-García L, Valdés-Sosa PA. A symmetrical Bayesian model for fMRI and EEG/MEG neuroimage fusion. *International Journal of Bioelectromagnetism (online journal)*. 2001;**3**.

6. Wagner M, Fuchs M. Integration of functional MRI, structural MRI, EEG, and MEG. *International Journal of Bioelectromagnetism (online journal)*. 2001;**3**.

7. Debener S, Ullsperger M, Siegel M, Engel AK. Single-trial EEG-fMRI reveals the dynamics of cognitive function. *Trends in Cognitive Sciences* 2006;**10**:558–563.

8. Debener S, Ullsperger M, Siegel M et al. Trial-by-trial coupling of concurrent electroencephalogram and functional magnetic resonance imaging identifies the dynamics of performance monitoring. *Journal of Neuroscience* 2005;**25**:11730–11737.

9. Goldman RI, Stern JM, Engel J, Jr., Cohen MS. Simultaneous EEG and fMRI of the alpha rhythm. *Neuroreport* 2002;**13**:2487–2492.

10. Jann K, Wiest R, Hauf M et al. BOLD correlates of continuously fluctuating epileptic activity isolated by independent component analysis. *Neuroimage* 2008;**42**:635–648.

11. Martinez-Montes E, Valdes-Sosa PA, Miwakeichi F, Goldman RI, Cohen MS. Concurrent EEG/fMRI analysis by multiway Partial Least Squares. *Neuroimage* 2004;**22**:1023–1034.

12. Cohen D. Magnetoencephalography: detection of the brain's electrical activity with a superconducting magnetometer. *Science* 1972;**175**:664–666.

13. Hamalainen MS, Hari R, Ilmoniemi RJ, Knuutila JE, Lounasmaa OV. Magnetoencephalography-theory, instrumentation, and applications to noninvasive studies of the working human brain. *Review of Modern Physics* 1993;**65**:413–497.

14. Hari R, Levanen S, Raij T. Timing of human cortical functions during cognition: role of MEG. *Trends in Cognitive Sciences* 2000;**4**:455–462.

15. Berger H. Über das Elektroenkephalogramm des Menschen. *Archiv für Psychiatrie und Nervenkrankheiten* 1929;**87**:527–570.

16. Lehmann D, Kavanagh RH, Fender DH. Field studies of averaged visually evoked EEG potentials in a patient with a split chiasm. *Electroencephalography and Clinical Neurophysiology* 1969;**26**:193–199.

17. Riera JJ, Valdes PA, Tanabe K, Kawashima R. A theoretical formulation of the electrophysiological inverse problem on the sphere. *Physics in Medicine and Biology* 2006;**51**:1737–1758.

18. Cohen D, Cuffin BN. Demonstration of useful differences between magnetoencephalogram and electroencephalogram. *Electroencephalography and Clinical Neurophysiology* 1983;**56**:38–51.

19. Malmivuo JA, Suihko VE. Effect of skull resistivity on the spatial resolutions of EEG and MEG. *IEEE Transactions on Biomedical Engineering* 2004;**51**:1276–1280.

20. Ramantani G, Boor R, Paetau R et al. MEG versus EEG: influence of background activity on interictal spike detection. *Journal of Clinical Neurophysiology* 2006;**23**:498–508.

21. de Jongh A, de Munck JC, Goncalves SI, Ossenblok P. Differences in MEG/EEG epileptic spike yields explained by regional differences in signal-to-noise ratios. *Journal of Clinical Neurophysiology* 2005;**22**:153–158.

22. Fuchs M, Wagner M, Wischmann HA et al. Improving source reconstructions by combining bioelectric and biomagnetic data. *Electroencephalography and Clinical Neurophysiology* 1998;**107**:93–111.

23. Sharon D, Hamalainen MS, Tootell RBH, Halgren E, Belliveau JW. The advantage of combining MEG and EEG: comparison to fMRI in focally stimulated visual cortex. *Neuroimage* 2007;**36**:1225–1235.

24. Goncalves S, de Munck JC, Verbunt JP, Heethaar RM, da Silva FH. In vivo measurement of the brain and skull resistivities using an EIT-based method and the combined analysis of SEF/SEP data. *IEEE Transactions on Biomedical Engineering* 2003;**50**:1124–1128.

25. Hopf JM, Luck SJ, Boelmans K et al. The neural site of attention matches the spatial scale of perception. *Journal of Neuroscience* 2006;**26**:3532–3540.

26. Bast T, Ramantani G, Boppel T et al. Source analysis of interictal spikes in polymicrogyria: loss of relevant cortical fissures requires simultaneous EEG to avoid MEG misinterpretation. *Neuroimage* 2005;**25**:1232–1241.

27. Lauritzen M. Relationship of spikes, synaptic activity, and local changes of cerebral blood flow. *Journal of Cerebral Blood Flow & Metabolism* 2001;**21**:1367–1383.

28. Logothetis NK, Pauls J, Augath M, Trinath T, Oeltermann A. Neurophysiological investigation of the basis of the fMRI signal. *Nature* 2001;**412**:150–157.

29. Burke M, Buhrle C. BOLD response during uncoupling of neuronal activity and CBF. *Neuroimage* 2006;**32**:1–8.

30. Singh M, Kim S, Kim TS. Correlation between BOLD-fMRI and EEG signal changes in response to visual stimulus frequency in humans. *Magnetic Resonance in Medicine* 2003;**49**:108–114.

31. Janz C, Heinrich SP, Kornmayer J, Bach M, Hennig J. Coupling of neural activity and BOLD fMRI response: new insights by combination of fMRI and VEP experiments in transition from single events to continuous stimulation. *Magnetic Resonance in Medicine* 2001;**46**:482–486.

32. Wan X, Riera J, Iwata K, Takahashi M, Wakabayashi T, Kawashima R. The neural basis of the hemodynamic response nonlinearity in human primary visual cortex: implications for neurovascular coupling mechanism. *Neuroimage* 2006;**32**:616–625.

33. Mulert C, Jager L, Propp S et al. Sound level dependence of the primary auditory cortex: simultaneous measurement with 61-channel EEG and fMRI. *Neuroimage* 2005;**28**:49–58.

34. Arthurs OJ, Williams EJ, Carpenter TA, Pickard JD, Boniface SJ. Linear coupling between functional magnetic resonance imaging and evoked potential amplitude in human somatosensory cortex. *Neuroscience* 2000;**101**:803–806.

35. Horovitz SG, Rossion B, Skudlarski P, Gore JC. Parametric design and correlational analyses help integrating fMRI and electrophysiological data during face processing. *Neuroimage* 2004;**22**:1587–1595.

36. Meltzer JA, Negishi M, Mayes LC, Constable RT. Individual differences in EEG theta and alpha dynamics during working memory correlate with fMRI responses across subjects. *Clinical Neurophysiology* 2007;**118**:2419–2436.

37. Vanni S, Warnking J, Dojat M et al. Sequence of pattern onset responses in the human visual areas: an fMRI constrained VEP source analysis. *Neuroimage* 2004;**21**:801–817.

38. Di Russo F, Martinez A, Sereno MI, Pitzalis S, Hillyard SA. Cortical sources of the early components of the visual evoked potential. *Human Brain Mapping* 2002;**15**:95–111.

39. Liu Z, He B. FMRI-EEG integrated cortical source imaging by use of time-variant spatial constraints. *Neuroimage* 2008;**39**:1198–1214.

40. Hopf J-M, Boehler CN, Luck SJ et al. Direct neurophysiological evidence for spatial suppression surrounding the focus of attention in vision. *Proceedings of the National Academy of Sciences, USA* 2006;**103**:1053–1058.

41. Martinez A, Anllo-Vento L, Sereno MI et al. Involvement of striate and extrastriate visual cortical areas in spatial attention. *Nature Neuroscience* 1999;**2**:364–369.

42. Morand S, Thut G, de Peralta RG et al. Electrophysiological evidence for fast visual processing through the human koniocellular pathway when stimuli move. *Cerebral Cortex* 2000;**10**:817–825.

43. Steger J, Imhof K, Denoth J et al. Brain mapping of bilateral visual interactions in children. *Psychophysiology* 2001;**38**:243–253.

44. Mulert C, Jager L, Schmitt R et al. Integration of fMRI and simultaneous EEG: towards a comprehensive understanding of localization and time-course of brain activity in target detection. *Neuroimage* 2004;**22**:83–94.

45. Brem S, Bucher K, Halder P et al. Evidence for developmental changes in the visual word processing network beyond adolescence. *Neuroimage* 2006;**29**:822–837.

46. Bucher K, Dietrich T, Marcar VL et al. Maturation of luminance- and motion-defined form perception beyond

adolescence: a combined ERP and fMRI study. *Neuroimage* 2006;**31**:1625–1636.

47. Halder P, Brem S, Bucher K et al. Electrophysiological and hemodynamic evidence for late maturation of hand force control under visual feedback. *Human Brain Mapping* 2007;**28**:69–84.

48. Schulz E, Maurer U, Van Der Mark S et al. Impaired semantic processing during sentence reading in children with dyslexia: combined fMRI and ERP evidence. *Neuroimage* 2008;**41**:153–168.

49. Richter W, Richter M. The shape of the fMRI BOLD response in children and adults changes systematically with age. *Neuroimage* 2003;**20**:1122–1131.

50. Brauer J, Neumann J, Friederici AD. Temporal dynamics of perisylvian activation during language processing in children and adults. *Neuroimage* 2008; **41**:1484–1492.

51. Lemieux L, Allen PJ, Franconi F, Symms MR, Fish DR. Recording of EEG during fMRI experiments: patient safety. *Magnetic Resonance in Medicine* 1997;**38**:943–952.

52. Lemieux L, Krakow K, Fish DR. Comparison of spike-triggered functional MRI BOLD activation and EEG dipole model localization. *Neuroimage* 2001;**14**: 1097–1104.

53. Lazeyras F, Zimine I, Blanke O, Perrig SH, Seeck M. Functional MRI with simultaneous EEG recording: feasibility and application to motor and visual activation. *Journal of Magnetic Resonance Imaging* 2001;**13**:943–948.

54. Vasios CE, Angelone LM, Purdon PL et al. EEG/(f)MRI measurements at 7 Tesla using a new EEG cap ("InkCap"). *Neuroimage* 2006;**33**:1082–1092.

55. Mullinger K, Brookes M, Stevenson C, Morgan P, Bowtell R. Exploring the feasibility of simultaneous electroencephalography/functional magnetic resonance imaging at 7 T. *Magnetic Resonance Imaging* 2008; **26**:968–977.

56. Mandelkow H, Halder P, Boesiger P, Brandeis D. Synchronization facilitates removal of MRI artefacts from concurrent EEG recordings and increases usable bandwidth. *Neuroimage* 2006;**32**:1120–1126.

57. Debener S, Mullinger KJ, Niazy RK, Bowtell RW. Properties of the ballistocardiogram artefact as revealed by EEG recordings at 1. 5, 3 and 7 T static magnetic field strength. *International Journal of Psychophysiology* 2008;**67**:189–199.

58. Allen PJ, Josephs O, Turner R. A method for removing imaging artifact from continuous EEG recorded during functional MRI. *Neuroimage* 2000;**12**:230–239.

59. Allen PJ, Polizzi G, Krakow K, Fish DR, Lemieux L. Identification of EEG events in the MR scanner: the problem of pulse artifact and a method for its subtraction. *Neuroimage* 1998;**8**:229–239.

60. Gotman J, Benar C-G, Dubeau F. Combining EEG and fMRI in epilepsy: a multimodal tool for epilepsy research. *Journal of Magnetic Resonance Imaging* 2006;**23**:906–920.

61. Laufs H, Duncan JS. Electroencephalography/functional MRI in human epilepsy: what it currently can and cannot do. *Current Opinion in Neurology* 2007;**20**:417–423.

62. Mandelkow H, Halder P, Brandeis D et al. Heart beats Brain: The problem of detecting alpha waves by neuronal current imaging in joint EEG-MRI experiments. *Neuroimage* 2007;**37**:149–163.

63. Brookes MJ, Mullinger KJ, Stevenson CM, Morris PG, Bowtell R. Simultaneous EEG source localisation and artifact rejection during concurrent fMRI by means of spatial filtering. *Neuroimage* 2008;**40**:1090–1104.

64. Seeck M, Lazeyras F, Michel CM et al. Non invasive epileptic focus localization using EEG-triggered functional MRI and electromagnetic tomography. *Electroencephalography and Clinical Neurophysiology* 1998;**106**:508–512.

65. Krakow K, Woermann FG, Symms MR et al. EEG-triggered functional MRI of interictal epileptiform activity in patients with partial seizures. *Brain* 1999;**122**: 1679–1688.

66. Lazeyras F, Blanke O, Perrig S et al. EEG-triggered functional MRI in patients with pharmacoresistant epilepsy. *Journal of Magnetic Resonance Imaging* 2000;**12**: 177–185.

67. Lemieux L. Electroencephalography-correlated functional MR imaging studies of epileptic activity. *Neuroimaging Clinics of North America* 2004;**14**:487–506.

68. Al-Asmi A, Benar CG, Gross DW et al. fMRI activation in continuous and spike-triggered EEG-fMRI studies of epileptic spikes. *Epilepsia* 2003;**44**:1328–1339.

69. Gotman J, Grova C, Bagshaw A et al. Generalized epileptic discharges show thalamocortical activation and suspension of the default state of the brain. *Proceedings of the National Academy of Sciences USA* 2005;**102**:15236–15240.

70. Aghakhani Y, Bagshaw AP, Benar CG et al. fMRI activation during spike and wave discharges in idiopathic generalized epilepsy. *Brain* 2004;**127**:1127–1144.

71. Laufs H, Lengler U, Hamandi K, Kleinschmidt A, Krakow K. Linking generalized spike-and-wave discharges and resting state brain activity by using EEG/fMRI in a patient with absence seizures. *Epilepsia* 2006;**47**:444–448.

72. Hawco CS, Bagshaw AP, Lu Y, Dubeau F, Gotman J. BOLD changes occur prior to epileptic spikes seen on scalp EEG. *Neuroimage* 2007;**35**:1450–1458.

73. Moeller F, Siebner HR, Wolff S et al. Changes in activity of striato-thalamo-cortical network precede generalized spike wave discharges. *Neuroimage* 2008;**9**:1839–1849.

74. Gotman J. Epileptic networks studied with EEG-fMRI. *Epilepsia* 2008;**49**:42–51.

75. Salek-Haddadi A, Diehl B, Hamandi K et al. Hemodynamic correlates of epileptiform discharges: an EEG-fMRI study of 63 patients with focal epilepsy *Brain Res* 2006;**1088**:148–166.

76. Lantz G, Spinelli L, Menendez RG, Seeck M, Michel CM. Localization of distributed sources and comparison with functional MRI. *Epileptic Disorders* 2001;**Special Issue**:45–58.

77. Alarcon G, Guy CN, Binnie CD et al. Intracerebral propagation of interictal activity in partial epilepsy: implications for source localisation. *Journal of Neurology, Neurosurgery and Psychiatry* 1994;**57**: 435–449.

78. Lantz G, Spinelli L, Seeck M et al. Propagation of interictal epileptiform activity can lead to erroneous source localizations: A 128 channel EEG mapping study. *Journal of Clinical Neurophysiology* 2003;**20**:311–319.

79. Boor R, Jacobs J, Hinzmann A et al. Combined spike-related functional MRI and multiple source analysis in the non-invasive spike localization of benign rolandic epilepsy. *Clinical Neurophysiology* 2007;**118**:901–909.

80. Bagshaw AP, Kobayashi E, Dubeau F, Pike GB, Gotman J. Correspondence between EEG-fMRI and EEG dipole localisation of interictal discharges in focal epilepsy. *Neuroimage* 2006;**30**:417–425.

81. Grova C, Daunizeau J, Kobayashi E et al. Concordance between distributed EEG source localization and simultaneous EEG-fMRI studies of epileptic spikes. *Neuroimage* 2008;**39**:755–774.

82. Grouiller F, Vercueil L, Krainik A et al. A comparative study of different artefact removal algorithms for EEG signals acquired during functional MRI. *Neuroimage* 2007;**38**:124–137.

83. Vulliemoz S, Thornton R, Rodionov R et al. The spatio-temporal mapping of epileptic networks: combination of EEG-fMRI and EEG source imaging. *Neuroimage* 2009; in press.

84. Groening K, Brodbeck V, Moeller F et al. Combination of EEG-fMRI and EEG source analysis improves interpretation of spike-associated activation networks in paediatric pharmacoresistant focal epilepsies. *Neuroimage* 2009; in press.

85. Sadato N, Nakamura S, Oohashi T et al. Neural networks for generation and suppression of alpha rhythm: a PET study. *Neuroreport* 1998;**9**:893–897.

86. Buchsbaum MS, Kessler R, King A, Johnson J, Cappelletti J. Simultaneous cerebral glucography with positron emission tomography and topographic electroencephalography. *Progress in Brain Research* 1984;**62**:263–269.

87. Dierks T, Jelic V, Pascual-Marqui RD et al. Spatial pattern of cerebral glucose metabolism (PET) correlates with localization of intracerebral EEG-generators in Alzheimer's disease. *Clinical Neurophysiology* 2000;**111**:1817–1824.

88. Feige B, Scheffler K, Esposito F et al. Cortical and subcortical correlates of electroencephalographic alpha rhythm modulation. *Journal of Neurophysiology* 2005;**93**:2864–2872.

89. Moosmann M, Ritter P, Krastel I et al. Correlates of alpha rhythm in functional magnetic resonance imaging and near infrared spectroscopy. *Neuroimage* 2003; **20**:145–158.

90. De Jong R, Coles MGH, Logan GD, Gratton G. In search of the point of no return: the control of response processes. *Journal of Experimental Psychology: Human Perception and Performance* 1990; **16**:164–182.

91. Mantini D, Perrucci MG, Del Gratta C, Romani GL, Corbetta M. Electrophysiological signatures of resting state networks in the human brain. *Proceedings of the National Academy of Sciences, USA* 2007;**104**:13170–13175.

92. Laufs H, Holt JL, Elfont R et al. Where the BOLD signal goes when alpha EEG leaves. *Neuroimage* 2006;**31**:1408–1418.

93. Laufs H, Kleinschmidt A, Beyerle A et al. EEG-correlated fMRI of human alpha activity. *Neuroimage* 2003;**19**:1463–1467.

94. Laufs H, Krakow K, Sterzer P et al. Electroencephalographic signatures of attentional and cognitive default modes in spontaneous brain activity fluctuations at rest. *Proceedings of the National Academy of Sciences, USA* 2003;**100**:11053–11058.

95. Scheeringa R, Bastiaansen MCM, Petersson KM et al. Frontal theta EEG activity correlates negatively with the default mode network in resting state. *International Journal of Psychophysiology* 2008;**67**:242–251.

96. Bénar C-G, Schön D, Grimault S et al. Single-trial analysis of oddball event-related potentials in simultaneous EEG-fMRI. *Human Brain Mapping* 2007; **28**:602–613.

97. Konn D, Gowland P, Bowtell R. MRI detection of weak magnetic fields due to an extended current dipole in a conducting sphere: a model for direct detection of neuronal currents in the brain. *Magnetic Resonance in Medicine* 2003;**50**:40–49.

98. Blagoev KB, Mihaila B, Travis BJ et al. Modelling the magnetic signature of neuronal tissue. *Neuroimage* 2007;**37**:137–148.

99. Murakami S, Okada Y. Contributions of principal neocortical neurons to magnetoencephalography and electroencephalography signals. *Journal of Physiology* 2006;**575**:925–936.

100. Lee L, Harrison LM, Mechelli A. A report of the functional connectivity workshop, Dusseldorf 2002. *Neuroimage* 2003;**19**: 457–465.

101. Massimini M, Ferrarelli F, Huber R et al. Breakdown of cortical effective connectivity during sleep. *Science* 2005; **309**:2228–2232.

102. Komssi S, Kähkönen S. The novelty value of the combined use of electroencephalography and transcranial magnetic stimulation for neuroscience research. *Brain Research Reviews* 2006; **52**:183–192.

103. Kähkönen S, Wilenius J. Effects of alcohol on TMS-evoked N100 responses. *Journal of Neuroscience Methods* 2007;**166**: 104–108.

104. Kähkönen S, Wilenius J, Nikulin VV, Ollikainen M, Ilmoniemi RJ. Alcohol reduces prefrontal cortical excitability in humans: a combined TMS and EEG study. *Neuropsychopharmacology* 2003;**28**:747–754.

105. Romei V, Brodbeck V, Michel C et al. Spontaneous fluctuations in posterior {alpha}-band EEG activity reflect variability in excitability of human visual areas. *Cerebral Cortex* 2007;**18**:2010–2018.

106. Fuchs M, Kastner J, Wagner M, Hawes S, Ebersole JS. A standardized boundary element method volume conductor model. *Clinical Neurophysiology* 2002;**113**:702–712.

107. Park HJ, Kwon JS, Youn T et al. Statistical parametric mapping of LORETA using high density EEG and individual MRI: application to mismatch negativities in schizophrenia. *Human Brain Mapping* 2002;**17**:168–178.

108. Spinelli L, Andino SG, Lantz G, Seeck M, Michel CM. Electromagnetic inverse solutions in anatomically constrained spherical head models. *Brain Topography* 2000;**13**:115–125.

109. Cardenas VA, Chao LL, Blumenfeld R et al. Using automated morphometry to detect associations between ERP latency and structural brain MRI in normal adults. *Human Brain Mapping* 2005; **25**:317–327.

110. Stufflebeam SM, Witzel T, Mikulski S et al. A non-invasive method to relate the timing of neural activity to white matter microstructural integrity. *Neuroimage* 2008;**42**:710–716.

欧文索引

ギリシア文字・数字

α（アルファ）帯域　165
λ-スペクトル　146
Σ　146, 147
Φ　146, 147
Ω　146, 147
Ω-complexity（複雑性）　150
2次元地図　18

A

analysis of variance：ANOVA　126
average reference　126

B

Berger, H　35
BOLD　160
Bonferroni　127

C

centroid　29, 83
complexity production rate：CPR　151
cross validation　46
current source density：CSD　26, 27

D

dynamic statistical parametric mapping：dSPM　43

E

ECG　161
EEG source imaging：ESI　163
EEG/MEG 電流源イメージング　35
EEG の発生源推定のイメージング法：ESI　163
electric gravity center　30
electrical neuroimaging　1, 6, 55, 64
electroencephalography：EEG　35, 37, 119, 157
EPIFOCUS　57, 58
event-related potential：ERP　87, 119
evoked potential：EP　87
excitatory postsynaptic potential：EPSP　36
extreme　83
extreme potential value　28

F

FFT　66, 75, 103
FFT 解析　103
FFT 処理　103
FFT パワーマップ　75
fMRI　43, 134, 157
FOCUSS アルゴリズム　41
functional magnetic resonance imaging：fMRI　134, 157

G

Gabor 関数　70, 103, 112, 117
Gabor 分解　112
Gabor 変換　103, 112
Gauss の包絡線　112
Gaussian 関数　112
generalized dissimilarity　126
global explained variance：GEV　83
global field power：GFP　90, 124, 140
global field synchronization：GFS　76, 108, 109
global map dissimilarity：GMD　34, 90, 125
global measure　129
gradient　26, 27
gravity center　30

H

hilliness　32

I

independent component analysis：ICA　72, 95, 145

K

Krzanowski-Lai 尺度　92
K コンプレックス　12
k 平均クラスター分析　84, 87

L

latent variables　130
LAURA　41-43
Lehmann, D　30, 37
local autoregressive average　41
LORETA 法　41-43, 45

M

magnetoencephalography：MEG　35, 159
MAXIMA　22
microstate assignment　120
MINIMA　22
mismatch negativity　32
multiple dipole analysis：MDA　162
multivariate analysis of variance：MANOVA　120

N

N20 成分　57

187

N400　32
negative extreme　28

O
omega　109

P
partial least square：PLS　72, 130
Pascual-Marqui, RD　44, 46
PCA　142
PET　132, 164
PLS　72, 130
positive extreme　28
positron emission tomography：PET　134
principal component analysis：PCA　71, 142

R
root mean square：RMS　30

S
segmentation　154, 155
sigma　109
singular-value-decomposition：SVD　130
Skrandies, W　30
sLORETA　44, 45, 48
SMAC モデル　43
spike　1, 2
SVD　130

T
topographic analysis of covariance：TANCOVA　131
topographic analysis of variance：TANOVA　125
topographic component recognition：TCR　73, 92
topography　154
transcranial magnetic stimulation：TMS　166
t 検定　130

和文索引

あ
アダプティブ空間フィルター　48, 51, 52
アベレージドリファレンス　25
アルツハイマー病　152
アルファ帯域　164
アルファ波　12, 35, 37
アルファリズム　11
安静状態　165

い
意識　155
位相　103, 105-109, 113-116
位相の同期　107, 108
位相リセット理論　96
一般化されたディスシミラリティ　126
陰性重心位置　28

う
ウェーブレット　67, 70, 77, 111-113, 117, 118
ウェーブレット解析　75, 103
ウェーブレットの包絡線　113, 114
うつ病　152
運動　152

え
エイリアシング　56
エントロピー（熱力学）H　147
エントロピー関数　147

お
重み付きミニマムノルム法　43
音楽　153

か
開眼　152
覚醒度　155
ガボール関数　70, 103, 112, 118
感覚　152
眼球運動　63

き
記述子　137
基準電極　17, 23
基準問題　55
軌道　138
機能的磁気共鳴画像　157

機能的マイクロステート　80, 82, 94
帰無仮説　118
逆問題解　62, 119
求心路遮断　7
境界要素法　53
共分散行列　142, 146
極性　140
拒食症　152

く

空間因子分析　71
空間的 k 平均クラスター分析　91
空間的 PCA　142
空間的クラスター　72, 76, 77
空間的クラスター分析　91
空間的相関のマトリックス　76
空間的複雑性（Ω）　146, 147
空間フィルター　73
空間分析　55
空間平滑化　5
クラスター分析　124
グリア細胞　3
グローバル・フィールド・パワー　124
グローバル・マップ・ディシミラリティ　125

け

系　138
経時記録　158
傾斜磁場プラナー法　161
形態位相　145
形態学　154
経頭蓋磁気刺激　166
現象論的神経物理学　155
検定統計量　120

こ

効果量　120
高速フーリエ変換　66
勾配　26
興奮性のシナプス後電位　36
固定効果　135
固有値　143
固有ベクトル　143

さ

歳差運動　154
最大電位値　27
細胞外記録　1
催眠　154
残余マップ　126

し

シータリズム　9
時間-周波数　113, 114, 118
時間-周波数解析　103, 113, 118
時間-周波数ドメイン　113
時間-周波数ドメインデータ　118
時間-周波数ドメイン脳波　116
時間-周波数ドメイン脳波データ　115
時間-周波数分解　113, 117
時間ドメインデータ　118
軸索　2
思考の原子　80
事象関連電位　87
視床デルタ　7
持続時間　150
実頭部形状導体モデル　53
実頭部形状モデル　53
磁場　159
重心の中心　28, 29
周波数ドメイン　111, 118
周波数ドメインデータ　117, 118
周波数ドメイン電源モデル　111
周波数ドメイン脳波　116
終夜睡眠　148
樹状突起　36
主成分分析　71, 141, 142
順行モデル　70
順問題　65
状態空間　137
焦点性スパイク　6
徐波　7
神経精神医学　150
神経薬理学　150
信号　143
信号位相　145
信号対雑音比　21
心電図　161
振動子　155

す

吸い口　2
吸い込み　36
錐体細胞　36
睡眠　166
睡眠図　148
睡眠段階　151
睡眠の殻　148, 151
スカラー型ミニマムバリアンスフィルター　50
スパイク　1, 2, 163
スパイク波形　37

スプライン補間法　22
スペクトル振幅　104
すりこぎ運動　154

せ
線形逆問題解析　58
線形変換　140
線形モデル　142
潜在変数　130
尖頭樹状突起　2, 3

そ
双極子モデル　159
双曲面　148
相互スペクトル　110, 111
相互スペクトル行列　110

た
体積電流　36
ダイポールモデル　37
谷　21
多変量分散分析　119
多誘導周波数解析　103
単一試行の事象関連電位　96
単一電流ダイポールモデル　37
単一脳内電源　105
単一脳内電源の位相　105

ち
地図相違点　34
超常現象　154

て
テアニン　152
デフォルトネットワーク　165
デフォルトモード　79
デルタ因子　68
デルタ波　7
デルタリズム　3, 7, 8
点　138
電位的重心位置　28, 30
電位場　140
てんかん　152, 161
電極部位　141
電極レベルでの統計　134
電磁的脳活動イメージング　35
伝導率　159
電場　159
電流供給源密度　26
電流源密度　3, 4, 13

電流ダイポール　36-38

と
投影　140
等価電流双極子　3
等価電流ダイポール　36
同期性　155
統合　157
統合失調症　152
統合的分散弁明尺度　83
同時記録　158
導体球モデル　53
頭皮上電場地図　21
頭皮上電場データ　17
頭皮上電場分布　17
特異値分解　130
独立成分分析　64, 72, 95, 143
トポグラフィ　67, 70
トポグラフィ一貫性　124
トポグラフィ成分認識　73, 77
トモグラフィック再構成法　36, 39, 43, 45-47

な
ナイキスト線図　68
内積　139

に
二乗平均　30
ニューロイメージング手法の統合　157
ニューロイメージング手法の併用　158

ね
年齢　152

の
ノイズ　21
脳卒中　152
脳地図　17
脳電位場全体の強さ（Σ）　146, 147
脳の成熟　152
脳波　157
ノルム　139

は
薄片電位　2
発生源　142, 159
発生源の解析　93
発達　161
バルプロ酸　152

ひ

皮質デルタ　7
皮質内格子　6
非線形変換　141
ヒプノグラム　148
ピラセタム　152

ふ

フォワードモデル　70
複雑性　150
複雑性オメガ　76
複雑性算出率　151
複数双極子解析　163
複数の脳内電源　106
複数の脳内電源の位相　106
部分最小二乗法　72, 130
フーリエ解析　69, 75
分散分析　126

へ

閉眼　152
平均化された周波数（Φ）　146, 147
平均基準　126
平均基準電極　139
ベクトル空間　138
変数E　148
変数I　148

ほ

包括的空間同期性　76
包括的測度　129
紡錘波　11, 12
包絡線　113, 115-118
補完　21
ボクセルベースの統計　134
発作　152
発作間歇期スパイク　6
ボンフェローニの修正　127

ま

マイクロステート　76, 154
マイクロステート・アサインメント　120
マイクロステート分析　91, 118
マクロステート　137
マップ A–D　155

み

ミニマムノルム再構成法　40
ミニマムバリアンス空間フィルター　48, 49, 51
ミニマムバリアンス・ディストーションレス空間フィルター　49
ミニマムバリアンスフィルター　49, 50

や

山　21

ゆ

有限要素法　53
尤度　120
誘発電位　87

よ

陽性重心位置　28
陽電子放射線断層撮影：PET　165

ら

ランダマイゼーション統計　120
ランダム効果　135

り

リードフィールド　65, 66
リラクセーション　154

れ

レチノトピー　160

わ

湧き出し　36

● 編者

Christoph M. Michel
ジュネーブ大学医学部臨床基礎神経科教授

Thomas Koenig
ベルン精神科大学病院 EEG 研究室長

Daniel Brandeis
チューリヒ大学児童青年精神科教授

Lorena R. R. Gianotti
チューリヒ大学精神科病院 KEY Institute for Brain-Mind Research 研究員

Jiří Wackermann
フライブルク心理・精神衛生研究所 精神物理学部門 部門長

● 監訳者

尾﨑久記
茨城大学理事・副学長

平田幸一
獨協医科大学内科（神経）主任教授・獨協医科大学病院長

木下利彦
関西医科大学精神神経科教授

脳電場ニューロイメージング

2017 年 5 月 26 日　初版第 1 刷発行

編　者　C. M. ミッシェル，T. ケーニック，D. ブランダイス，L. R. R. ギアノッティ，
　　　　J. ワッカーマン
監訳者　尾﨑久記　平田幸一　木下利彦
発行者　西村正徳
発行所　西村書店
　　　　東京出版編集部　〒102-0071 東京都千代田区富士見 2-4-6
　　　　　　　　　　　　Tel.03-3239-7671　Fax.03-3239-7622
　　　　　　　　　　　　www.nishimurashoten.co.jp
印　刷　三報社印刷株式会社
製　本　株式会社難波製本

本書の内容を無断で複写・複製・転載すると，著作権および出版権の侵害となることがありますので，ご注意下さい。

ISBN978-4-89013-476-2